SIEGFRIED BÖRNGEN · PFLANZEN HELFEN HEILEN

PhR Dr. Siegfried Börngen

Pflanzen helfen heilen

Illustrationen von Renate Schiller

VEB Verlag Volk und Gesundheit Berlin 1990

Wissenschaftliche Beratung (Botanik):
Dr. habil. E.-M. Wiedenroth

Börngen, Siegfried:
Pflanzen helfen heilen / Siegfried Börngen. – 14. Aufl. – Berlin:
Verl. Volk u. Gesundheit, 1990. – 210 S.: mit 47 farbigen Taf.

ISBN 3-333-00515-8

1. Auflage 1961
2. Auflage 1963
3. Auflage 1965
4. Auflage 1967
5. Auflage 1969
6. Auflage 1970
7. Auflage 1973
8. Auflage 1975
9. Auflage 1979
10. Auflage 1981
11. Auflage 1982
12. Auflage 1985
13. Auflage 1988

14. Auflage

Lizenz-Nr. 210 (700/215/90)
LSV 2069
Lektor: Marina Krüger
Hersteller: Margit Neumann
Printed in the German Democratic Republic
Gesamtherstellung: Ag 117/I/8 4504-0
Einbandgestaltung und Illustrationen: Horst Wendt und Renate Schiller
Bestell-Nr. 534 349 6

Inhaltsverzeichnis

Einleitung – Bedeutung der Pflanze für unsere Gesundheit

Will man den Wert der Pflanze für unser Leben und unsere Gesundheit richtig beurteilen, so muß man sich vor Augen führen, daß die Pflanze der Mittelpunkt ist, um den sich ernährungsphysiologisch alles Leben dreht. Ohne sie müßte es zugrunde gehen. Kein Laboratorium der Welt kann bis heute die für die Ernährung von Mensch und Tier wichtigsten Stoffe herstellen. Allein die Pflanze vermag es. In einzigartiger Weise werden unter Vermittlung der Strahlenenergie der Sonne aus Kohlensäure und Wasser mit Hilfe des grünen Farbstoffes der Blätter Zucker und andere organische Verbindungen aufgebaut.

Die Pflanzenwelt liefert uns aber nicht nur Nahrung verschiedenster Art, sondern stellt uns in Form der Heilpflanzen (Arzneipflanzen) Mittel zur Verfügung, die zur Verhütung und Heilung von Erkrankungen dienen. Jahrtausendelang bildeten vorwiegend Pflanzen und ihre Zubereitungen neben gewissen mineralischen und tierischen Produkten die Heilmittel der Menschheit. Heute, da die Arzneimittel größtenteils auf chemischem Wege hergestellt werden, steht die Pflanze in der Heilkunde vieler Länder nicht mehr im Vordergrund. Die Erzeugnisse der pharmazeutisch-chemischen Industrie nehmen jetzt die beherrschende Stellung ein. Dennoch können wir auf zahlreiche Heilpflanzen nicht verzichten. Sie gehören zu unserem Arzneischatz. Die Arzneibücher fast aller Länder bringen dies zum Ausdruck. Davon zeugen auch die großen Mengen von Arzneipflanzen, die jährlich benötigt werden. In der DDR beträgt das jährliche Gesamtdrogenaufkommen 8000 Tonnen, bezogen auf Trockenware. Davon stammen 80% der Drogen aus dem Anbau, 20% werden durch das Sammeln wildwachsender Arzneipflanzen erbracht. Hinzu kommen noch Importe von etwa 1000 Tonnen jährlich. (Der tatsächliche Drogenverbrauch dürfte wahrscheinlich noch höher liegen, da ein Teil der Bevölkerung die für den Hausgebrauch bestimmten Heil- und Gewürzpflanzen selbst sammelt oder im eigenen Garten anbaut.) Nicht unbedeutend ist auch die Zahl (etwa 20%) von Fertigpräparaten und Standardrezepturen auf pflanzlicher Grundlage sowie der hohe Verbrauch an Arzneimitteln mit reinen Pflanzenwirkstoffen, besonders an Herzglykosiden, wie Dilanacin und Digitoxin, die aus dem wolligen und roten Fingerhut isoliert werden. Den Herzglykosiden, die seit 30 Jahren in steigendem Maße angewendet werden, kommt eine vorrangige Bedeutung bei der Behandlung von Herzerkrankungen (vor allem der chronischen Herzmuskelschwäche) zu. Die reinen Pflanzenwirkstoffe besitzen gegenüber der Gesamtdroge den Vorzug der gleichbleibenden Wirkung und besseren Dosierung. Für die einzelnen Herzglykoside, die weitgehend erforscht und erprobt sind, liegen bis in kleinste Einzelheiten ausgearbeitete Anwendungsvorschriften und Dosierungsrichtlinien vor, so daß für den Patienten eine wirksame und risikoarme Anwendung gewährleistet ist. Heute wird etwa auf jedem fünften, von einem Facharzt für Innere Medizin oder von einem Facharzt für Allgemeinmedizin ausgestelltem Rezept ein solches Herzglykosid, in erster Linie Dilanacin, verordnet. Interessant ist die Feststellung, daß die Zunahme der Lebenserwartung unserer Bevölkerung mit dem steigenden Einsatz an Herzglykosiden bei der Behandlung von Herzerkrankungen einhergeht.

Neben den Arzneipflanzen mit hochwirksamen Inhaltsstoffen, wie beispielsweise dem Fingerhut, der Tollkirsche und dem Schlafmohn, deren Anwendung und Verordnung dem Arzt vorbehalten bleibt, gibt es eine Reihe Heilpflanzen, die in jedem Haushalt mit und ohne ärztliche Anweisung in der vorbeugenden Gesundheitspflege oder auch bei leichten gesundheitlichen Störungen angewendet werden können. Im Krankheitsfall sollte jedoch nicht unterlassen werden, zur Diagnose und Behandlung einen Arzt in Anspruch zu nehmen.

Gefahren gesundheitlicher Schäden, wie sie durch unkontrollierte oder mißbräuchliche Anwendung bei den auf chemischem Wege hergestellten Arzneimitteln unter Umständen möglich sind, können bei diesen pflanzlichen Haus- und Heilmitteln nur in Extremfällen auftreten oder bei Selbstbehandlung einer ernsten Erkrankung ohne Konsultation eines Arztes.

Eine gewisse Bedeutung kommt auch den Gewürzpflanzen zu. Sie dienen nicht nur der geschmacklichen Verbesserung unserer Speisen und Getränke, sondern sie tragen auch durch ihre appetitanregenden, verdauungsfördernden und anderen nützlichen Eigenschaften zu unserem Wohlbefinden bei.

Das Interesse für Heilpflanzen ist gerade in unserer Zeit wieder groß. Nicht nur in weiten Kreisen der Bevölkerung herrscht eine besondere Vorliebe für pflanzliche Heilmittel, sondern auch die

moderne Wissenschaft beschäftigt sich intensiv und auf breiter Basis mit Arznei- und Nutzpflanzen. In Zusammenarbeit mit Botanikern, Agronomen, Biologen, Chemikern, Pharmazeuten, Pharmakologen und Ärzten werden unter Anwendung moderner physikalischer Verfahren systematisch bekannte oder weniger bekannte Arznei- und Nutzpflanzen auf ihre Inhalts- und Wirkstoffe untersucht. Ein besonderer Schwerpunkt bilden die Untersuchungen solcher Pflanzen, die in der Volksmedizin Anwendung finden. Man hat erkannt, daß die in Europa und andernorts durch viele Generationen gesammelten und weitergegebenen Erfahrungen auf dem Gebiet der Heilpflanzen nicht übergangen werden dürfen und überprüft werden sollten.
Für einzelne, im Laufe der Zeit untersuchten Pflanzen, denen oft die unmöglichsten Wirkungen nachgesagt wurden, haben sich bestimmte Anwendungsgebiete ergeben. Ebenso wurden von manchen Drogen die Wirkstoffe gefunden und die zweckmäßigste Darreichungsform festgelegt: denn es hat sich gezeigt, daß es für den Heileffekt nicht gleichgültig ist, ob eine Heilpflanze als Tee, in Form eines Aufgusses oder einer Abkochung oder als alkoholischer Auszug oder in Form des reinen Wirkstoffes verabreicht wird.
Von großer Bedeutung für die Heilkunde ist auch die Erforschung und Gewinnung solcher Pflanzeninhaltsstoffe, die zunächst nicht der direkten Anwendung am Menschen dienen, sondern die Ausgangsprodukte (Rohstoffquelle) für die Synthese von Arzneimitteln bilden. So sind beispielsweise 75% der heute in der Heilkunde in großem Umfang angewendeten Steriodhormone, wie die Nebennierenrinden- und Sexualhormone sowie die Kontrazeptiva (Empfängnisverhütende Mittel auf Hormonbasis = „Pille"), pflanzlichen Ursprungs. Als Rohstoffquelle dienen verschiedene Pflanzen, wie beispielsweise Dioscorea-Arten, die den Steroidrohstoff Diosgenin liefern. Derartige Forschungen sind kompliziert, kostspielig und zeitaufwendig. Sie sind aber notwendig, um die Schätze, die uns in Form der pflanzlichen Naturstoffe zur Verfügung stehen, für den Menschen nutzbar zu machen. Daß noch ungeahnte Entdeckungen und Weiterentwicklungen möglich sind, zeigen u. a. die bisherigen Ergebnisse der Arzneipflanzenforschung und -therapie auf dem Gebiet der Mutterkornalkaloide, der antibiotischen Stoffe, der Herzglykoside und der Steroidhormone.
So trägt die Forschung dazu bei, daß auch in Zukunft die pflanzlichen Arzneimittel neben den synthetischen ihren Platz in der Heilkunde behalten werden.

Sammeln und Trocknen von Arzneipflanzen

Man sammle nur solche Arzneipflanzen, die man genau kennt, und die unter Naturschutz stehenden (diesbezügliche Hinweise finden sich bei den einzelnen Pflanzen) nur dort, wo es gesetzlich zulässig ist. Es empfiehlt sich, die zu sammelnden Pflanzenteile mit dem Messer bzw. der Schere abzuschneiden. Dic Pflanzen sollen nicht völlig entblättert oder mit der Wurzel herausgerissen oder gar vollkommen ausgerottet werden. Beim Sammeln von Kräutern sind Wiesen, Felder und Wald zu schonen.

Arzneipflanzen, die an verkehrsreichen Straßen und auf durch industrielle Verunreinigungen in Mitleidenschaft gezogene Flächen stehen, sollten nicht gesammelt werden. Das gleiche gilt auch für Kräuter, die sich auf frisch gedüngten Wiesen oder auf mit Pflanzenschutzmitteln behandelten landwirtschaftlichen Nutzflächen befinden. Entsprechende Hinweise seitens der Land- oder Forstwirtschaft sollten beachtet werden.

Es muß an dieser Stelle betont werden, daß das Sammeln wildwachsender Arzneipflanzen von nicht geringer volkswirtschaftlicher Bedeutung ist, weil die gegenwärtig zur Verfügung stehende Anbaufläche für Arzneipflanzen nicht ausreicht, um den Bedarf durch Anbau allein zu decken; die fehlenden Mengen müssen entweder importiert oder durch Sammlung wildwachsender Arzneipflanzen erbracht werden. Je mehr Arzneipflanzen gesammelt werden, besonders wenn dies über den Eigenbedarf hinaus geschieht, desto mehr Devisen können eingespart werden. Es wäre deshalb im Interesse aller, wenn sich in Zukunft noch mehr Bürger, vor allem Rentner, Hausfrauen und Schüler, an Sammelaktionen dieser Art beteiligen würden.

Die am Sammeln Interessierten wenden sich an die zuständigen Drogenaufkaufbetriebe oder Drogenannahmestellen ihres Kreises. Dort werden Sammlerausweise und Sammelaufträge sowie Informationsmaterial (einschl. Vergütungslisten) des Drogenkontors Leipzig ausgegeben. Auskünfte über die Anschriften der Drogenaufkaufbetriebe geben die Mitarbeiter der Apotheken ihres Wohnbereiches.

Welche Pflanzenteile werden gesammelt?

Von den meisten Pflanzen werden jeweils nur Teile gesammelt, entweder die Blüten (z. B. Kamille), die Blätter (z. B. Pfefferminze), die Wurzeln (z. B. Baldrian), die Früchte (z. B. Wacholderbeeren) oder die Rinde (z. B. Eichenrinde). Von einem Teil der Pflanzen wird der gesamte aus der Erde herausragende Teil verwendet. Man gibt diesem oberirdischen Teil die Bezeichnung Kraut (lateinisch: Herba). Von einigen Pflanzen werden nur die Samen gesammelt, wie z. B. vom Leinen, von anderen wieder finden nur die Knospen medizinische Anwendung, wie z. B. von der Pappel (s. auch Sammelkalender S. 177).

Wann wird gesammelt?

Grundsätzlich soll das Sammeln von Heilpflanzen zu einem Zeitpunkt geschehen, an dem diese den höchsten Gehalt an Wirkstoffen haben. Dieser Zeitpunkt liegt bei den einzelnen Pflanzen verschieden und ist aus dem Sammelkalender bzw. im betreffenden Drogenabschnitt zu ersehen.
Als allgemeine Richtlinie gelten: Wurzeln und Wurzelstöcke sammelt man, wenn die Pflanzen vollkommen entwickelt sind, also meist im Herbst.
Diese werden vor dem Trocknen durch Abspülen von der anhaftenden Erde befreit. Kräuter, d.h. die gesamten aus der Erde herausragenden Teile einer Pflanze, werden während der Blütezeit bis kurz vor dem Samenansatz, etwa in der Zeit von Mai bis September, gesammelt.
Blätter werden während der Blütezeit gesammelt. Diese müssen vollkommen ausgebildet und frei von Raupenfraß sein.
Blüten sammelt man, sofern keine andere Vorschrift gegeben ist, kurz nach der Entfaltung. Da nicht alle Blüten gleichzeitig, sondern zu verschiedenen Zeiten aufblühen, kann das Pflücken in Abständen von einigen Tagen an der gleichen Pflanze wiederholt werden.
Früchte müssen, ehe sie gesammelt werden können, völlig reif sein. Unreife und überreife Früchte dürfen nicht zum Trocknen verwendet werden, da sie leicht verderben.
Samen erntet man, um das Ausfallen während des Transportes zu vermeiden, vor der Reife.
Rinden und Knospen sammelt man in der Regel im Frühjahr.
Die Heilpflanzen, insbesondere die Blätter, Blüten und Kräuter,

sollen möglichst nur an trockenen Tagen und in der Zeit von mittags bis abends gesammelt werden, weil dann die Pflanzen nicht mehr taunaß sind.

Wie werden die Arzneipflanzen getrocknet?

Die abgeschnittenen Pflanzenteile müssen in geeigneten Behältnissen untergebracht werden. Für kleine Mengen genügen weitmaschige Netze, für größere flache Stiegen oder weitmaschige Säcke. Die geernteten Pflanzen sollen möglichst kurze Zeit nach dem Sammeln an den Ort der Verarbeitung und Trocknung gebracht werden. Es ist besonders darauf zu achten, daß die frischen Pflanzenteile nicht stark gedrückt werden, da sonst Zersetzungen eintreten können. Sind bei den tansportierten Pflanzen Veränderungen in der Farbe und im Geruch feststellbar, so ist eine Weiterverarbeitung zwecklos.
Die Trocknung der Pflanzen soll möglichst sofort, spätestens 10 Stunden nach dem Sammeln, erfolgen. Sie bezweckt, durch Wasserentzug diejenigen fermentativen Vorgänge zu unterbinden, welche zum Verderben und zur Wertminderung der Pflanzen führen. Wird die Pflanze nur ungenügend getrocknet, so können die in der Droge noch vorhandenen Fermente, die normalerweise in der lebenden Pflanze wichtige Funktionen ausführen, unter Umständen wertvolle Inhaltsstoffe verändern oder völlig zerstören, so daß dann die Drogen für die arzneiliche Verwendung wertlos werden. Drogen, die eine größere Menge Feuchtigkeit enthalten, neigen außerdem leicht zu Schimmelbildung und bilden oft den Nährboden für Bakterien. Um die Haltbarkeit bei der Lagerung zu gewährleisten, sollen die Drogen im allgemeinen nicht mehr als 10% Feuchtigkeit enthalten.
Der Wassergehalt der einzelnen Pflanzenteile ist unterschiedlich, der der Blätter kann bis zu 98% betragen. Im Durchschnitt ist dieser – der Standort der Pflanze ist sehr ausschlaggebend – etwa 80%. Demzufolge ist auch der Gewichtsverlust beim Trocknen beträchtlich. 1 kg = 1000 g Frischpflanze ergibt etwa 0,2 kg = 200 g lufttrockene Droge.
Wenn wir also 1 kg Droge erhalten wollen, müssen wir im Durchschnitt etwa 5 kg Frischpflanzen sammeln. Bei manchen Pflanzen ist es mehr, bei manchen weniger. Bei Pfefferminzblättern müßte man etwa 8 kg Blätter, bei Kamillenblüten 7 kg Blüten sammeln, um 1 kg der betreffenden Droge zu erhalten. Beim Thymian braucht man für 1 kg getrocknete Droge nur 3 kg Frischpflanze.

Das Trocknen der gesammelten Pflanzen kann auf verschiedene Weise vorgenommen werden. Einheitliche, allgemeingültige Richtlinien zu geben, wäre verkehrt. Jede Pflanze braucht ihren Eigenschaften gemäß eine spezielle Behandlung.
Eine Pflanze, die ätherisches Öl enthält, wie z. B. Pfefferminze, muß anders behandelt werden als eine solche, die in der Hauptsache Gerbstoffe besitzt, wie z. B. die Eiche (Eichenrinde). Deshalb wird im Rahmen der Besprechung der einzelnen Pflanzen das jeweilige Trockenverfahren angegeben.
Man unterscheidet zwei Verfahren, die natürliche und die künstliche Trocknung.
Die natürliche Trocknung wird entweder in der Sonne oder im Schatten durchgeführt. Die meisten Pflanzen werden im Schatten getrocknet. Das Trocknen von Pflanzen in der Sonne kommt nur für weniger empfindliche Pflanzenteile, wie z. B. Wurzeln, Rinde und Samen, in Frage. Empfindlichere Pflanzenteile, wie Blätter, Blüten und vor allem solche Blattdrogen, die ätherisches Öl enthalten, trocknet man im Schatten bei Temperaturen bis zu 35 °C. Die gesammelten Pflanzenteile werden auf Stiegen, Horden oder Dachböden, jedoch nicht auf der bloßen Erde, in möglichst dünner Schicht ausgelegt, damit eine schnelle Trocknung erfolgt. Günstig wirkt sich eine gute Durchlüftung des Raumes und ein öfteres Wenden der Drogen aus.
Für den Hausgebrauch kann man die Kräuter auf ein Leinentuch, das man in etwa 1 m Höhe über den Fußboden aufspannt, ausbreiten. Unter diesen Bedingungen ist die Belüftung der Droge von allen Seiten gegeben.
Langstenglige Kräuter, wie z. B. Majoran, können gebündelt zum Trocknen aufgehängt werden.
Die künstliche Trocknung hat gegenüber der natürlichen manche Vorteile. Sie ist weder an die Jahreszeit noch an die Witterung gebunden. Die erforderliche Trocknungswärme und die Luftbewegung werden künstlich erzeugt. Die großen und modernen Drogenhäuser besitzen solche künstlichen Trocknungsanlagen. Bei künstlicher Trocknung ist vor allem darauf zu achten, daß die Temperatur nicht mehr als 60 °C beträgt. Bei höheren Temperaturen und bei direktem Sonnenlicht getrocknete Pflanzen erleiden durch Verminderung des Wirkstoffgehalts eine Wirkungseinbuße. Außerdem verlieren sie oft ihre grüne Farbe, obgleich die Erhaltung der natürlichen Farbe nicht nur vom Trockenprozeß abhängig ist, sondern vom Säuregrad des Zellsaftes der Pflanze weitgehend beeinflußt wird.

Sollen die Pflanzen vor dem Trocknen gewaschen werden?

Im allgemeinen nicht; lediglich die ausgegrabenen Wurzeln und Wurzelstöcke werden von der Erde befreit und mit Wasser abgespült.

Wie sollen die Kräuter aufbewahrt und gelagert werden?

Für den Hausgebrauch füllt man die selbstgetrockneten Kräuter in Leinenbeutel und bewahrt diesc in trockenen Räumen auf. Da die Drogen nach dem Trocknen oft anders aussehen als im Frischzustand, versieht man, um Verwechslungen vorzubeugen, die betreffenden Teebeutel oder Behälter mit dem Namen der Droge. Zum Aufbewahren der getrockneten Pflanzen eignen sich auch sehr gut Einweckgläser. Diese Gläser versieht man jeweils mit einem Etikett, das den Namen der betreffenden Droge trägt. Vor dem Abfüllen der Droge in die Gefäße wird sie zerkleinert, und Verunreinigungen, wie z. B. Grashalme, Holzstengel usw., werden entfernt.

Haltbarkeit der getrockneten Arzneipflanzen

Die Haltbarkeit bzw. die Verwendbarkeitsdauer ist je nach Art der Droge unterschiedlich. Vorschriftsmäßig getrocknete Arzneipflanzen können ihre Wirksamkeit 18 Monate und länger bewahren. Über die Verwendbarkeitsdauer häufig gebrauchter Drogen gibt die Tabelle auf Seite 182 Auskunft. Sollten die Drogen aber von Schimmelpilzen oder Insekten angegriffen werden oder verlieren sie ihre charakterische Farbe, Geruch oder Geschmack, so sind diese zu verwerfen.

Können alle Drogen sofort nach dem Trocknen zur Teebereitung verwendet werden?

Es gibt nur einige wenige Drogen, die erst eine bestimmte Zeit lagern müssen, ehe sie in der Heilkunde Anwendung finden können. Diese zeigen beim Trocknen und Lagern vorteilhafte Veränderungen, z. B. die Faulbaumrinde, die wegen ihrer abführenden Wirkung viel gebraucht wird. Laut Vorschrift des Arzneibuches muß diese Droge erst 1 Jahr lagern. Die frische Rinde würde brecherregend wirken. Durch die Lagerung werden die brecherregenden Stoffe durch Oxydation in andere Verbindungen, die abführende Wirkung besitzen, umgewandelt. Das Vanillin der Vanillefrüchte, das im Haushalt und in der Heilkunde als Aromastoff eine gewisse Bedeutung hat, bildet sich ebenfalls erst durch einen Fermentationsprozeß bei der Lagerung.

Wie wird der Tee bereitet und dosiert?

Es ist nicht gleichgültig, ob man einen Tee durch Übergießen der Droge mit heißem Wasser oder durch Kochen oder durch Extraktion mit kaltem Wasser herstellt.
Kocht man eine Droge, deren Hauptwirkstoff das ätherische Öl ist, wie z. B. Kamillenblüten oder die Salbeiblätter, so würde sich der größte Teil des ätherischen Öles verflüchtigen, und man erhält einen Tee von geringer Wirkung. Übergießt man andererseits z. B. Eichenrinde nur mit heißem Wasser, so erhält man ebenfalls einen nur wenig gehaltvollen und wirkungsschwachen Auszug. In diesem Fall ist es angebracht, die Eichenrinde durch ¼stündiges Kochen auszuziehen, damit sich von der wirksamen Substanz, der Gerbsäure, recht viel herauslösen kann.
Wenn auch im Rahmen des Buches bei den einzelnen Drogen die jeweilige Teebereitungsvorschrift angegeben wird, so gelten allgemein folgende Vorschriften:

1. Blüten, Blätter und Krautdrogen übergießt man mit kochendem Wasser, läßt 15–20 Min. bedeckt stehen und seiht dann ab. Größtenteils werden von den genannten Drogen 1–2 gestrichene Eßlöffel auf 2–3 Tassen bzw. ¼–½ l Wasser (1 Tasse = 150 ml) genommen.

2. Holz-, Wurzel- oder Rindendrogen, die möglichst kleingeschnitten sein sollen, setzt man mit kaltem Wasser an und erhitzt 30 Min. lang unter wiederholtem Umrühren. Dann läßt man den Auszug bis auf 30 °C abkühlen. Bei diesen verhältnismäßig festen Drogen verwendet man zur Teebereitung 1 Eßl. Droge auf 1 Tasse Wasser.

3. Kaltauszüge: Es gibt bestimmte Drogen, die auf kaltem Wege zubereitet, d. h. mit Wasser von Zimmertemperatur ausgezogen werden. Dies gilt im besonderen für schleimhaltige Drogen, wie Leinsamen und Eibischwurzel, aber auch Auszüge aus Baldrian, Sennesblättern, Mistel werden oft auf kaltem Wege bereitet. 1 Eßl. dieser Droge übergießt man mit einer Tasse kaltem Wasser, läßt 1 Std. ohne Umrühren stehen und seiht ab.

4. In diesem Zusammenhang soll noch erwähnt werden, daß man für einige Drogen eine Kombination von Kalt- und Heißauszug anwendet, indem man zunächst die Drogen mit kaltem Wasser übergießt und unter gelegentlichem Umrühren 1 Std. stehenläßt. Dann gießt man die überstehende Flüssigkeit ab, stellt sie beiseite und gießt nunmehr auf die schon mit kaltem Wasser ausgezogene Droge kochendes Wasser. Auf diese Weise lassen sich die in kaltem und heißem Wasser löslichen Wirkstoffe ausziehen. Beide Auszüge vereinigt man vor dem Trinken.

Kümmel, Fenchel, Dillfrüchte und Wacholderbeeren werden am besten vor der Teebereitung etwas zerquetscht bzw. zerstoßen. Mit dem Zerdrücken dieser Drogen werden die kleinen Ölbehälter der Früchte verletzt, so daß mehr Wirkstoff, d. h. mehr ätherisches Öl, in den Teeaufguß übergehen kann.

Zum Abseihen des Tees empfiehlt es sich, an Stelle eines Metallsiebes ein Perlon- oder Porzellansieb zu verwenden. Bei Gebrauch von Metallsieben können geschmackliche Veränderungen auftreten. Außerdem besteht die Möglichkeit, daß durch Metall gewisse Inhaltsstoffe bzw. Wirkstoffe inaktiviert, d. h. unwirksam, werden.

Anmerkungen: Bei Kindern im Alter von 6–14 Jahren wendet man nur die Hälfte, bei Kindern von 2–6 Jahren nur die Viertelmenge, bei Kleinstkindern nur ein Achtel der üblichen für Erwachsene angegebenen Drogenmenge an. In der Regel stellt man nur so viel Tee her, daß dieser für einen Tag ausreicht, also etwa 2–3 Tassen. Aromatische Tees, wie Kamillenblüten, Kümmel, Pfefferminzblätter usw., bereitet man am besten immer frisch.

Sofern nichts anderes vorgeschrieben, trinkt man morgens und abends, eventuell auch mittags vor dem Essen, eine Tasse Tee. Es ist deshalb zweckmäßig, ihn vor dem Essen bzw. früh auf leeren Magen zu trinken, weil dann die Resorption der Wirkstoffe besser ist. Weiterhin wird empfohlen, sofern der Tee mit heißem Wasser bereitet wird, ihn recht warm zu genießen. Dies gilt besonders für schweißtreibende Tees, die möglichst heiß und stets im Bett zu trinken sind. Geschmacklich kann er durch Zusatz von Zucker oder von Fruchtsirup verbessert werden.

Über die Dauer einer Teeverabreichung lassen sich nur allgemeine Richtlinien geben. Handelt es sich um vorbeugende Maßnahmen, so kann ein Tee über Wochen (4–6) getrunken werden. Soll eine bestimmte Wirkung erzielt werden (z. B. Beseitigung eines Bronchialkatarrhs), so läßt man den Tee 8–14 Tage lang trinken. In manchen Fällen, z. B. zur Beseitigung einer Magenverstimmung, genügt oft eine 1–2tägige oder nur einmalige Verabreichung.

Zur äußerlichen Anwendung von Drogen

Es gibt zahlreiche Kräuter, die neben der innerlichen Anwendung auch äußerlich, z. B. zu Bädern, Umschlägen und Spülungen, gebraucht werden. Die Herstellung der Kräuterauszüge für äußerliche Zwecke ist nahezu die gleiche wie die für innerliche. Lediglich die verwendete Drogenmenge ist meist etwas größer. Es wird etwa die doppelte der für innerliche Zwecke bestimmten Menge entnommen. Für Vollbäder werden Mengen von 50–250 g Droge gebraucht. Einzelheiten über die äußerliche Anwendung werden bei der Besprechung der Einzeldrogen gegeben.

Zur Wirkung einiger Pflanzeninhaltsstoffe

Was macht eigentlich eine Pflanze zur Arzneipflanze? Es sind dies bestimmte Pflanzeninhaltsstoffe, die bei der Verabreichung der Droge den Heileffekt zustande bringen. Diese Inhaltsstoffe nennt man auch Wirkstoffe. Ein oder zwei oder auch mehrere solcher Stoffe sind an der Wirkung einer Heilpflanze beteiligt. So sind beispielsweise für die Wirkung der Pfefferminzblätter vor allem das ätherische Öl und der Gerbstoff verantwortlich.

Die Wirkstoffe kommen meist in bestimmten Organen der Pflanzen in größerer Menge vor. Entweder sind die Wurzeln oder die Blätter oder die Blüten besonders reich an Wirkstoffen. Das ist auch der Grund, weshalb man von der einen Heilpflanze nur die Samen und von der anderen nur die Blüten sammelt.

Der Wirkstoffgehalt in den Pflanzen ist nicht immer gleich. Er ist von verschiedenen Faktoren abhängig, vom Standort der Pflanze, von den Bodenverhältnissen, von der Witterung, vom Zeitpunkt der Ernte, von der Trocknung und Aufbewahrung der Drogen.

Das Verhalten der Pflanzenwirkstoffe im Organismus ist für den Heileffekt ausschlaggebend. Dabei ist von Bedeutung, wie die im Tee gelösten Inhaltsstoffe vom Körper aufgenommen werden, ob sie lange im Körper verweilen, ob sie im Magen oder Darm ganz oder teilweise zerstört, ob sie weitgehend verändert oder unverändert vom Körper ausgeschieden werden. Dabei spielt die Menge der zugeführten Stoffe sowie deren Löslichkeit eine Rolle. Schließlich kommt noch für die Wirkung die Reaktionslage und der Gesamtzustand des Körpers hinzu.

Zu den bekannten Pflanzeninhaltsstoffen, deren Eigenschaften und Wirkung für die Heilkunde von Bedeutung sind, gehören die ätherischen Öle, die Bitterstoffe, die Alkaloide, die Gerbstoffe, die Glykoside, die Mineralstoffe, die Pflanzenhormone, die Saponine, die Schleimstoffe und die Vitamine.

Ätherische Öle

Die ätherischen Öle sind im Pflanzenreich weit verbreitet. Es gibt bestimmte Pflanzenfamilien, wie z. B. die Lippenblütler oder die Familie der Kiefern, die besonders reich daran sind. Die ätherischen Öle (z. B. Pfefferminzöl, Eukalyptusöl) zeichnen sich meist durch einen charakteristischen, vorwiegend angenehm aromatischen, vereinzelt auch unangenehmen Geruch aus. Sie haben nichts mit den Ölen und Fetten zu tun. Die Hauptbestandteile der ätherischen Öle sind Kohlenwasserstoffe, Alkohole, Ketone, Phenole und Phenoläther u. a. Außerdem gibt es solche, die stickstoff- und schwefelhaltige Bestandteile besitzen. Die ätherischen Öle sind bei gewöhnlicher Temperatur größtenteils flüssig und mit Wasserdampf flüchtig. Diese Eigenschaft macht man sich bei Inhalationen zunutze, indem man, z. B. bei Erkältungskrankheiten der Atemwege, einige Tropfen des ätherischen Öles (Latschenkiefernöl oder Eukalyptusöl) oder 1 Eßl. einer Droge, die ätherisches Öl enthält, ins kochende Wasser gibt und die Dämpfe einatmet. Die ätherischen Öle werden von den Lungen leicht aufgenommen und zum Teil wieder ausgeatmet. Bei diesem Vorgang üben sie eine entzündungshemmende, sekretionsanregende und desinfizierende Wirkung aus. Im Organismus werden die ätherischen Öle durch die Bindung an Glukuronsäure, Glykokoll oder an Schwefelsäure entgiftet und durch die Nieren, aber auch mit der Galle, ausgeschieden. Zum Teil verlassen sie den Körper unverändert durch die Lungen mit der Ausatmungsluft sowie auch durch die Haut. Wenn zu große Mengen ätherisches Öl gegeben werden, erfolgt nur eine unvollkommene Entgiftung, und Nierenschädigungen sind nicht ausgeschlossen.

Die Wirkung der ätherischen Öle ist vielseitig. Sie werden häufig zu Einreibungen verarbeitet. Die meisten Massageöle und äußerlich angewandten Rheumapräparate enthalten solche. Bei diesen Präparaten wird die örtliche Reizwirkung der ätherischen Öle ausgenutzt. Auf die Haut gebracht, rufen diese je nach Art und Menge und Einwirkungsdauer mäßige bis stärkste Reizerscheinungen hervor, die sich in Rötung, Wärmegefühl bis Brennen, Blasenbildung und Schmerzen äußern können. Die eben geschilderten Reaktionen vermag beispielsweise das sehr wirksame ätherische Öl des Senfsamens hervorzurufen. Senföl ist das wirksame Prinzip des beliebten Senfpflasters und vieler Einreibungen. Manche ätherischen Öle wirken bis zu einem gewissen Grad schmerzstillend wie etwa das Nelkenöl, das Rosmarinöl oder der Inhaltsstoff des Pfeffer-

minzöls, das Menthol. Deshalb auch die Anwendung von Eugenol, dem Hauptbestandteil des Nelkenöls, zu schmerzstillenden Zahntropfen.
Es gibt viele ätherische Öle, die sich besonders durch antiseptische und desinfizierende Wirkung auszeichnen. Diese Wirkung nutzt man aus bei infektiösen Erkrankungen der Harnwege, der tieferen Luftwege, insbesondere der der Bronchien, und bei Gallenblasenentzündung. Geschätzt ist auch die diuretische, d. h. die harntreibende Wirkung mancher ätherischen Öle. Die harntreibende Wirkung kommt durch Erweiterung der Nierengefäße und die dadurch verbesserte Nierendurchblutung sowie durch Einwirkung auf das sezernierende (absondernde) Nierenparenchym zustande.
Manche Drogen, wie z. B. der Fenchel und der Kümmel, enthalten ätherische Öle, welche die Milchsekretion (Milchausscheidung) fördern. Andere ätherische Öle wirken schweißtreibend, und wieder andere besitzen schweißhemmende Wirkung (Salbeiöl). Einige steigern die Gallensekretion, wie beispielsweise die Öle des Meerrettichs. Nicht zu unterschätzen ist die Wirkung der ätherischen Öle in den Gewürzen. Diese haben nicht nur geschmacksverbessernde, sondern auch appetitanregende und verdauungsfördernde Eigenschaften.

Bitterstoffe

Eine andere umfassende Gruppe der Pflanzeninhaltsstoffe ist die der Bitterstoffe. Zu dieser gehören chemisch recht verschiedenartige, stickstofffreie, sauerstoffhaltige Substanzen. Unter den Bitterstoffen versteht man im engeren Sinne eine Gruppe, die im wesentlichen als Magenmittel Anwendung findet. Darüber hinaus gibt es noch zahlreiche Substanzen, die auch die Eigenschaft der Bitterstoffe haben, also bitter schmecken, aber eine ganz unterschiedliche Wirkung entfalten. Zur Gruppe der Bittermittel gehören die Bitterstoffe der Enziangewächse, des Tausendgüldenkrautes, des Bitterklees u. a. Diese Stoffe, deren heilkräftige Wirkung bereits in den Kräuterbüchern des Mittelalters beschrieben wurde, rufen selbst in größeren Dosen keine schädlichen Nebenwirkungen hervor. Diese Pflanzenbitterstoffe bewirken vor allem bei Magenstörungen, die mit Appetitlosigkeit, Aufstoßen und Brechreiz verbunden sind, eine starke Anregung des Appetits, Zunahme der Speichel- und Magensaftsekretion, Förderung der Nahrungsaufnahme sowie eine beschleunigte Entleerung des Magens. Infolge der genannten Eigenschaften wirken die Bitterstoffe indirekt stärkend; sie werden daher vielen Kräftigungsmitteln (Tonika) zugesetzt.

Gerbstoffe

Gerbstoffe sind kompliziert zusammengesetzte, stickstofffreie, physiologisch noch wenig erforschte Verbindungen. Sie werden meist nach den Pflanzen benannt, von denen sie stammen. Ihre wichtigste Eigenschaft ist die adstringierende Wirkung. Die Anwendung der Gerbstoffe erfolgt deshalb bei entzündlichen Prozessen (z. B. Schleimhautkatarrhen), die sich durch Rötung, Aufquellung des Gewebes und gesteigerte Sekretabsonderung offenbaren. Durch Zusammenziehen der Oberfläche erfolgt eine Verdichtung des Gewebes; die Rötung läßt nach, und durch Eindringen der Gerbstoffe in die Schleimdrüsen vermindert sich die Sekretion. Außerdem haben die Gerbstoffe bis zu einem gewissen Grad antiseptische, desinfizierende und schwach lokalanästhetische Eigenschaften.
Äußerlich finden die gerbstoffhaltigen Drogenzubereitungen (Tees) als Mund- und Gurgelwasser oder in Form von Pinselungen, Bädern, Spülungen und Salben Anwendung.
Innerlich dienen gerbstoffhaltige Drogen zur Beseitigung von Durchfällen (Tormentillwurzel, Schwarzer Tee). Von Bedeutung ist auch die Verwendung von Gerbstoffen als Gegengifte bei Vergiftungen mit Alkaloiden.
Die Kombination von Gerbstoffen und ätherischen Ölen, wie sie in zahlreichen Drogen und deren Zubereitungen anzutreffen ist, übt therapeutisch vor allem bei Wunden und Schleimhautentzündungen eine außerordentlich günstige Wirkung aus. Durch den Gerbstoff wird die Wirkung des ätherischen Öls verstärkt und verlängert.

Glykoside und Alkaloide

Die beiden Wirkstoffgruppen sind kompliziert gebaute Körper. Die Wirkung dieser einer solchen Stoffgruppe angehörenden Inhaltsstoffe weicht sehr voneinander ab und läßt sich nicht auf einen Nenner bringen; jedoch handelt es sich sowohl bei den Alkaloiden als auch bei den Glykosiden um stark wirkende Substanzen.
Zu den Alkaloiden gehören beispielsweise das in dem Milchsaft

der Mohnkapseln enthaltene Morphin (S. 114) oder das aus den Tollkirschenblättern isolierte Atropin (S. 138).
Zu den Glykosiden gehören die meisten herzwirksamen Substanzen, wie z. B. das Digitoxin, das aus den Blättern des Fingerhutes gewonnen wird (S. 62).

Mineralstoffe

Die Mineralstoffe (Kalzium, Phosphor, Eisen, Kupfer, Jod u. a.) kommen meist als Salze in den Pflanzen vor. Ihre Bedeutung für unsere Gesundheit war bisher sehr unterschätzt worden. In einer Zeit, in der einer fett- und fleischreichen Nahrung der Vorzug gegeben wird, werden unserem Körper nur ungenügende Mengen dieser lebensnotwendigen Mineralstoffe zugeführt. Dieser Mangel muß im Laufe der Zeit zu Störungen des normalen Ablaufes der Vorgänge im Organismus führen.
Mattigkeit, rasche Ermüdbarkeit, Konzentrationsschwäche, Herabsetzung des Appetits und Leistungsminderung sind oft die Folge. Eine Zufuhr von Pflanzen, die reich an Mineralstoffen sind, in Form von Rohkostsalat, Gemüse oder auch als Tee kann den Mineralstoffmangel beseitigen.

Saponine

Das Wort Saponine leitet sich von Sapo = Seife ab. Diese Stoffe, die in den sogenannten Saponinpflanzen enthalten sind, haben chemisch nichts mit den Seifen zu tun, sondern besitzen nur die Eigenschaft, im Wasser stark zu schäumen. In die Blutbahn verabreicht, wirken die Saponine als starkes Gift und führen zur Auflösung der roten Blutkörperchen und zu Organschäden. Größere Mengen erzeugen Krämpfe und innerhalb kurzer Zeit Atemlähmung.
Im Magen- und Darmkanal werden die Saponine praktisch nicht aufgenommen und wirken deshalb bei der Aufnahme durch den Mund nicht giftig.
Saponinhaltige Pflanzen werden in der Heilkunde als harntreibende Mittel (Birkenblätter) sowie wegen ihrer sekretlösenden und auswurffördernden Wirkung bei Bronchitis verabreicht (Schlüsselblume, Feldstiefmütterchen).

Schleimstoffe

Zu den in den Schleimzellen der Pflanzen enthaltenen Schleimstoffen gehören Stärkearten, Gummistoffe und Pektine. Um die Wirkung der Schleimstoffe zu verstehen, muß man sich vor Augen führen, daß die beste Schutzvorrichtung der normalen Schleimhaut die ständige Produktion eines schleimigen Sekrets durch die zahlreichen Schleimdrüsen ist. Ist nun die Schleimhaut durch einen Katarrh in ihrer normalen Funktion gestört und gegenüber Reizen besonders empfindlich geworden, so können die Schleimstoffe, die man in derartigen Fällen verabreicht, eine heilende Wirkung ausüben, indem sie die Empfindlichkeit gegenüber den genannten Reizen herabsetzen. Beispielsweise gibt man bei Magen- und Darmschleimhautentzündungen Pflanzenschleime, wie Hafer- oder Reisschleim. Damit erreicht man eine erhebliche Reizmilderung, eine Herabsetzung der Peristaltik und als Folge eine stopfende Wirkung.

Bei Vergiftungen mit ätzenden Stoffen verabreicht man reichlich schleimige Flüssigkeiten, um die Gifte in Magen und Darmkanal einzuhüllen und um ihre Resorption zu verzögern. Schleimige Drogenzubereitungen (Eibischsaft) wendet man sehr gern bei Katharrhen und anderen Reizzuständen der oberen Luftwege an. Der durch die Entzündung der Schleimhäute hervorgerufene Husten wird dadurch gemildert bzw. beseitigt.

Schleimhaltige Drogen dienen auch als geschmacksverbessernde Mittel, indem sie den Geschmack stark saurer, bitterer oder scharfer Stoffe mildern.

Bekanntlich schmecken die schleimarmen Johannisbeeren viel saurer als die schleimreichen Himbeeren, obwohl diese mehr Säure und weniger Zucker als die Johannisbeeren enthalten.

Arznei- und Gewürzpflanzen

Adonisröschen

Adonis vernalis L.: naturgeschützt (Tafel 1)

Hahnenfußgewächse – Ranunculaceae JUSS.

Aussehen: Das Adonisröschen, auch Frühlingsteufelsauge genannt, ist eine 10–30 cm hohe, ausdauernde Pflanze. Aus einem dunkelbraunen, mit zahlreichen schwarzen Wurzeln besetzten Wurzelstock entwickelt sich im April oder Mai ein kahler aufrechter runder Stengel, der zahlreiche, getrennt stehende, schmale 2–3fach fiederteilige, mit linearen Zipfeln versehene Blätter trägt. Die großen, sonnenwendigen, im Sonnenlicht flach ausgebreiteten Blüten haben 12–20 glänzende, leuchtend gelbe Kronenblätter und 5 gelblichgrüne, weichhaarige Kelchblätter. Die behaarten Früchtchen besitzen eine hakenförmigen Schnabel.

Verwendete Pflanzenteile: Das blühende Kraut (giftig!). (Das in der DDR zu arzneilichen Zwecken verwendete Adoniskraut wird aus der Sowjetunion eingeführt.)

Inhaltsstoffe: In allen Organen sind digitalisähnliche Glykoside enthalten (Adonitoxin, Acetyladonitoxin, Adinotoxol, k-Strophanthidin, Cymarin, k-Strophanthin, Vernadigin).

Allgemeines: Es war ein russischer Arzt und Wissenschaftler namens BUBNOW, der diese Droge, die in großen Mengen in der Sowjetunion wächst, eingehend untersuchte und in die Heilkunde einführte. Er stellte fest, daß nach der Anwendung von Adoniszubereitungen am Menschen der Herzschlag verlangsamt, bedeutend kräftiger und regelmäßiger wird, der Herzumfang sich verringert und die Herzgeräusche verschwinden. Das Adonisröschen hat also praktisch etwa die gleiche Wirkung wie der Fingerhut. Besonders hervorzuheben ist der harntreibende Effekt. Im großen und ganzen wirkt das Adonisröschen jedoch milder und flüchtiger. Nachteilig ist, daß die Adonisglykoside bei der Einnahme durch die Salzsäure des Magens in ihrer Wirkung sehr abgeschwächt werden.

Anwendung: Das Anwendungsgebiet ist etwa dasselbe wie beim Fingerhut. In erster Linie wird Adonis zur Behandlung von Fällen mit leichter Herzschwäche, wie sie oft nach Infektionskrankheiten auftreten, sowie bei nervösen Herzbeschwerden (Herzjagen) und zur Beseitigung von Ödemen vom Arzt verordnet. In der DDR finden Frühlingsadonisröschenzubereitungen kaum noch Anwendung; es sei denn als Bestandteil des Kyaugutts, einem rezeptfreien Präparat, welches bei leichten Herzbeschwerden angewendet wird.

Anis

Pimpinella anisum L.

Doldengewächse – Apiaceae LINDL.

Vorkommen: Selten wild wachsend, größtenteils angebaut.

Aussehen: 1jährige, bis 50 cm hohe Pflanze mit aufrechtem, stielrundem, gerilltem, oberwärts verästeltem Stengel. Die Grundblätter sind langgestielt, rundlich, nierenförmig, ungeteilt; die oberen Blätter fiederteilig. Die Blüten sind weiß und die Früchte graubraun, eiförmig, etwas zusammengedrückt, flaumig behaart.

Gesammelt werden die Früchte.

Ernte: Juli und August. Der feldmäßig angebaute Anis wird bei Beginn der Fruchtreife geschnitten und alsbald nach der Ernte ausgedroschen. Die gewonnenen Körner werden in dünner Schicht in einem schattigen, luftigen Raum zum Trocknen ausgebreitet.

Inhaltsstoffe: Die Frucht enthält 2–6% ätherisches Öl, das sogenannte Anisöl, ferner bis 30% fettes Öl sowie Cholin, Zucker und Mineralsalze.
Der Geruchsträger und gleichzeitig Hauptbestandteil des Anisöles ist Anethol (etwa 90%).

Allgemeines: Anis ist eine alte Kulturpflanze der Küstenländer des Mittelmeeres. Sie wurde bereits im Altertum von römischen und griechischen Heilkundigen sehr geschätzt und vielseitig angewendet. Wir haben die Anispflanze wie auch viele andere Nutzpflanzen mit der römischen Kultur übernommen. Im Mittelalter spielte

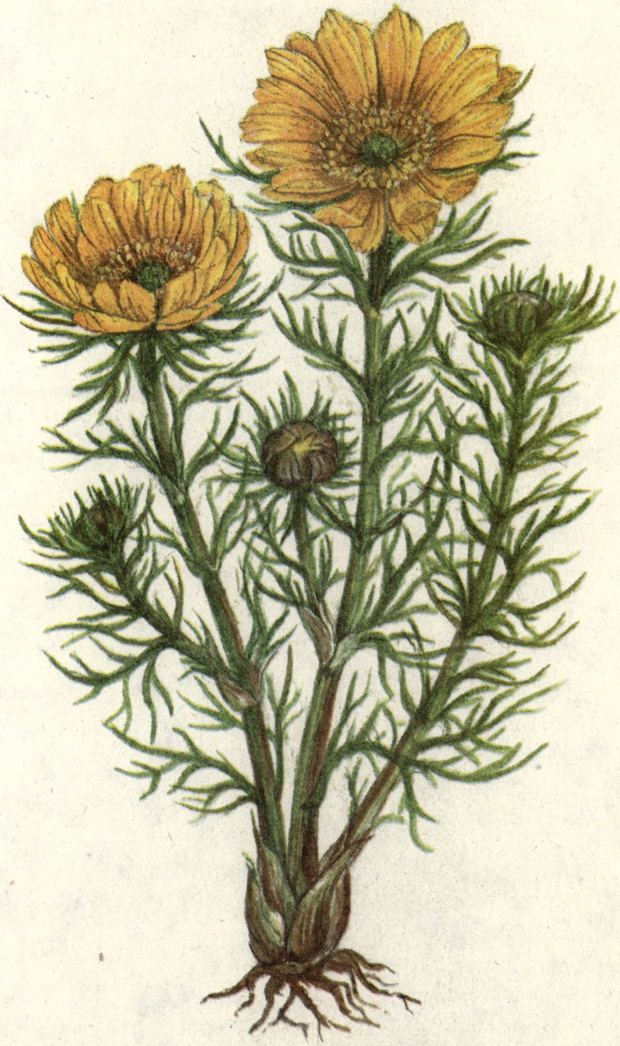

Adonisröschen · Adonis vernalis L. (naturgeschützt)
Tafel 1

Anis allein oder als Bestandteil des berühmten „Theriak“, eines Wundermittels, das bei allen Erkrankungen und gegen sämtliche Gifte wirksam sein sollte, eine große Rolle. Auch heute noch hat Anis vor allem als Gewürzpflanze Bedeutung. Das Anisöl (jetzt aus Importen vom Sternanis stammend) dient sowohl der direkten arzneilichen Anwendung als auch als Ausgangsprodukt für die Herstellung bestimmter Arzneimittel auf chemischem Wege.

Wirkung und Anwendung: Anis übt ähnlich dem Fenchel eine stark anregende Wirkung auf fast alle Drüsen aus. Er fördert im besonderen die Speichel-, Magen- und Darmsaftausscheidung sowie die Gallensaftproduktion. Daraus erklärt sich sein günstiger Einfluß auf Appetit und Verdauung, sowie seine Bedeutung als Gewürz. Seine krampflösenden, blähungswidrigen und antibakteriellen Eigenschaften verhindern bzw. beseitigen Gärungserscheinungen im Magen- und Darmkanal. Anis bewirkt außerdem eine Steigerung der Sekretion der Milchdrüsen bei stillenden Müttern. Aufgrund dieser Eigenschaft findet er als Laktagogum Anwendung. Das schon in kleinsten Mengen wirksame ätherische Öl der Anisfrüchte reizt das Flimmerepithel der Bronchien und ermöglicht ein erleichtertes Abhusten des schleimigen Sekretes. Diese Wirkung führte, zumal noch ein günstiger Einfluß auf die Atmung hinzukommt, zu seiner Anwendung bei Husten und Heiserkeit.
Darüber hinaus haben anisölhaltige Zubereitungen, so auch Anisliköre eine östrogene Wirkung.
Äußerlich angewendet vermag Anisöl Krätzemilben abzutöten.

Anwendung: Arzneilich werden Anisfrüchte allein oder als Bestandteil von Hustenteemischungen verwendet. Dem gleichen Zweck dient das Anisöl, das in Form von Anistropfen (Spiritus anisi compositus) direkt als Hustentropfen oder als Zusatz von Hustenmixturen (z.B. Mixtura pectoralis SR) eingesetzt wird.
Äußerlich findet Anisöl als Bestandteil des Hustenbalsams Pulmotin als unterstützendes Mittel bei der Behandlung katarrhalischer Erkrankungen der Luftwege Anwendung.

Verwendung als Gewürz: Anisfrüchte sind im Leb- und Pfefferkuchengewürz und in Spezialwürzmischungen zur Dauerwurstherstellung enthalten. In manchen Gegenden ist Anis als Brotgewürz und als Gewürz in der Küche sowie in der Feinbäckerei (Anisschnitten, -bögen) geschätzt. Anisöl ist Bestandteil von Likör- und Limonadenessenzen und wird zur Herstellung der bekannten Anisliköre (Anisette, Mastika) verwendet.

Zubereitung und Dosierung: 1 Teel. der zerstoßenen oder zerdrückten Anisfrüchte übergießt man mit 2 Tassen kochendem Wasser und läßt einige Minuten stehen. Diese Menge wird gesüßt oder ungesüßt im Laufe eines Tages getrunken. Von den Anistropfen verabreicht man bei Husten und Heiserkeit Erwachsenen 3mal täglich 10–20 Tr. und Kindern, je nach Alter, 3mal täglich 3–5 Tr. in gesüßtem Tee oder auf ein Stück Zucker.

Arnika

Arnica montana L.; naturgeschützt! (Tafel 2)

Korbblütengewächse – Asteraceae DUM.

Vorkommen: Auf Wald- und Bergwiesen, besonders in Gebirgsgegenden, aber auch in der Ebene, auf Heiden und Torfmooren.

Aussehen: Arnika ist ein 30–50 cm hohes ausdauerndes Kraut. Aus einem horizontalen, etwa bleistiftdicken, gelbbraunen Wurzelstock entwickelt sich eine grundständige Rosette großer, lanzettlicher, ganzrandiger Blätter. Der kurzhaarige, mit einigen kleineren gegenständigen Blättern besetzte Stengel verzweigt sich meistens in den Achseln des obersten Blattpaares. Die 1–3 endständigen, orangegelben, strahlenförmigen Blütenköpfchen haben einen Durchmesser von 5–7 cm. Die etwa 12–20 Zungenblüten und die etwa 50–100 zwittrigen Röhrenblüten sitzen auf einem kurzhaarigen Korbboden, der von einem 2reihigen Hüllkelch umschlossen wird. Die äußeren Hüllkelchblätter sind kurz behaart und drüsig.

Anmerkung: Häufig wird Arnika mit Alantarten sowie mit dem Wiesenbocksbart, zuweilen auch mit der in Gärten gezogenen Ringelblume verwechselt.
Charakteristisch für Arnika ist, daß unter dem obersten, endständigen Blütenköpfchen in den Achseln der beiden obersten gegenständigen Blätter zwei weitere Blütenköpfchen stehen. Außerdem unterscheidet sich Arnika von den anderen gelbblühenden Korbblütlern durch den eigenartig aromatischen Duft.

Inhaltsstoffe: Etwa 0,1% ätherisches Öl, Pseudoguajanolide: Helenalinazetat, Dihydrohelenalinester (Arnicolide); Thymolabkömmlinge, En-In-Verbindungen (besonders Tridecenpentain), Flavonoide (Quercetin, Luteolin, Kämpferol), Triterpene, Carotinoide

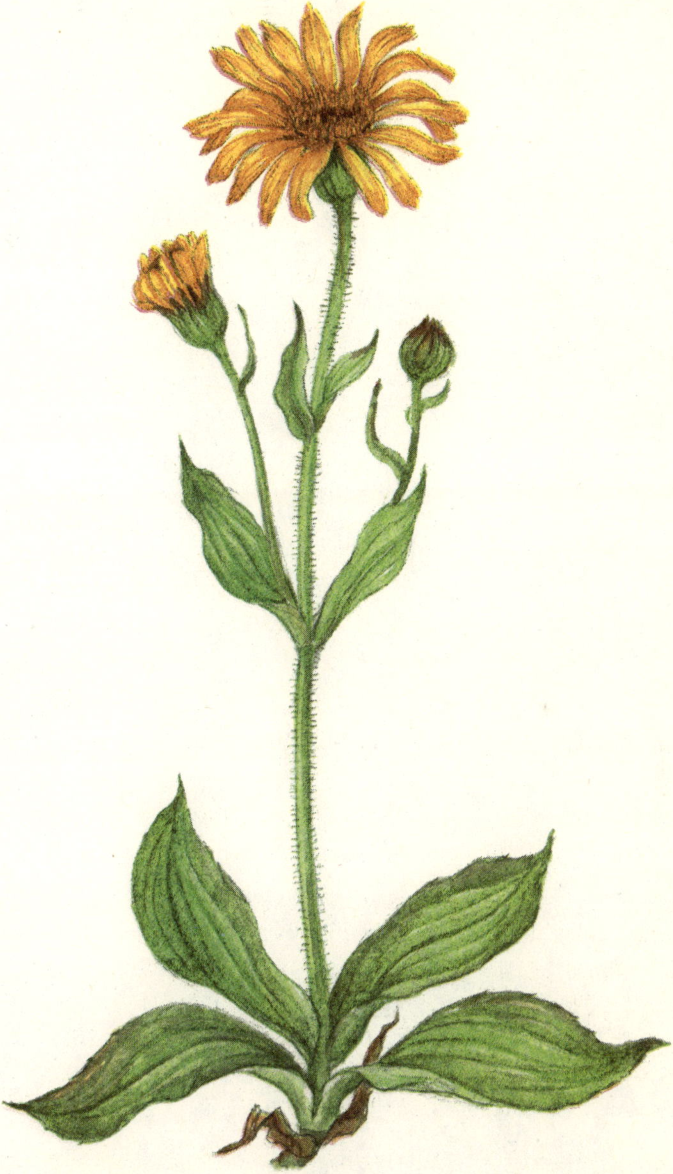

Arnika · Arnica montana L. (naturgeschützt)
Tafel 2

(Xanthophylle), geringe Mengen von Gerbstoff, Betain und Trimethylamin.

Allgemeines: Arnika, auch Wohlverleih genannt, ist eine von altersher geschätzte Heilpflanze. Die äußerliche Anwendung der Arnikatinktur, einem alkoholischen Auszug der Arnikablüten, hat sich bis zum heutigen Tage erhalten. Von der innerlichen Anwendung der Arnika, die zeitweise eine große Rolle gespielt hat, ist man in den letzten Jahrzehnten abgekommen. Die in neuerer Zeit vorgenommenen chemischen, pharmakologischen und klinischen Prüfungen, die zwar noch nicht abgeschlossen sind, deuten jedoch darauf hin, daß der Arnika auch in Zukunft als innerlich verwendetes Heilmittel eine gewisse Bedeutung zukommen wird.
Arnika gehört zu jenen Pflanzen, die von den Tieren auf der Weide gemieden werden. Sie ist in der Tat keine harmlose Pflanze. Bei der Anwendung dieser Droge und ihrer Zubereitung ist Vorsicht geboten. Der Gebrauch zu innerlichen Zwecken sollte nur auf Anordnung des Arztes erfolgen. Bei der äußerlichen Anwendung von unverdünnter Arnikatinktur können in Einzelfällen bei überempfindlichen Menschen Nebenwirkungen allergischer Art in Form von Hautausschlägen mit Blasenbildung und Juckreiz auftreten. Für diese Reaktion wird ein Arnika-Sesquiterpenlakton mit einer Methylengruppe verantwortlich gemacht. Besonders die Personen, die auf Dahlien, Chrysanthemen, Rainfarn und Schafgarbe allergisch reagieren, sollten auch gegenüber Arnika zurückhaltend sein. Wird unverdünnte Arnikatinktur auf Schleimhäute gebracht, können starke Reiz- und Entzündungserscheinungen auftreten. Bei der innerlichen Anwendung unverdünnter oder nicht genügend verdünnter Arnikatinktur kommt es ebenfalls zu Reizerscheinungen, zu Brennen, Kratzen und Schmerzen im Mund, Schlund und in der Magengegend. Außerdem können Übelkeit, Aufstoßen und Erbrechen auftreten. Nach großen Dosen wurde starkes Herzklopfen, Angst- und Schwindelgefühl und schließlich Kollaps beobachtet. Größere Mengen eingenommen führen unter Umständen durch Kreislaufschädigung zum Tode.

Wirkung: Von den Inhaltsstoffen der Arnikablüte, die bei der äußerlichen Anwendung der Arnikatinktur eine Rolle spielen, werden das ätherische Öl, die Xanthophylle sowie die En-In-Verbindungen und die Thymolverbindungen genannt. Vorwiegend diesen Stoffen wird die entzündungswidrige, wundheilfördernde, antibakterielle und auch resorptionsfördernde Wirkung zugeschrieben. Die letztgenannte Eigenschaft wirkt sich besonders günstig bei Bluter-

güssen, wie sie nach Stoß oder Quetschungen auftreten können, aus. Das aus den Gefäßen gedrückte im Gewebe befindliche Blut wird wieder aufgesogen. Die desinfizierende Wirkung dürfte vor allem auf die En-In-Verbindungen mit ihren bakterienhemmenden und pilzabtötenden Eigenschaften sowie auf die Thymolverbindungen und bis zu einem gewissen Grade auf den Alkohol zurückzuführen sein.
Bei der innerlichen Verabreichung der Arnikatinktur sind hinsichtlich der Wirkung auf Herz, Kreislauf und Atmung neben den Guajanoliden auch die Flavonoide beteiligt. Tierexperimente ergaben, daß durch Arnika die Durchblutung der Herzkranzgefäße gefördert und die Herzleistung gesteigert wird.

Anwendung: Arnika wird äußerlich in Form der entsprechend verdünnten Arnikatinktur zu feuchten Verbänden, Umschlägen, als Zusatz in Kosmetika- und Gurgelwässern (Gargarisma Chamomilla comp.) und in Salbenform gebraucht. Die Verwendung von Arnika ist angezeigt zur Behandlung von Quetschungen, Muskel- und Sehnenzerrungen, Blutergüssen, Krampfaderentzündung, Furunkulose und Wunden mit schlechter Heilungstendenz.
Nach WEISS leisten Umschläge mit verdünnter Arnikatinktur gute Dienste bei geschwollenen Füßen nach Überanstrengungen und nach früheren Knochenbrüchen, bei entzündeten Gelenken, vor allem bei entzündlichen frischen Schüben einer Arthrosis deformans im Kniegelenk, wie sie häufig nach langen Belastungen auftritt.

Zubereitung und Dosierung: Arnikatinktur: Zu Umschlägen wird die als Gesundheitspflegemittel in Apotheken und Drogerien erhältliche Arnikatinktur in der Weise verdünnt, daß 2 Eßl. Arnikatinktur auf etwa ¼ l Wasser (etwa der Menge von 2 Tassen entsprechend) gegeben wird. Von dieser Mischung tränkt man eine Mullkompresse und legt diese ohne Bedeckung auf die zu behandelnde Stelle und erneuert jeweils alle 20–30 Minuten während eines Zeitraums von zwei Stunden. Diese 2-Stunden-Behandlung wird 2–3mal am Tag durchgeführt.

Arnikasalbe: Zur Wundbehandlung, bei Verstauchungen und Quetschungen kann auch die im Arzneimittelsortiment der DDR verzeichnete Arniflor-Salbe verwendet werden. Arnikablütenauszüge sind auch in verschiedenen Haar- und Hautpflegemitteln wie z. B. Kräuterhaarwasser, Arnika-Hautfunktionsöl u. a. enthalten.

Baldrian, Echter

Valeriana officinalis L. (Tafel 3)

Baldriangewächse – Valerianaceae BATSCH.

Vorkommen: Feuchte Wiesen, an Waldrändern, an Ufern, in Gräben, seltener auf trockenen Hängen; stellenweise, besonders im Harz, in Thüringen und Franken, kultiviert.

Aussehen: Aus einem kurzen dicken Wurzelstock, dem viele fadenförmige Wurzeln in Büscheln anhängen, erhebt sich ein aufrechter, hohler, gefurchter, bis 1½ m hoher Stengel mit gekreuzt-gegenständigen, großen, unpaarig-gefiederten Blättern. Die Blüten, die klein, hellrötlich, selten weiß sind, stehen in schirmförmigen Trugdolden.

Geerntet wird der Wurzelstock.

Erntezeit: Oktober.

Trocknung: Die ausgegrabenen, von Stengelteilen und Erde befreiten Wurzelstöcke werden mit Wasser abgespült und zum Trocknen in einem luftig warmen Raum gebündelt aufgehängt oder mit Klammern an Leinen befestigt. Zu beachten ist, daß der Baldriangeruch Katzen anlockt; deshalb müssen Maßnahmen getroffen werden, um diese fernzuhalten.

Inhaltsstoffe: 0,2–2% ätherisches Öl (es enthält verschiedene Monoterpene, Sesquiterpene, Borneol- und Myrtenolester), Valepotriate (Valtrat, Didrovaltat, Acevaltrat u. a.), Alkaloide, Gerb- und Schleimstoffe, Stärke und Zucker.
Der charakteristische Geruch der Droge wird durch Borneolisovalerianat und freie Isovaleriansäure hervorgerufen, die zum Teil beim Trocknen aus der Esterverbindung frei werden.
Den Alkaloiden (Chatinin, Valerin, Valerianin) wird die erregende Wirkung des Baldrians auf die Katzen zugeschrieben.

Allgemeines: Baldrian wächst nicht nur in Europa, sondern auch in Klein-, Mittel-, Nordasien und Japan. Der Name Baldrian ist wahrscheinlich eine Verdeutschung des lateinischen Valeriana, ein Wort, das sich von valere = gesund sein ableitet. Für Baldrian werden auch die Bezeichnungen Katzen- und Hexenkraut gebraucht. Die Bezeichnung Katzenkraut ist auf die Eigenschaft des Krautes, Katzen anzulocken, zurückzuführen. Eine Erklärung der Bezeichnung Hexenkraut ist darin zu suchen, daß Baldrian zu der Gruppe

der stark riechenden Pflanzen gehört, die nach den älteren Auffassungen in der Lage waren, böse Geister, Teufel und Hexen zu vertreiben. In diesem Zusammenhang stehen sicher auch die Räucherungen, die zum Vertreiben der bösen Geister durch die Naturvölker vorgenommen wurden, sowie das Rauchopfer der Antike.
Die arzneiliche Anwendung des Baldrians wird bereits im Mittelalter beschrieben; jedoch wird er in der damaligen Zeit nicht als Nervenberuhigungsmittel, sondern als ein Mittel, das bei seuchenartigen Erkrankungen Verwendung fand, gebraucht. Wie aus Aufzeichnungen hervorgeht, scheint Baldrian auch als Aphrodisiakum benutzt worden zu sein.

Wirkung: Baldrianzubereitungen wirken beruhigend und krampflösend, hinzukommt ein psychisch leicht anregender Effekt. Diese Wirkungen ergänzen sich. Sie vermögen innere Unruhe, Angst und Spannungszustände zu beseitigen und einen Zustand der Ausgeglichenheit hervorzurufen.
An der Baldrianwirkung sind in erster Linie die Valepotriate, die vor allem beruhigend wirken, und das ätherische Öl mit seinen vorwiegend krampflösenden, aber auch beruhigenden Eigenschaften beteiligt.

Anwendung: Baldrianzubereitungen dienen in erster Linie als Beruhigungsmittel bei Erregungs-, Angst- und Spannungszuständen, Unruhe, nervösen Herzbeschwerden sowie bei Schlaflosigkeit leichten und mittleren Grades, insbesondere, wenn diese durch nervöse Erschöpfung und geistige Überarbeitung bedingt ist.
Wegen seiner krampflösenden und sedativen Eigenschaften wird Baldrian bei Krampfzuständen im Magen und Darmkanal, bei kolikartigen Schmerzen, Durchfall und Blähungen angewandt.

Zubereitung und Dosierung: 1 Teel. Baldrianwurzel übergießt man mit 1 Tasse kaltem Wasser und läßt unter gelegentlichem Umrühren 12 Stunden stehen. Dann wird der Ansatz bis zum Sieden erhitzt, abgeseiht und gesüßt. Eine solche Portion wird abends und morgens getrunken.
Von den Baldriantropfen (= Baldriantinktur – Tinctura Valerianae) nehmen Erwachsene früh und abends einen Teel. mit Zucker oder Zuckerwasser (wird weniger verabreicht, wie oft angegeben, dann keine volle Wirkung), Kindern verabreicht man 10–30 Tropfen in gesüßtem Tee.
Baldrian steht als Gesundheitspflegemittel in Form des Baldrianweines zur Verfügung oder ist neben anderen Bestandteilen in ver-

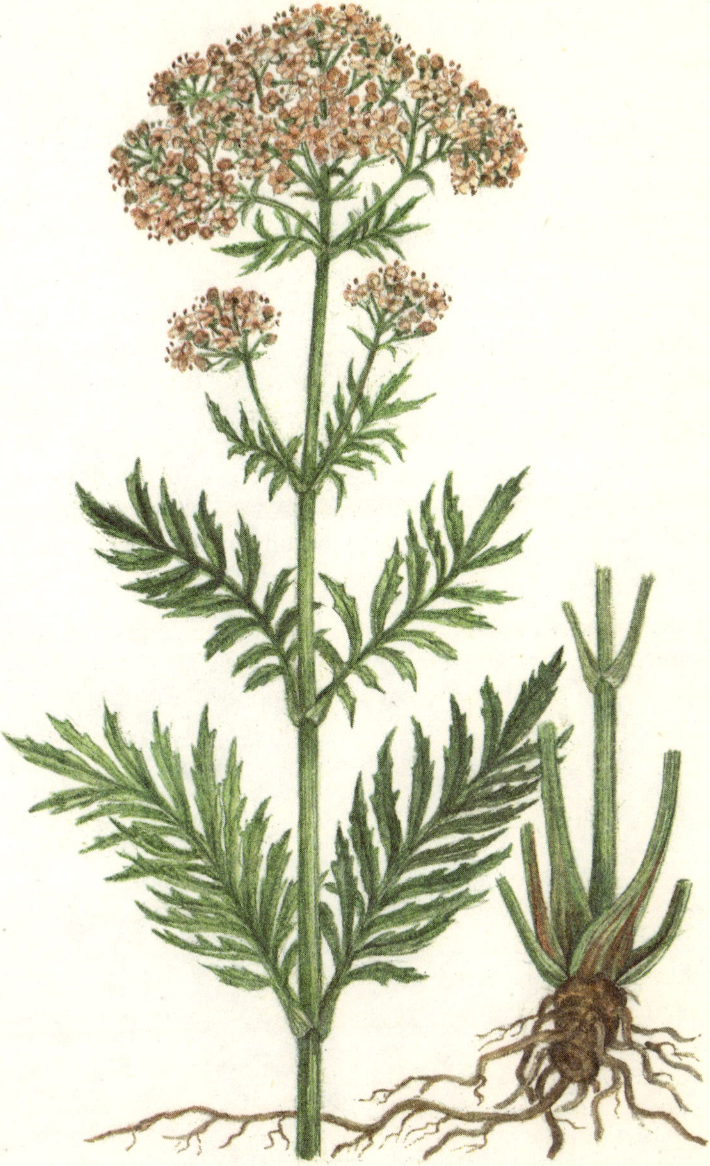

Baldrian, Echter · Valeriana officinalis
Tafel 3

schiedenen Präparaten, wie beispielsweise Plantival, Melival oder in Teemischungen mit der Bezeichnung „Beruhigungstee" oder „Nerventee" enthalten.
Dreierlei-Tropfen, bestehend aus einer Mischung von Baldriantinktur, Äther- und Pfefferminzspiritus werden als Magenmittel angewendet: mehrmals täglich 15–30 Tropfen.

Bären-Lauch

Allium ursinum L. (Tafel 4)

Liliengewächse – Liliaceae JUSS.

Vorkommen: In feuchten Laubwäldern. In vielen Gebieten fehlend.

Aussehen: Bären-Lauch ist ein 15–45 cm hohes Kraut. Aus einer kleinen, schlanken, 2–5 cm langen Zwiebel entwickeln sich im Frühjahr langgestielte, elliptisch-lanzettliche grüne Blätter und ein 20–30 cm hoher 3kantiger Stengel mit einem reichblütigen, doldigen Blütenstand, der anfänglich von einem Hüllblatt umschlossen ist. Die sternförmigen Einzelblüten besitzen wie alle Liliengewächse 6 Blütenhüllblätter von lineal-lanzettlicher Form, 6 Staubgefäße und einen oberständigen 3fächerigen Fruchtknoten. Diese Frühlingsblume, welche meist massenhaft vorkommt, bedeckt große Flächen des Waldbodens und verbreitet einen intensiven knoblauchartigen Geruch.

Gesammelt wird das ganze Kraut.

Sammelzeit: April bis Mai.

Trocknung: Das gesammelte Kraut wird in dünner Schicht ausgebreitet und im Schatten unter häufigem Wenden getrocknet.

Inhaltsstoffe: Ätherisches Öl (vor allem Divinyldisulfid), Fermente, Vitamine, Fructane und ein Uteruswirkstoff.

Wirkung: Ähnlich wie Knoblauch. Die frische Pflanze ist wirksamer als die Droge. Es sei noch erwähnt, daß im Bärenlauch ein Stoff enthalten ist, der auf den Uterus wirkt und lang dauernde Kontraktionen hervorruft. Es ist jedoch noch nicht geklärt, ob sich dieser Wirkstoff für die Heilkunde verwenden läßt.

Anwendung: Wie Knoblauch. Vor allem bei Darmkatarrhen, Durchfällen, Verdauungsbeschwerden, Appetitlosigkeit und bei Beschwerden, die durch hohen Blutdruck hervorgerufen werden, sowie zur Unterstützung von Wurmkuren.

Zubereitung und Dosierung: Frischer Bären-Lauch kann wie Schnittlauch oder als Salat, die Droge als Teeaufguß (1 Teel. auf 1 Tasse) verwendet werden.

Bärentraube

Arctostaphylos uva-ursi (L.) SPRENG. (Tafel 5)

Heidekrautgewächse – Ericaceae JUSS.

Vorkommen: Auf Heiden, in sandigen, trockenen Nadelwäldern, vorzugsweise in nördlichen Gebieten.

Aussehen: Die Bärentraube ist ein ausdauernder, immergrüner, rasenbildender Halbstrauch. An den niederliegenden, stark verästelten Stengeln sitzen etwa 2 cm lange und etwa 1 cm breite, ganzrandige lederartige, immergrüne, beiderseits deutlich netzartige, unterseits blaßgrüne Blättchen. Die weißen oder oft rosafarbenen Blüten sind klein, krugförmig, 5zähnig. Die Frucht ist eine rote, mehlig trockene, 5samige Steinfrucht.

Gesammelt werden die Blätter.

Sammelzeit: August bis September.

Anmerkung: Die Blätter der Bärentraube werden oft mit denen der Preiselbeere verwechselt. Die Preiselbeerblätter sind jedoch leicht daran zu erkennen, daß sie unterseits rostrote Flecken haben. Bezüglich der Blüten unterscheiden sie sich darin, daß die Preiselbeerblüten 4zähnig, die der Bärentraube 5zähnig sind.

Trocknung: In einem warmen, luftigen Raume werden die gesammelten Blätter in dünner Schicht ausgebreitet und unter häufigem Wenden getrocknet.

Inhaltsstoffe: 6–35% Arbutin und Methylarbutin, p-Methoxyphenol und weitere phenolische Stoffe, etwa 10% Gerbstoffe, Indolalkaloide, Flavonoide (Querzetin, Myricetin).

Wirkung: An der Wirkung der Bärentraubenblätter sind im wesentlichen die beiden Glykoside Arbutin und Methylarbutin beteiligt.

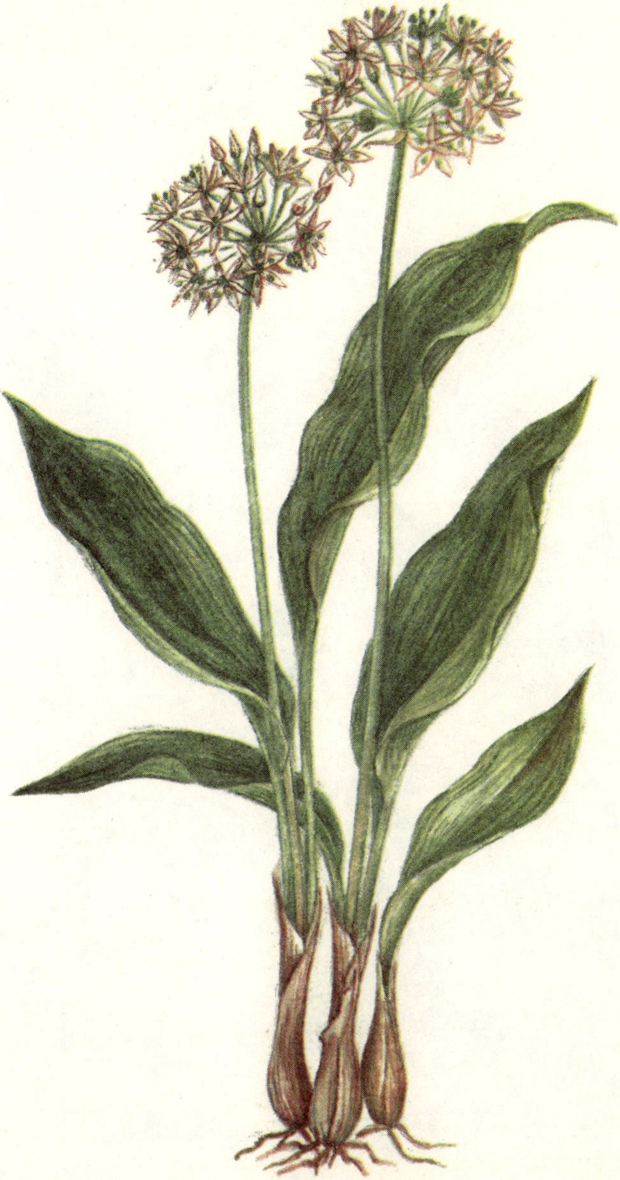

Bären-Lauch · Allium ursinum L.
Tafel 4

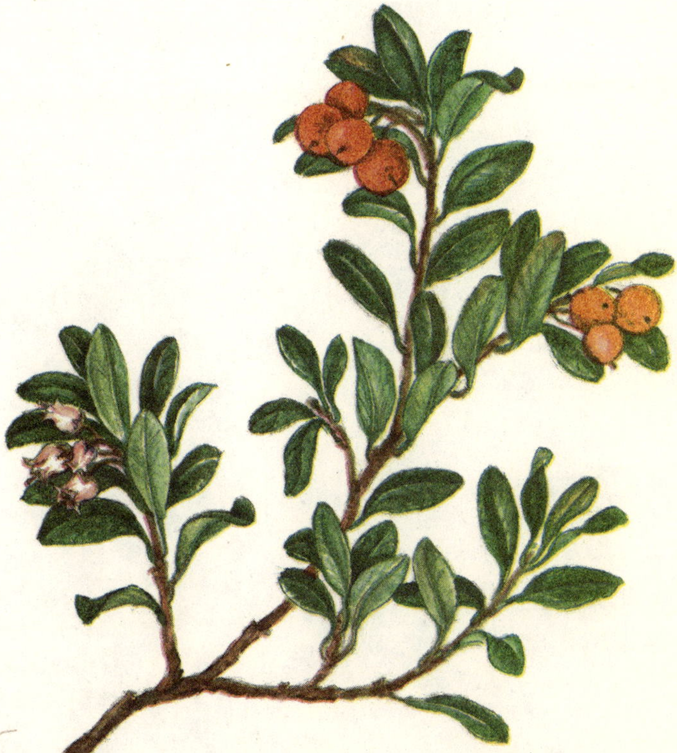

Bärentraube · Arctostaphylos uva-ursi (L.) SPRENG.
Tafel 5

Diese werden wahrscheinlich im Nierengewebe gespalten: dabei entstehen neben Zucker Hydrochinon und Methylhydrochinon, welche eine kräftig desinfizierende Wirkung auf den Harn ausüben. Allmählich gehen diese beiden Stoffe in Chinone über und geben dem Harn eine dunkle Farbe. Die bakterizide (bakterienabtötende) Wirkung kommt jedoch nur zustande, wenn der Harn alkalisch reagiert. Um dies zu erreichen, ist es daher zweckmäßig, bei der Einnahme von Bärentraubenblätterzubereitungen gleichzeitig Natron zu verabreichen.
Die schwach harntreibende Wirkung der Bärentraubenblätter dürfte auf die in der Droge enthaltenen Flavone zurückzuführen sein. Der verhältnismäßig hohe Gerbstoffanteil der Droge verursacht, zumal wenn die Bärentraubenblätter in Form der bisher üblichen Abkochung gegeben werden, Unverträglichkeitserscheinungen. Durch Reizwirkung auf die Magenschleimhaut können Magenschmerzen, Übelkeit und Erbrechen auftreten. Aus diesem Grunde ist es zweckmäßig, aus der Droge einen Kaltwasserauszug, dessen Gerbstoffgehalt gering ist, herzustellen (s. unter „Zubereitung und Dosierung").

Anwendung: Bärentraubenblätterzubereitungen werden als harndesinfizierendes Mittel zur Unterstützung der Behandlung von Blasenleiden angewandt.

Zubereitung und Dosierung: 1 Eßl. der geschnittenen oder gepulverten Bärentraubenblätter übergießt man mit 2 Tassen kaltem Wasser und läßt unter öfterem Umrühren etwa 10 Stunden stehen. Diese Menge wird im Laufe des Tages getrunken. Von dem in der Apotheke erhältlichen Fertigpräparat Uvalysat werden 3mal täglich 30–40 Tr. auf ein Glas Wasser genommen.

Anmerkung: Eine Anwendung von Bärentraubenblätterzubereitungen über längere Zeit ist wegen der Gefahr einer chronischen Hydrochinonvergiftung zu vermeiden.

Beifuß, Gemeiner

Artemisia vulgaris L. (Tafel 6)

Korbblütengewächse – Asteraceae DUM.

Vorkommen: In Gärten angebaut, verwildert an Wegrändern, unbebauten Plätzen, Schutt und Flußufern.

Aussehen: Beifuß ist ein bis über 1 m Höhe erreichendes ausdauerndes Kraut. Die Stengel sind aufrecht, kräftig, stark verästelt, oft violett angelaufen und bis zum Grunde rinnig kantig. Die fiederteiligen Blätter sind oberseits kahl und dunkelgrün, unterseits weißfilzig behaart. Die rispenartig angeordneten und sehr zahlreichen Blütenköpfchen sind klein, etwa 4 mm lang, eiförmig und aufrechtstehend. Der Korbboden ist kahl. Die Hüllblätter sind weißfilzig und die röhrigen Blütenkronen gelb, oft auch rötlich.

Gesammelt werden Blütentriebe mit noch nicht geöffneten Blütenköpfchen.

Sammelzeit: Blütentriebe Juli bis September.

Trocknung: Für Heilzwecke werden vor oder bei Beginn der Blüte etwa 30 cm lange blattreiche Triebe, abgeschnitten und gebündelt, in einem luftigen, schattigen Raum zum Trocknen aufgehängt.
Als Würzkraut schneidet man reichblütige Rispen, deren Blütenköpfchen noch nicht geöffnet sind, ab, entfernt sorgfältig alle Blätter und hängt sie gebündelt zum Trocknen auf.

Inhaltsstoffe: Ätherisches Öl, etwa 0,2 %; Bitterstoffe. Das ätherische Öl enthält als Hauptbestandteil Cineol und u. a. geringe Mengen Thujon.

Allgemeines: Der Name Beifuß ist wahrscheinlich auf einen alten Volksglauben zurückzuführen, der besagt, daß die Pflanzen, an die Füße gebunden oder im Schuhwerk getragen, vor Ermüdung oder Ermattung schützen können. Der Name Sonnenwendgürtel, wie früher der Beifuß noch genannt wurde, hängt mit dem Brauch zusammen, daß man an dem Sonnenwendtag den Beifuß pflückte und sich ihn um die Lenden gürtete.
Auf diese Weise hofften besonders die Frauen, von Unfruchtbarkeit und Frauenleiden geheilt zu werden. Es ist bemerkenswert, daß diese Pflanze besonders gern bei Frauenleiden angewandt wurde.

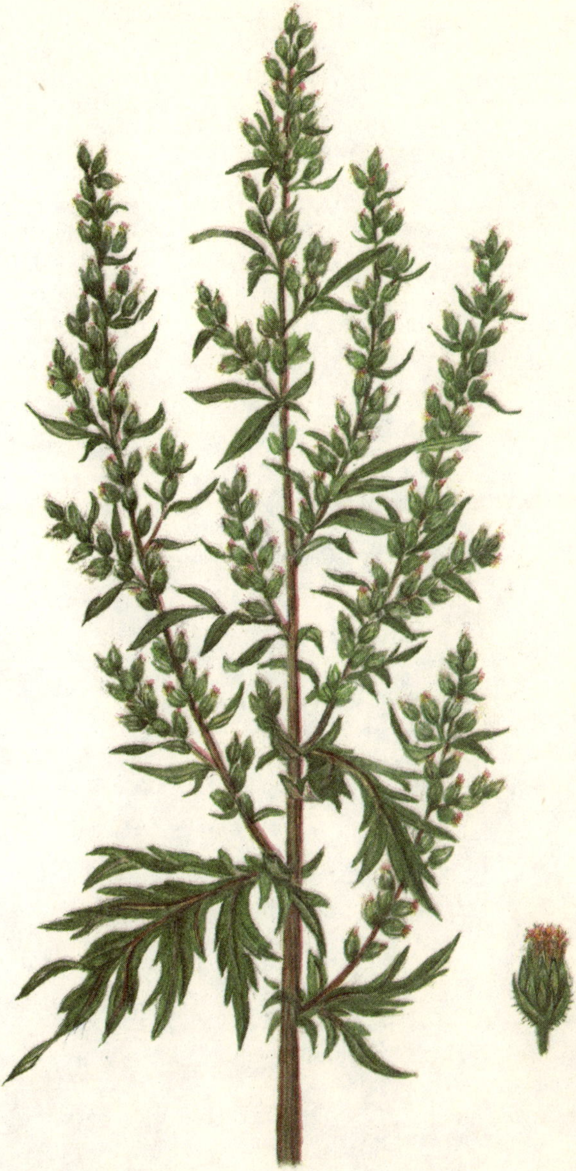

Beifuß, Gemeiner · Artemisia vulgaris L.
Tafel 6

Als weitere Anwendungsgebiete für Beifuß galten: Nervenkrankheiten, Epilepsie, Veitstanz und Hysterie.

Anwendung: Die Droge, die Jahrhunderte wegen ihrer verschiedenen Heilwirkungen sehr geschätzt war, spielt in der heutigen Medizin keine Rolle mehr. Beifuß, dessen ätherisches Öl, wie neuere Untersuchungen ergeben haben, antibakteriell wirkt, wird gelegentlich noch als Teeaufguß bei Appetitlosigkeit und Verdauungsstörungen und wegen der krampflösenden, beruhigenden und menstruationsfördernden Wirkung bei schmerzhafter Periode und ausbleibender Menstruation gebraucht.

Als Würzkraut hat jedoch Beifuß seine Bedeutung nicht verloren. Neben der geschmacklichen Note, die er bestimmten Fleischgerichten verleiht, kommen hierbei vor allem seine verdauungsfördernden Eigenschaften günstig zur Entfaltung; 3–4 Beifußstengel ohne Blätter gehören an jede zum Braten fertiggemachte Gans oder Ente. Desgleichen kann man Beifuß in entsprechenden Mengen zur Erhöhung des Wohlgeschmacks und der Bekömmlichkeit zu fettem Schweinebraten und Schweinefett geben.

Zubereitung und Dosierung: Tee: 2 Eßl. des Krauts werden mit 4 Tassen (etwa ½ l) kochendem Wasser übergossen. Man läßt einige Minuten im geschlossenen Gefäß stehen und seiht dann ab. Diese Menge wird schluckweise, entweder gesüßt oder ungesüßt, über den Tag verteilt, getrunken.

Bilsenkraut, Schwarzes

Hyoscyamus niger L. (Tafel 7)

Nachtschattengewächse – Solanaceae JUSS.

Vorkommen: Auf Schutthalden, Ödland und an Zäunen.

Aussehen: Das Schwarze Bilsenkraut wird im allgemeinen 30–60 cm hoch. Der aufrechte, einfache oder verästelte, klebrig-zottige Stengel ist mit länglich-eiförmigen, grob-buchtig-gezähnten, behaarten Blättern dicht besetzt.
Die unteren sind gestielt, die oberen stengelumfassend. Die in einseitswendigen Wickeln angeordneten Blüten haben einen 5zähnigen Kelch und eine trichterförmige, schmutziggelbe Blumenkrone mit einem ungleich-5lappigen, zierlich violett geäderten Saum. Der

Schlund der Blüte ist dunkelviolett. Die Frucht, eine Deckelkapsel, enthält viele kleine, hellbraune, nierenförmige Samen.

Verwendete Pflanzenteile: Blätter und Samen (sehr giftig!).

Inhaltsstoffe: Die Hauptwirkstoffe, in allen Organen der Pflanze vorkommend, sind Hyoszyamin, Atropin, Scopolamin, Atroscin.

Allgemeines und Anwendung: Das Bilsenkraut, auch Gichtkraut, Dullkraut (von toll) oder Teufelsauge genannt, spielt in der heutigen Medizin, abgesehen von den isolierten Wirkstoffen Atropin und Scopolamin (Hyoscin), nur noch eine untergeordnete Rolle. Gelegentlich wird noch der ölige Extrakt aus den Bilsenkrautblättern, das sogenannte Bilsenkrautöl, zu schmerzstillenden Einreibungen bei Rheuma und Nervenschmerzen angewendet. In früheren Zeiten war dies anders. Als schmerzstillende und gleichzeitig beruhigende Mittel hatten die Bilsenkrautzubereitungen große Bedeutung. Diesbezügliche Präparate mit stärkerer Wirkung, außer vielleicht Opium, standen damals nicht zur Verfügung. Im 15. Jahrhundert diente es sogar als Narkosemittel für Operationen.
Aber auch in anderer Hinsicht spielte das Bilsenkraut früher eine gewisse Rolle. Wie die Sage berichtet, wurde es, sowie die anderen Nachtschattengewächse Mandragora, Belladonna und Scopolia, bereits von den großen Zauberinnen des griechischen Altertums HEKATE, MEDEA und KIRKE benutzt.
Im Mittelalter diente es wie die Tollkirsche, auf Grund der sinnverwirrenden und erotisierenden Wirkung, zur Herstellung von Liebesgetränken oder zur Bereitung von „Hexensalben". Außerdem wurden Bilsenkrautauszüge dem Bier zugesetzt, um ihm eine berauschendere Wirkung zu verleihen. Wie verbreitet diese Unsitten gewesen sein mögen, geht aus der Tatsache hervor, daß sich die damaligen Polizeiorgane gezwungen sahen, diesbezügliche Verbote zu erlassen.
Scopolamin, ein Wirkstoff, der sowohl im Bilsenkraut als auch in der Tollkirsche enthalten ist, hat fast die gleichen Eigenschaften wie Atropin. Die krampflösende Wirkung ist etwas schwächer als die des Atropins, der hemmende Einfluß auf das Zentralnervensystem aber stärker. Scopolamin wird zur Narkosevorbereitung, bei Erregungszuständen und zur Erzeugung von Dämmerschlaf sowie zur Behandlung von See- und Luftkrankheit angewendet. Außerdem wird es in Form der Scopolamin-Augentropfen gebraucht. Bei Anwendung dieser Augentropfen besteht während des Wirkungszeitraumes des Scopolamins Fahruntauglichkeit. Hinweise durch

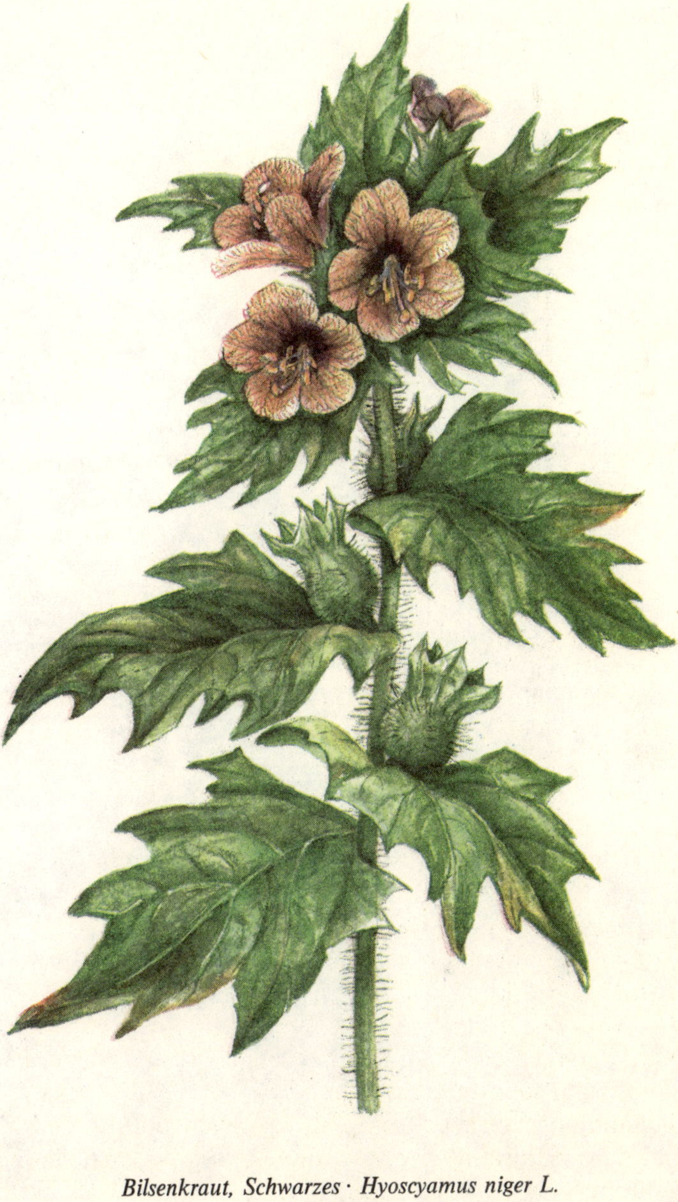

Bilsenkraut, Schwarzes · Hyoscyamus niger L.
Tafel 7

den Arzt sind zu beachten. Unter Einwirkung von Scopolamin wie auch Atropin auf das Auge treten Sehstörungen (Akkomodationsstörungen) auf, die ein richtiges Einschätzen von Entfernungen unmöglich machen.

Birke (Hänge-Birke)

Betula pendula ROTH

Birkengewächse – Betulaceae S. F. GRAY.

Vorkommen: An Wegrändern, in lichten Wäldern, auf Heidewiesen, auf torfigem und sandigem Boden.

Aussehen: Die Hänge-Birke ist ein schlanker, etwa 25 m hoch werdender Baum, dessen weiße Rinde sich horizontal schält. Die mit Drüsen besetzten Zweige hängen herab. Sie tragen langgestielte, rhombisch (4eckig) langzugespitzte, hellgrüne klebrige Blätter, die zahlreiche Drüsen, denen ein balsamischer Geruch entströmt, besitzen. Die männlichen Kätzchen mit bräunlichen Deckschuppen sind länglich-walzenförmig, ungestielt und bis zu 10 cm lang. Die weiblichen, etwa 3 cm langen Kätzchen sind grün, langgestielt und aufrecht.

Gesammelt werden die Blätter.

Sammelzeit: Mai bis Juli.

Trocknung: Die mit den Stielen gepflückten Blätter werden in dünner Schicht ausgebreitet und während des Trockenprozesses gelegentlich vorsichtig gewendet.

Inhaltsstoffe: Ätherisches Öl, geringe Mengen an Saponinen, Gerbstoffe, Flavonglykoside und Vitamin C.

Allgemeines: Im Gegensatz zum Wacholder, der als Symbol der Trauer und der Schwermut gilt, ist die Birke mit ihrem weißen Stamm und den hellgrünen Blättern ein Symbol des Frühlings und des Frohsinns. Aus diesem Grund wurden Birken oder deren frischgrüne Zweige schon von alters her ebenso wie heute noch bei vielen Festlichkeiten zum Schmücken der Straßen, der Häuser und Räume benutzt.
Die Anwendung der Birke in der Heilkunde läßt sich bis ins Mittelalter verfolgen; jedoch scheint sie auch schon früher medizinisch

gebraucht worden zu sein. Der Birkensaft und die Blätter wurden als Mittel gegen Steinleiden und Gelbsucht angewandt. Aus dem Saft der Birke stellt man durch Vergärung ein schaumweinähnliches Getränk, den Birkenwein, her. Außerdem wird der Birkensaft noch heute zu Haarwässern (z. B. Londa Birkenhaarwasser echt), die der Förderung des Haarwuchses dienen, verarbeitet.

Wirkung: Bei den Birkenblätterzubereitungen steht die harntreibende Wirkung im Vordergrund. An dieser Wirkung sind die Saponine, das ätherische Öl und die Flavonglykoside beteiligt. Der gesamte Stoffwechsel wird offenbar durch die Birkenblätter günstig beeinflußt. Durch erhöhte Harnabsonderung werden gleichzeitig harnpflichtige Substanzen vermehrt ausgeschieden. Außerdem vermögen besonders die Birkenblätterknospenauszüge die Gallensekretion sowie, wenn auch in geringerem Maße, die Magensaftsekretion zu fördern. Reizerscheinungen des Nierenparenchyms sind bei Anwendung von Birkenblätterzubereitungen nicht zu befürchten. Als harntreibendes Mittel von milder Wirkung sind diese in manchen Fällen den nicht ganz harmlosen Wacholderbeeren vorzuziehen. Eine stärkere harntreibende Wirkung wird den frischen Frühlingsblättern wegen des höheren Gehalts an ätherischen Ölen zugeschrieben.

Anwendung: Als harntreibendes und stoffwechselförderndes Mittel bei bestimmten Formen von Ödemen, bei schmerzhaften Gelenkschwellungen und zur Durchführung von Frühjahrskuren. Trinkkuren mit Birkenblättertee sollen gute Dienste bei Nieren- und Steinleiden sowie auch bei Blasenkatarrhen leisten.
Als harntreibendes Mittel können Birkenblätter auch in Form einer Teemischung unter der Bezeichnung „Harntreibender Tee“ (Species diureticae) oder in Form eines alkoholisch-wäßrigen Auszuges, der als Gesundheitspflegemittel zur Verfügung steht, verwendet werden.
Birkenblätter gehören auch zu den Bestandteilen der im Arzneimittelverzeichnis unter Gesundheitspflegemittel aufgeführten Gicht- und Rheumatees.

Zubereitung und Dosierung: 3 gehäufte Teel. Birkenblätter mit 3 Tassen siedendem Wasser übergießen, unter gelegentlichem Umrühren 15 Min. bedeckt stehen lassen, dann abseihen.
Diese Menge wird im Laufe eines Tages getrunken. Bei Nierensteinen soll die Trinkkur mindestens 2 Monate durchgeführt werden.

Bitterklee (Fieberklee)

Menyanthes trifoliata L.

Fieberkleegewächse – Menyanthaceae DUM.

Vorkommen: An Teichufern, auf Moorwiesen, in Sümpfen, schlammigen Gräben.

Aussehen: Am Ende des im Schlamm kriechenden, knotig gegliederten Wurzelstockes sprossen 3–5 langgestielte, kahle 3zählige kleeblattähnliche Blätter. Die rötlichweißen trichterförmigen Blüten stehen in langgestielten dichten Trauben. Die Innenseite der 5zipfeligen Blumenkrone ist fransig oder bärtig behaart.

Gesammelt werden die Blätter.

Sammelzeit: Mai bis Juli.

Trocknung: Die kurz nach der Blütezeit mit einer Schere abgeschnittenen Blätter werden in dünner Schicht zur Trocknung ausgelegt.

Inhaltsstoffe: Monoterpenbitterstoffe (Menthiafolin, Foliamenthin, Dihydrofoliamenthin, Loganin, Swerosid); Gerbstoff, Pektin, Saponine, Spuren von ätherischem Öl.

Wirkung: Wie Gelber Enzian. Der Bitterwert des Bitterklees beträgt 1:5000 bis 1:10000.

Anwendung: Wie Gelber Enzian S. 55.

Zubereitung und Dosierung: 1 Eßl. der zerschnittenen Blattdroge setzt man mit 2 Tassen kaltem Wasser an und läßt unter wiederholtem Umrühren etwa 4 Std. stehen. Die Menge wird, auf den Tag verteilt, jeweils ½ bis 1 Std. vor den Mahlzeiten getrunken.

Blauer Sturmhut:

s. u. „Eisenhut, Blauer“ S. 53

Blutwurz

Potentilla erecta (L.) RÄUSCHEL (Tafel 8)

Rosengewächse – Rosaceae JUSS.

Vorkommen: In lichten Wäldern und Mooren, auf Heiden.

Aussehen: Aus dem knollig verdickten Wurzelstock treiben im Frühjahr zunächst etwa 5 gestielte, 3zählige Grundblätter; später entwickeln sich in den Achseln der Grundblätter bogig-aufsteigende oder auch niederliegende, 10–40 cm lange, runde nicht wurzelnde Stengel. Die 3teilig gefingerten, ungestielten, keilförmigen, vorn gesägten Stengelblätter erscheinen durch Nebenblätter 5zählig. Die zahlreichen gestielten Blüten besitzen einen 4blättrigen Innen- und Außenkelch und 4 goldgelbe Kronenblätter.

Gesammelt wird der Wurzelstock.

Sammelzeit: Spätherbst.

Trocknung: Der gewaschene, von Stengelteilen und ansitzenden Wurzeln befreite Wurzelstock wird zunächst durch Auslegen etwa 8 Tage lang vorgetrocknet, dann in der Ofenröhre nachgetrocknet. Die Trocknungstemperatur soll jedoch 70 Grad nicht übersteigen.

Inhaltsstoffe: Etwa 15% Gerbstoffe (im wesentlichen Katechingerbstoffe), ferner Tormentillrot, das sich aus dem Katechingerbstoff in zunehmender Menge beim Lagern bildet, Tormentol, Harz, Gummi und geringe Mengen ätherisches Öl.

Allgemeines: Wie der Name vieler Pflanzen die Eigenschaft, die Wirkung oder das Anwendungsgebiet der betreffenden Droge charakterisiert, so ist das auch bei der Blutwurz der Fall. Schneidet man nämlich den Wurzelstock der Blutwurz durch, so läuft die Schnittfläche blutrot an. Diese Eigenschaft, die der Pflanze den Namen gegeben hat, beruht darauf, daß die in der Pflanze enthaltenen Katechingerbstoffe durch chemische Umsetzungen in Tormentillrot umgewandelt werden. Der gleiche Umwandlungsprozeß, jedoch langsamer, geht beim Lagern der Droge vor sich; damit ist aber eine Abnahme des Gerbstoffgehaltes und folglich auch ein Rückgang der Gerbstoffwirkung verbunden. Aus diesem Grunde sollte man Gerbstoffdrogen, die älter als 3 Jahre sind, nicht mehr verwenden. Die Blutwurz gehört zu unseren wichtigsten und ergiebigsten Gerbstoffdrogen. Sie vermag ohne weiteres die bisher in

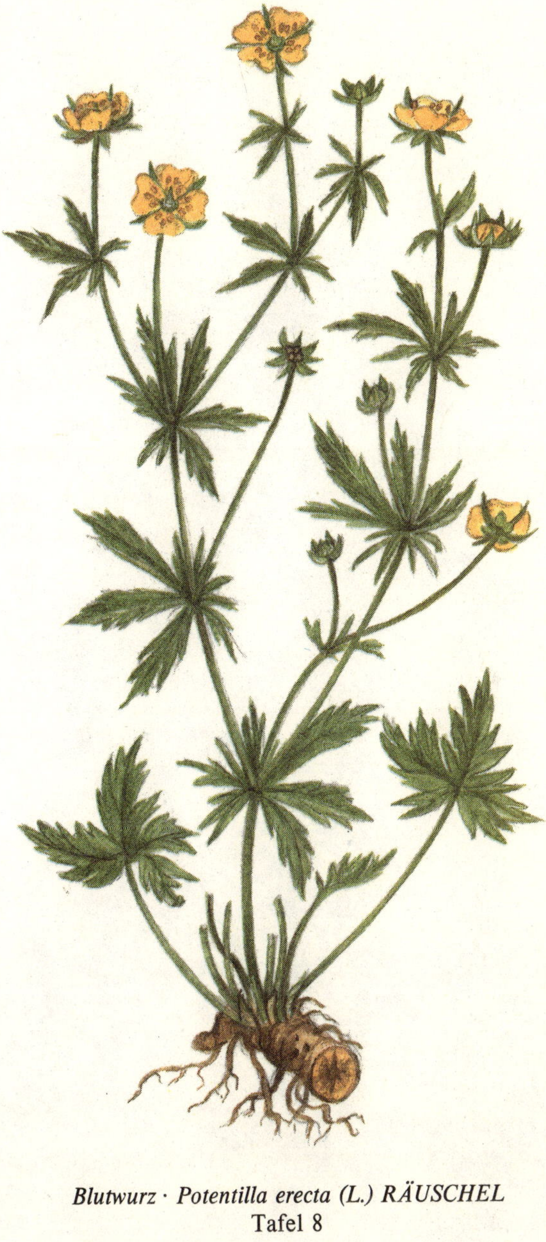

Blutwurz · Potentilla erecta (L.) RÄUSCHEL
Tafel 8

großen Mengen verwendete ausländische Rathaniawurzel zu ersetzen.

Wirkung: Die Wirkung der Tormentillwurzel, fast ausschließlich durch die Gerbstoffe bedingt, erstreckt sich, äußerlich angewandt, auf die Schleimhäute des Mundes und des Rachens, innerlich angewandt, auf die Schleimhäute des Magen- und Darmkanals.
Die Gerbstoffe bewirken Heilung bei Schleimhautentzündungen. Das bei Entzündungsprozessen der Schleimhaut aufgequollene Gewebe verdichtet sich wieder; die Rötung des Gewebes sowie die gesteigerte Sekretabsonderung der Schleimdrüsen werden beseitigt. Hinzu kommt die schwach desinfizierende und schmerzstillende Wirkung der Gerbstoffe. Die entzündungswidrigen Eigenschaften spielen auch bei der Anwendung der Tormentillwurzel als Stopfmittel bei Durchfällen eine Rolle. Die bei Durchfällen gesteigerte Bewegung des Darmes wird herabgesetzt; außerdem hemmen die Gerbstoffe diejenigen Enzyme, die Gärungserscheinungen und Blähungen im Magen- und Darmkanal hervorrufen.
Äußerlich angewandt wirken die Gerbstoffe außerdem schwach blutstillend.

Anwendung: innerlich: gegen Durchfälle aller Art (Sommerdiarrhoen, akute Darm- und Dickdarmkatarrhe) – äußerlich: zu Spülungen oder zum Gurgeln bei Entzündungen der Mund- und Rachenschleimhaut und bei Mandelentzündung sowie zu Pinselungen bei Entzündungen des Zahnfleisches.

Zubereitung und Dosierung: Tee: 1 Eßl. der Blutwurz wird mit einem halben Liter (etwa 3 Tassen) Wasser angesetzt, etwa 15 Min. gekocht, danach wird abgeseiht. Diese Menge wird im Laufe eines Tages eßlöffelweise getrunken. Die gleiche Abkochung kann auch zu Spülungen oder zum Gurgeln verwendet werden. – Tinktur: Von der in der Apotheke erhältlichen Blutwurztinktur = Tinctura Tormentillae nimmt man innerlich etwa 30–40 Tr. mit etwas Wasser verdünnt, 3–5mal täglich ein. Zum Gurgeln wird etwa 1 Teel. auf 1 Glas Wasser verwendet. – Zur Zahnfleischpinselung wird die Blutwurztinktur unverdünnt gebraucht.

Bohnenkraut:

s. u. „Gewürzpflanzen“, S. 161

Brennessel

Urtica L.
Große Brennessel = Urtica dioica L.
Kleine Brennessel = Urtica urens L.

Brennesselgewächse – Urticaceae JUSS.

Vorkommen: Auf Ödland, an Wegen, an Zäunen, in Wäldern.

Aussehen: Die Große Brennessel ist ein 1–1½ m hohes Kraut. Aus einem ausdauernden, stark ästigen Wurzelstock mit zahlreichen, gelbfarbenen, in die Tiefe wachsenden Wurzeln und vielen waagerecht kriechenden Ausläufern entwickeln sich aufrechte 4kantige Stengel. Diese tragen länglich-herzförmige, grobgesägte, dunkelgrüne, gekreuzt gegenständige Blätter. An den Blättern und Stengeln befinden sich Brennhaare. Die Brennessel ist 2häusig, d.h., es gibt auf der einen Pflanze nur männliche, auf der anderen nur weibliche Blüten. Die Blüten, die männlichen aufrecht, die weiblichen hängend, sind klein, unscheinbar, grünlich und in blattachselständigen Rispen angeordnet.
Die Kleine Brennessel erreicht nur eine Höhe von etwa 10–40 cm. Sie ist einjährig und einhäusig. Ihre Blätter sind eiförmig und grobgesägt. Die zwittrigen Blüten stehen in Rispen.

Gesammelt werden die jungen, zarten Brennesselpflanzen.

Sammelzeit: April bis Mai.

Inhaltsstoffe: Das Sekret der Brennhaare enthält ein chemisch noch nicht vollkommen erforschtes Nesselgift, ferner Histamin, Acetylcholin, Ameisen-, Essig- und Buttersäure.
In den Blättern findet sich reichlich Chlorophyll, viel Xanthophyll, Vitamin C sowie geringe Mengen Karotin, Fermente, Glukokinine, Kieselsäure und Eisen.

Allgemeines: Die Brennessel gehört zu jenen Pflanzen, die fast jeder kennt und deren Bekanntschaft man größtenteils schon im Kindesalter macht. Ihre brennenden Eigenschaften haben ihr schließlich auch den Namen gegeben. Der durch Berühren der Pflanze hervorgerufene brennende Schmerz wird durch ein als Nesselgift bezeichnetes Sekret der borstenförmigen Brennhaare verursacht. Beim Anfassen bricht die verkieselte Spitze der Brennhaare ab, und das Nesselgift ergießt sich in die kleine durch die scharfe Spitze entstandene Wunde. In kurzer Zeit bildet sich eine blasse, heftig jukkende Quaddel, die von starker Rötung umgeben ist. Das Sekret der Brennesselhaare ist hoch aktiv. Es genügt ein zehnmillionstel Gramm des Sekrets, um diese Wirkung auf der menschlichen Haut hervorzurufen. Die jungen Brennesseln haben das Nesselgift noch nicht entwickelt. Aus diesem Grunde werden nur diese zur Herstellung von Salaten und Gemüse verwendet. Werden ältere Brennesseln genommen, so können diese, falls nicht ausreichend gekocht, zu Magenreizung, Hautbrennen, Ödembildung und zum Versiegen der Harnausscheidung (Nierenschädigung) führen.

Wirkung: Bei Tierversuchen wurde festgestellt, daß Brennesselblätter einen günstigen Einfluß auf die Blutbildung ausüben. An dieser Wirkung sind vor allem das Chlorophyll sowie Eisen und Vitamin C beteiligt. Wie weitere Untersuchungen ergeben haben, wird die Ausscheidung harnfähiger Substanzen, besonders von Chloriden und Harnstoff, gesteigert. Diese Wirkung hat sicher dazu beigetragen, Brennessel allein oder mit anderen Drogen kombiniert, bei Gicht, Rheuma und Hauterkrankungen anzuwenden.

Anwendung: Zur Unterstützung der Behandlung von Gicht und rheumatischen Beschwerden werden Brennesseln allein oder als Bestandteil von sog. Gicht- und Rheumatees, die meist noch andere Drogen, wie z. B. Wacholderbeeren, Birkenblätter, Schachtelhalm und Hauhechel enthalten, angewandt.
Brennessel ist auch in Kombination mit Drogen, wie z. B. Bärentraubenblättern, Birkenblättern, Heidekraut, Schachtelhalm, Liebstöckelwurzel in Blasen- und Nierenteemischungen, enthalten. Diese ergänzen die Behandlung von Erkrankungen der harnableitenden Organe und werden als harntreibende Mittel verordnet.
Ein alkoholisch-wäßriger Auszug aus Brennesselkraut gehört zu den Wirkstoffen des Präparates Prostagutt, welches bei leichten bis mittleren Formen der Prostatahypertrophie (Vergrößerung der Vorsteherdrüse), bei erschwertem Harnlassen und bei Entzündungen der Harnblase Anwendung findet.
Als Gesundheitspflegemittel mit stoffwechselfördernder Wirkung stehen Brennesselauszüge in Drogerien und Reformhäusern zur Verfügung. In der Liste der Kosmetika werden Brennesselhaarwässer, wie z.B. Hewi oder Londa, als haarwuchsfördernde Mittel angeboten.

Zubereitung und Dosierung: Zur Herstellung eines Tees wird 1 Eßl. der Droge mit einer Tasse siedendem Wasser übergossen, dann läßt man 15 Minuten stehen und seiht ab.

Als Zusatz zum Frühlingssalat, der je nach Belieben mit Löwenzahnblättern, Rapünzchen, Schafgarbe und Kopfsalat hergestellt werden kann, gibt man einen Tee- bis Eßl. der feingeschnittenen, jungen, noch nicht nesselnden Brennesselblätter auf eine Kompottschüssel.

Brombeerblätter:

s. u. „Empfehlungen für den Haustee“, S. 172

Brunnenkresse:

s. u. „Vorschläge zur Frühjahrskur“, S. 169

Dill:

s. u. „Gewürzpflanzen“, S. 161

Eibisch:

Althaea officinalis L. (Tafel 9)

Malvengewächse – Malvaceae JUSS.

Vorkommen: Selten wild, hier und da auf salzhaltigem Boden, am Meeresstrand oder in der Nähe von Salinen, teils in Gärten, teils feldmäßig angebaut.

Aussehen: Bis zu 2 m hoher, aufrechter, samtartiger Stengel mit starken, einfachen oder verzweigten, fleischigen Wurzeln. Blätter gestielt, groß, eiförmig, schwach gelappt, am Rande gezähnt, filzig behaart. Blüten mit 5 rötlichweißen bis hell-lilafarbigen Blütenblättern und einem filzig-grünen doppelten Kelch; Blüten sind in großer Zahl am oberen Teil des Stengels in achselständigen Büscheln angeordnet.

Gesammelt werden größtenteils die Wurzeln, weniger die Blätter und die Blüten.

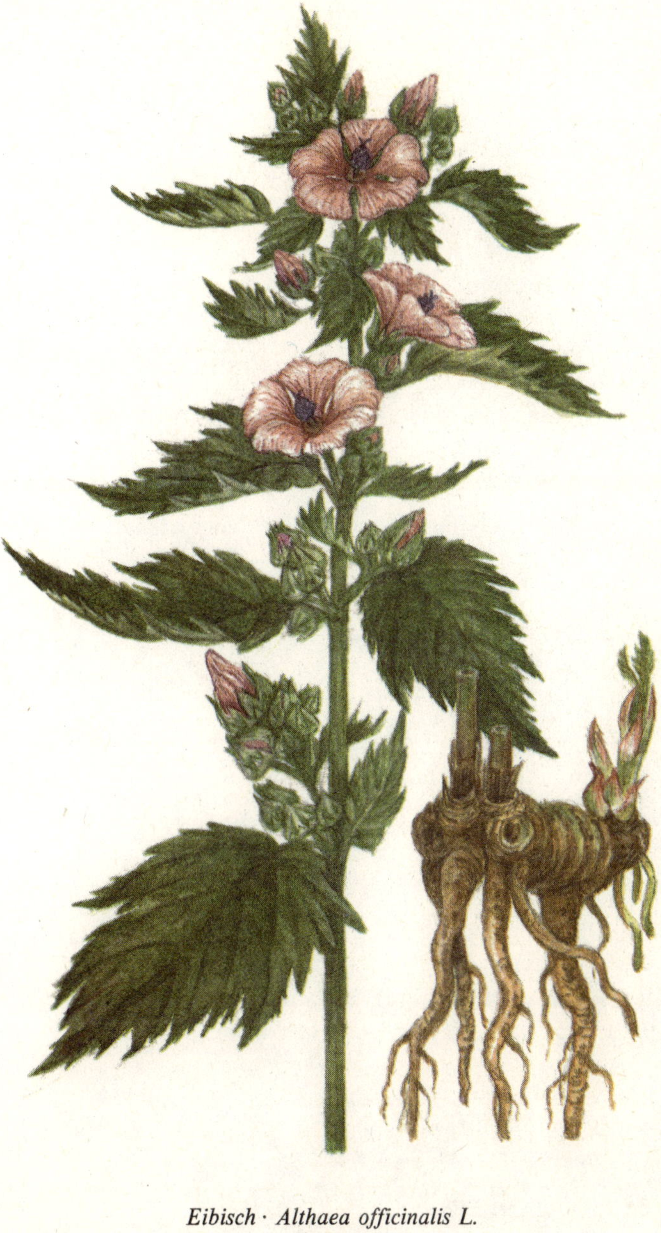

Eibisch · Althaea officinalis L.
Tafel 9

Sammelzeit: Wurzeln Oktober und November, Blätter Mai und Juni, Blüten Juli und August.

Trocknung: Die Wurzeln werden nach dem Ausgraben gewaschen und sofort geschält. Durch das Schälen, d. h. durch die Entfernung der Korkschicht, erreicht man ein schnelleres Trocknen. Das Trocknen selbst wird in geheizten Räumen oder über Öfen vorgenommen. Die Droge darf nicht bräunlich, sondern muß weiß bis elfenbeinfarbig aussehen.
Das Schälen der Droge ist nicht mehr Vorschrift; nur die ungeschälte Droge ist im Handel.

Inhaltsstoffe: Schleimstoffe etwa 35%, Stärke etwa 37%, Pektin etwa 11%, Zucker etwa 8%, in wechselnden Mengen sind an Nebenwirkstoffen Asparagin, Betain, ätherisches Öl und phosphatreiche Mineralsubstanzen vorhanden.

Allgemeines: Der Eibisch ist im Gebiet des Schwarzen und Kaspischen Meeres beheimatet. Bei uns hat er durch die Benediktinermönche, die ihn über die Alpen zu uns brachten, Eingang gefunden. Eibisch, auch Altheewurzel genannt, wird noch heute geschätzt.

Anwendung: In der Heilkunde wird hauptsächlich die Wurzel verwendet. Der aus der Wurzel bereitete Eibischsaft oder Eibischsirup wird von den Kinderärzten häufig bei katarrhalischen Erkrankungen verordnet. Die reizmildernde, entzündungshemmende Wirkung, die durch den Schleimgehalt der Droge erzielt wird, macht die Eibischzubereitungen (Tee, Saft, Sirup) geeignet, dort zu heilen, wo die Schleimhäute entzündet sind, z. B. bei akuten katarrhalischen Erkrankungen des Rachens und der oberen Luftwege, bei Entzündungen des Magens und Darmes (Gastroenteritis).
Äußerlich werden die schleimreichen, ungesüßten Eibischauszüge, allein oder mit Salbeitee kombiniert, als Mund- und Gurgelwasser bei Heiserkeit und Entzündung des Zahnfleisches gebraucht. Gelegentlich findet die Eibischwurzel in gleicher Weise wie Leinsamen (s. S. 96) Verwendung.

Zubereitung und Dosierung: Bei Verwendung ungeschälter Eibischwurzel, wie sie jetzt zur Verfügung steht, wird empfohlen, 1 Eßlöffel der Droge mit einer Tasse siedendem Wasser zu übergießen und unter gelegentlichem Umrühren solange stehen zu lassen bis die Flüssigkeit trinkwarm ist, dann wird abgeseiht und mit Zucker oder Honig gesüßt. Von dieser gesüßten Flüssigkeit nehmen Erwachsene

1- oder 2stündlich 1 Eßl. voll, kleinere Kinder 2stündlich 1 Teel. Für Erwachsene und größere Kinder kann zur Verstärkung der Wirkung Anis dazugegeben werden. Dies geschieht in der Weise, daß man dem gesamten gesüßten Eibischauszug noch etwa 20 Anistropfen hinzufügt.

Herstellung des Eibischsirups: 2 Eßl. der in einem Sieb mit Wasser abgespülten Eibischwurzel übergießt man mit knapp 2 Tassen Wasser und möglichst 1 Eßl. Weinbrand oder Kognak und läßt 1 Std. stehen. Danach wird abgeseiht und die von der Droge befreite Flüssigkeit mit etwa 300 g Zucker versetzt und solange gekocht, bis sich der Zucker gelöst hat. Nunmehr wird der noch heiße Sirup in Flaschen gefüllt.
Eibischsirup, der auch in Apotheken ohne Rezept zu erhalten ist, wird speziell von Kindern, wegen seines angenehmen und milden Geschmacks gern genommen. Man verabreicht ihn teelöffelweise unverdünnt oder als Zusatz zu Tee (Fencheltee u. a.) oder mit warmer Milch.
Eibischsirup ist Bestandteil der Hustenmixtur (Mixtura pectoralis SR), einer Standardrezeptur des Arzneimittelsortimentes.

Zusammensetzung: Spirit. anis comp. 2,5 g, Sirup. Althaeae 15 g, Aqua conserv. ad 100 g.

Gebrauchsanweisung: Erwachsene allg. 2stündlich 1 Eßl.

Eiche

Quercus
Stiel-Eiche = Quercus robur L.
Trauben-Eiche = Quercus petraea (MATTUSCHKA) LIEBL.

Buchengewächse – Fagaceae DUM.

Vorkommen: In Laub- und Mischwäldern; die Stiel-Eiche besonders in Flußauen.

Aussehen:
Stiel-Eiche:
Die Blätter sind sehr kurz gestielt, fast sitzend, länglich-verkehrt-eiförmig, am Grunde gestutzt oder herzförmig, beiderseits meist kahl.
Die Früchte (Eichel) sitzen zu 1–3 Stück, selten mehr, an einem 3–8 cm langen Stiel (daher kommt auch der Name Stieleiche).

Die Borke ist tiefrissig, dick, graubraun bis schwärzlich.
Trauben-Eiche:
Die Blätter sind langgestielt (etwa 2–4 cm), verkehrt-eiförmig, am Grunde keilförmig, oberseits glänzend dunkelgrün, unterseits anfangs weichhaarig, später mit kurzen, straff anliegenden Härchen bedeckt.
Die Früchte (Eicheln) sitzen, in Knäueln zu drei oder mehr zusammengedrängt, unmittelbar in den Blattachsen.
Die Borke ist heller und mehrschuppig, mit weniger tiefen Rissen als die der Stieleiche.

Gesammelt werden Rinde (Zweigrinde oder Rinde junger Stämme), Früchte (Eicheln).
Für die Verwendung in der Heilkunde wird die Rinde der Stämme und Zweige von 12–20 Jahre alten Bäumen gesammelt. In diesem Zeitabschnitt ist die Eichenrinde grünlich-grau, perlmutterglänzend und gerbstoffreich.

Sammelzeit: Rinde im Frühjahr, April bis Mai.

Inhaltsstoffe: Rinde: 7–20% Eichenrindengerbstoffe, ferner ein Bitterstoff; Eicheln: Etwa 7% Gerbstoffe, etwa 7% Zucker, etwa 30% Stärke, etwa 5% Eiweiß und etwa 5% fettes Öl.

Allgemeines: Die Eiche erreicht ein Alter von durchschnittlich 300 bis 400 Jahren. Es gibt einzelne Eichen, die 1000 Jahre alt sind. Eine 1000jährige Eiche steht im Zschopautal in der Nähe von Karl-Marx-Stadt, eine andere in Ivenack in Mecklenburg.
Die Eiche ist einer der markantesten Bäume unserer Landschaft und liefert ein vorzügliches dauerhaftes Holz, das in der Möbelindustrie, zur Herstellung von Bierfässern und zu Schiffsbauten Verwendung findet. Die Rinde der Eiche, die reich an Gerbstoffen ist, wird teils für Gerbereien, teils für medizinische Zwecke benötigt. Am größten ist der Gerbstoffgehalt der jungen Bäume mit grauer, perlmutterglänzender Rinde. Der Gerbstoff schützt die jungen Bäume gegen das Benagen der Rinde durch hungrige Tiere. Wenn die Borke genügend stark ausgebildet ist, fällt diese Gefahr der Verletzung von selbst fort, und die Pflanze kommt mit einem geringeren Gerbstoffgehalt aus. Die Eicheln, die zur Schweinemast und als Wildfutter gut geeignet sind, wurden auch in geringem Umfang zur Herstellung von Eichelkaffee und -kakao verwendet.

Wirkung: In der Heilkunde wird vor allem die Eichenrinde gebraucht. An der Wirkung der Rinde ist ausschließlich der Gerbstoff

beteiligt. Die Eichenrindengerbstoffe sind in erster Linie zur äußerlichen Behandlung bei Entzündungen der Haut und Schleimhäute geeignet, besonders dann, wenn Schwellungen, Rötung und vermehrte Sekretion bestehen. Durch die zusammenziehende Wirkung der Gerbstoffe erfolgt eine Verdichtung des Gewebes, die Rötung läßt nach, und durch Eindringen des Gerbstoffes in die Schleimdrüsen vermindert sich deren Ausscheidung. Außerdem wirken die Gerbstoffe desinfizierend und bis zu einem gewissen Grad schmerzlindernd. Wiederholte Behandlungen mit Gerbstoff führen zur Abstoßung des Epithels mit den darin befindlichen Bakterien, und der Heilungsprozeß wird durch Neubildung des Abschlußgewebes beschleunigt.
Durch den Mund verabreicht, wirken Eichenrindenzubereitungen stopfend; jedoch sollte man von dieser Anwendungsform im allgemeinen absehen, da hohe Gerbstoffgaben infolge Eiweißfällung zu schweren Reizerscheinungen und Entzündungen des Magen-Darm-Kanals führen können.

Anwendung: Äußerlich werden Eichenrindenabkochungen oder -aufgüsse zu Bädern, Waschungen, Umschlägen und Spülungen, zur Behandlung von bestimmten Hautleiden, Frostbeulen, Fußschweiß, blutenden Hämorrhoiden und gelegentlich auch als Gurgelmittel bei Entzündungen der Mund- und Rachenhöhle gebraucht.

Zubereitung und Dosierung: Eichenrindenaufguß: zum Gurgeln, zu Spülungen und Umschlägen: Etwa 3 Eßlöffel Eichenrinde mit ½ l siedendem Wasser übergießen, bedeckt stehen lassen bis Flüssigkeit handwarm ist, dann abseihen. Als Badezusatz wird eine Abkochung (15 Min.) von etwa 250 g Eichenrinde mit 2 bis 3 l Wasser hergestellt und durchgeseiht dem Badewasser zugesetzt.
Zur Behandlung des Fußschweißes stellt man eine Abkochung (15 Min.) von etwa 100 g Eichenrinde mit etwa 3 l Wasser her.
Als Fertigpräparat steht das gerbsäurehaltige Tannolil-Bad zur Verfügung, welches bei vermehrter Schweißabsonderung Anwendung findet.

Eisenhut, Blauer

Aconitum napellus L.; naturgeschützt! Tafel 10)

Hahnenfußgewächse – Ranunculaceae JUSS.

Vorkommen: An feuchten Waldstellen, Bachufern, Thüringer Wald, Fichtelgebirge, Erzgebirge; in Gärten häufig als Zierpflanze angebaut.

Aussehen: Aus einer braunen, fleischigen, rübenförmigen, oft in Mutter- und Tochterknollen geteilten, mit dunklen Wurzelfasern reich besetzten Pfahlwurzel wächst der kräftige, einfache oder verästelte Stengel mit den großen, gestielten, dunkelgrünen, tief eingeschnittenen 3teiligen Blättern, deren Mittelzipfel 3spaltig und deren Seitenzipfel 2spaltig sind, bis 1½ m empor. Die eigenartig geformten Blüten bilden eine Traube oder Rispe. Von den 5 blumenblattartigen, dunkelblauen Kelchblättern ist das oberste helmförmig gestaltet (daher auch der Name Sturm- oder Eisenhut). Das helmförmige Kelchblatt umschließt 2 langgestielte, vollkommen freie, zu taschenförmigen, honigbergenden Spornen umgewandelte Kronenblätter. Die übrigen Kronenblätter sind zu kleinen Schuppen reduziert.
Die Staubgefäße sind zahlreich. Die Fruchtknoten spreizen nach der Befruchtung auseinander und reifen zu je einem lederigen Balg, der an der Bauchnaht aufspringt und zahlreiche 3–6kantige, schmalgeflügelte, braune Samen ausstreut. Vereinzelt wächst in den Bergwäldern außerdem der gelbblühende Wolfseisenhut (Aconitum vulparia RCHB.) und der Bunte Eisenhut (A. variegatum L.).

Inhaltsstoffe: In allen Pflanzenorganen sind giftige Alkaloide vorhanden. Das wirksamste und giftigste davon ist das Akonitin. Die Knolle enthält an Nebenwirkstoffen außerdem Ephedrin und Spartein.

Allgemeines: Der Volksmund hat der prächtigen Pflanze noch zahlreiche Namen gegeben, die sich größtenteils auf deren eigenartiges Aussehen, teils aber auch auf ihre Verwendung oder Wirkung beziehen. Die bekanntesten davon sind: Sturmhut, Helmkraut, Blaumützen, Mönchs-, Fischer-, Reiterkappe, Kappenblume, Blauer Pantoffel, Pantoffelkraut, Taubenkutschen, Tauberl im Schlag, Blaue Elster, Teufelswurz, Ziegentod, Fuchswurzel und Wolfsgift. Die zuletzt genannten Namen hängen mit der außerordentlich gif-

tigen Wirkung des Eisenhutes, die von alters her bekannt war, zusammen. Es wird berichtet, daß sich Viehhirten und Schäfer des Eisenhutes bedienten, um damit Wölfe und Füchse, die ihre Herden bedrohten, zu vergiften. Die Namen Wolfsgift und Fuchswurzel deuten darauf hin.
Zu diesem Zweck pflanzte man den Eisenhut in der Nähe von Berghütten und später auch in den Bauerngärten an, weil man zudem glaubte, daß dieser Pflanze besondere Kräfte innewohnten, die Haus, Hof und Herden gegen alle Fährnisse schützen können.
Inwieweit die Pflanze früher arzneilich gebraucht wurde, wissen wir nicht. Bekannt ist, daß der Eisenhut schon im Altertum als Mordgift und bis in die Neuzeit hinein als Pfeilgift eine Rolle gespielt hat. Der Eisenhut und besonders sein Hauptwirkstoff Akonitin gehören zu den stärksten Giften, die wir kennen. Bereits 3 mg (1/333 g) genügen, um ein 800 kg schweres Pferd zu töten. Vergiftungen mit tödlichem Ausgang kommen auch heute noch vor infolge Verwechslung der brennend scharf schmeckenden Eisenhutknollen mit Meerrettich- oder Selleriewurzeln. Eine Vergiftung war auch durch den Genuß von Eisenhutblättern als Salat verursacht worden.

Wirkung und Anwendung: Der Eisenhut bzw. das Akonitin wirkt vor allem auf die motorischen Zentren des Gehirns und Rückenmarks (Atem-, Brech- und Pupillenerweiterungszentrum) zunächst erregend, später lähmend. Bei Vergiftungen erfolgt der Tod größtenteils durch Lähmung des Atemzentrums, nach großen Dosen durch Herzlähmung.
Außerdem beeinflußt der Eisenhut das Kühlzentrum des Gehirns, indem er eine Temperatursenkung bewirkt. Diese fiebersenkende Eigenschaft hat sich die Heilkunde zunutze gemacht. Man verwendet Akonit in entsprechenden Verdünnungen bei fieberhaften Erkältungskrankheiten und beginnender Grippe am häufigsten in einer Verdünnung von 1 : 10000; als Aconitum D 4 oder als Bestandteil der Nisylen-Tropfen. Beide Präparate sind rezeptfrei. Auf Grund seiner zunächst anregenden, später lähmenden Wirkung auf die sensiblen Nervenenden (Schmerz-, Tast- und Temperaturempfindungen) wird Akonitin als schmerzstillendes Mittel bei hartnäckigen Nervenschmerzen, Gesichts-, Zahn- und Gelenkschmerzen sowie Trigeminusneuralgie in Form eines wäßrig-alkoholischen Auszuges (Aconitysat) oder in einer vom Arzt festgelegten, bestimmten Dosierung als Akonitin-Pulver, gelegentlich auch in Salbenform verordnet.

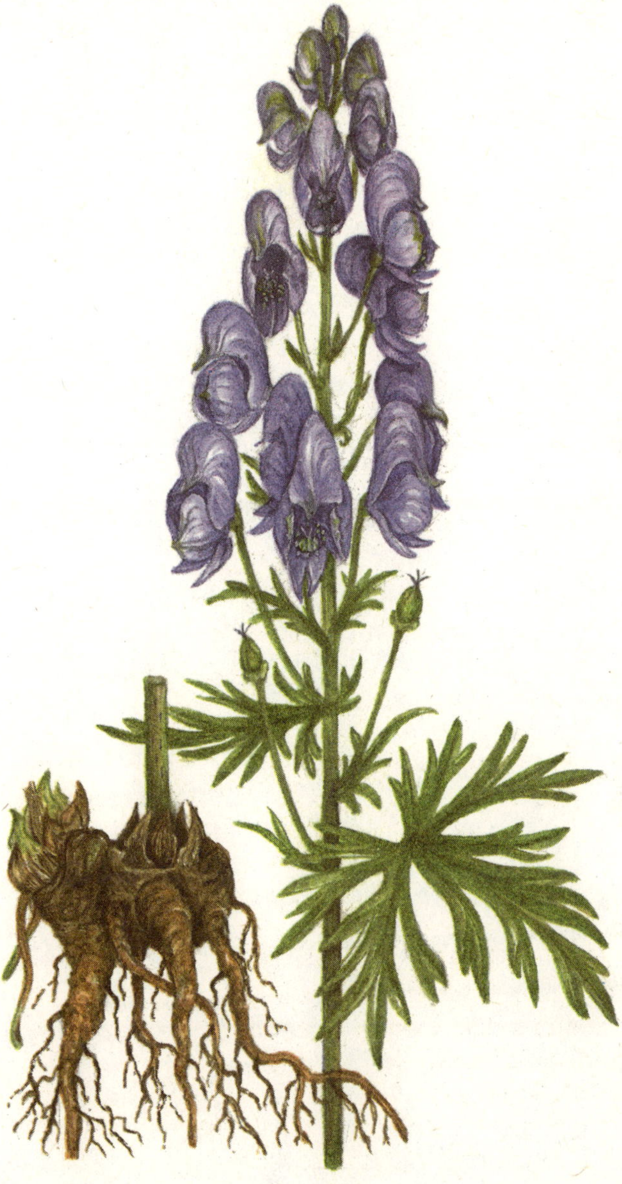

Eisenhut, Blauer · Aconitum napellus L. (naturgeschützt)
Tafel 10

Enzian, Gelber

Gentiana lutea L.; naturgeschützt!

Enziangewächse – Gentianaceae JUSS.

Vorkommen: Auf Gebirgswiesen der Alpen, Voralpen, des Schwarzwaldes und der Schwäbischen Alb.

Aussehen: Aus einer bis etwa 3 cm dicken und etwa 60 cm lang werdenden, mehrköpfigen, braunen Wurzel erheben sich in den Monaten Juli bis August meist mehrere bis über 1 m hohe, kahle, aufrechte, runde unverzweigte und beblätterte Stengel. Die untersten, ganzrandigen, großen, elliptischen Blätter sind langgestielt. Die großen, goldgelben, gestielten Blüten stehen in quirlartig angeordneten Blütenständen. Die radförmige Blumenkrone ist bis fast auf den Grund 5 bis 6teilig gespalten.

Anmerkung: Der wildwachsende Gelbe Enzian und andere Enzianarten, wie z. B. Purpurenzian, Punktierter Enzian, Ungarischer Enzian, dürfen auf Grund des Naturschutzgesetzes weder gepflückt noch gegraben werden.

Trocknung: Die Wurzelstöcke des durch Anbau erhaltenen Gelben Enzians werden im Spätherbst gegraben, sorgfältig gewaschen und in dünner Schicht in einem gut durchlüfteten und geheizten Raum zum Trocknen ausgelegt. Das Aussehen der Droge soll gelblichweiß bis hellbraun sein.

Inhaltsstoffe: Bitterstoffe (Gentiopikrosid, Amarogentin u. a.), Zukker (Gentianose), Xanthonderivate, Flavonglykoside, Gerbstoffe, Schleim und Pektin.

Allgemeines: Enzian gehört zu den sogenannten Bittermitteln. Als Bittermittel werden solche Drogen bezeichnet, die als wirksamen Bestandteil Bitterstoff enthalten. Als Vertreter der Gruppe der Bitterstoffe sind u. a. Bitterklee, Tausendgüldenkraut und Wegwarte zu nennen. Der bittere Geschmack dieser Droge läßt sich noch in großer Verdünnung wahrnehmen. Der Enzian z. B. schmeckt noch in einer Verdünnung von 1:20000 bitter. Man bezeichnet dies Verhältnis auch als Bitterwert. Die obengenannten Bittermittel haben gegenüber bestimmten ausländischen bitteren Drogen den Vorzug, daß sie, selbst in größeren Mengen gegeben, bei der Aufnahme durch den Mund nicht zu Vergiftungen, höchstens zu Magenbeschwerden und Erbrechen führen können.

Wirkung: Die Bitterstoffe vermögen in besonderem Maße bei Personen, die an Appetitlosigkeit und Verdauungsstörungen leiden, die Speichel- und Magensaftausscheidung sowie die Gallensekretion zu erhöhen, den Appetit anzuregen, die Aufnahme der Speisen zu fördern und die Entleerung des Magens zu beschleunigen.
Da die appetitanregende und verdauungsfördernde Wirkung erst nach etwa einer halben Stunde einsetzt, müssen alle Bittermittel mindestens eine halbe Stunde vor dem Essen eingenommen werden.
Enzian kann außerdem auf Grund seiner gärungswidrigen Eigenschaften unangenehme Gärungserscheinungen im Magen und Darmkanal beseitigen.
Das nach Einnahme von Enzian hervorgerufene Gefühl der Wärme im Magen ist auf eine vermehrte Durchblutung der Schleimhäute zurückzuführen.
Über ihre eigentliche Magenwirkung hinaus entfalten die Bitterstoffe eine allgemein belebende und stärkende Wirkung, was auch im besonderen für den Enzian zutrifft. Es ist bekannt, daß man in Tirol und in der Steiermark Enzian in Teeform und als Enzianbranntwein (= Enzele) nicht nur als Universalmittel bei Magen- und Darmbeschwerden schätzt, sondern daß er auch den Ruf genießt, den durch Strapazen geschwächten und ermüdeten Organismus wieder zu beleben und die alte Leistungsfähigkeit binnen kurzem wiederherzustellen.

Anwendung: Enzian kommt in verschiedenen Zubereitungen zur Anwendung, als Teeaufguß, als Enziantinktur oder dieselbe als Bestandteil verschiedener Magenmittel wie z. B. der Tinctura amara SR = Bittertinktur, einer Mischung von Enziantinktur mit Wermut-, Kalmus- und Pomeranzentinktur, sowie als Enzianlikör, als Enzianbranntwein und schließlich als Enzianwein.
Die Enzianzubereitungen werden in erster Linie als Magenmittel bei Appetitlosigkeit, bei Verdauungsstörungen sowie bei akuten und chronischen Magenkatarrhen angewandt.
Enzian stellt außerdem ein wirksames Stärkungsmittel für Genesende und geschwächte Personen dar.

Zubereitung und Dosierung: Tee: Ein Teel. der zerschnittenen, in der Apotheke erhältlichen Droge übergießt man mit 3 Tassen kaltem Wasser, läßt 4 Std. unter gelegentlichem Umrühren stehen und seiht dann ab. Etwa 1 Tasse dieses Auszuges wird jeweils eine halbe Stunde vor den Mahlzeiten getrunken. – Enziantinktur: Von der in der Apotheke erhältlichen Enziantinktur nimmt

man 3mal täglich 15–30 Tr. mit etwas Flüssigkeit etwa 30 Min. vor den Mahlzeiten ein. – Enzianwein: Enzianwein kann selbst hergestellt werden; es gibt zwei Möglichkeiten:
1. Durch Mischen von etwa 15 g Enziantinktur mit einer Flasche (= 750 ml) Dessert- oder Portwein (sofort gebrauchsfertig).
2. Etwa 10 g der zerschnittenen Enzianwurzel werden mit einer Flasche Dessert- oder Portwein angesetzt. Nach 10 Tagen gießt man den überstehenden nunmehr fertigen Enzianwein ab bzw. gießt ihn nochmals durch ein Tuch, um ihn von den letzten Wurzelresten zu befreien. Von diesem Enzianwein trinkt man jeweils vor den Mahlzeiten ein Gläschen.

Erdbeerblätter:

s. u. „Empfehlungen für den Haustee“, S. 172

Faulbaum

Frangula alnus MILL.

Kreuzdorngewächse – Rhamnaceae JUSS.

Vorkommen: An Teichrändern, in Auenwäldern, als Unterholz in feuchten Laubwäldern.

Aussehen: Der Faulbaum ist ein 7 m hoher baumartiger Strauch mit rutenförmigen Zweigen. Die außen violette oder dunkelgraue und innen gelbe Zweigrinde ist mit weißlichen Korkwarzen dicht besetzt. Die elliptischen, ganzrandigen Blätter an behaarten Stielen sind etwa 4–7 cm lang. Die kleinen unscheinbaren grünlichweißen 5zähligen zwittrigen Blüten stehen in spärlichen Trugdolden in den Achsen der wechselständigen Blätter. Die kugeligen Steinfrüchte sind erst grün, dann rot, ausgereift schwarz.

Anmerkung: Verwechselungsmöglichkeiten bestehen: 1. mit dem Kreuzdorn, 2. mit der Traubenkirsche.
1. Der Kreuzdorn unterscheidet sich vom Faulbaum am leichtesten dadurch, daß seine sperrigen Zweige Dornen besitzen. Außerdem sind die Blätter des Kreuzdorns kerbig gesägt und die Blüten 4zählig.
2. Bei der Traubenkirsche sind im Gegensatz zum Faulbaum die

weißen Blüten in 8–15 cm langen überhängenden Trauben angeordnet. Die 6–10 cm langen Blätter sind länglich-verkehrt-eiförmig oder elliptisch, zugesptitzt, meist doppelt gesägt, fast kahl und etwas runzelig. Der Blattstiel hat 2 Drüsen.

Gesammelt wird die Rinde.
Zur Gewinnung der Rinde wird ein Teil der Seitenäste des Faulbaumes abgeschnitten. Dann wird die Rinde der Äste, in Abständen von etwa 15 cm, mit einem Messer bis auf das Holz gerillt. Nachdem man die einzelnen Rillen durch einen Längsschnitt verbunden hat, läßt sich die Rinde verhältnismäßig leicht abheben. Diese soll eine Dicke von 1–1,5 mm aufweisen.

Sammelzeit: Mai bis Juli.

Trocknung: Die sich rasch zusammenrollende Rinde wird durch Auslegen im Schatten getrocknet.

Lagerung: Bevor die Faulbaumrinde in der Heilkunde Verwendung finden kann, muß diese mindestens 1 Jahr gelagert werden. (Eine vorschriftsmäßig gelagerte Droge erkennt man daran, daß diese beim Betupfen mit Salmiakgeist rot wird.)

Inhaltsstoffe: Die frische Rinde enthält Frangularosid, das beim Lagern langsam oder beim Erhitzen auf 100 °C schnell in Emodinglykoside übergeht. An Emodinglykosiden hat man aus der abgelagerten Rinde Glucofrangulin A u. B sowie Frangulin A u. B isoliert. Ferner wurden Emodingentiobiosid, Chrysophanolglucosid, Physcion, Gerbstoffe und geringe Mengen Saponine gefunden.

Allgemeines: Der Faulbaum wird auch noch Pulverholz, Grind-, Krätz- oder Pinnholz, Hundsbaum oder Amselkirsche genannt.
Der Name Pulverholz stammt aus der Zeit, da das weiche gelbrote Holz des Faulbaumes die beste Kohle zur Herstellung des Schießpulvers lieferte. Der Name Pinnholz besagt, daß das Holz zur Herstellung von Pinnen, das sind Schusterzwecken, benutzt wurde. Der Name Grind-, oder Krätzholzbaum leitet sich von der Anwendung der Faulbaumrindeabkochung zur Behandlung von Ausschlägen und Krätze ab. Die Bezeichnung Faulbaum ist auf den fauligen Geruch der frischen Rinde zurückzuführen.

Wirkung: Wie bereits unter „Lagerung“ beschrieben wurde, muß die Faulbaumrinde vor ihrer Anwendung in der Heilkunde ein Jahr lagern. Die innerliche Verwendung der frischen oder ungelagerten Rinde würde zu Übelkeit, Erbrechen und blutigen Durchfällen mit kolikartigen Schmerzen führen. Diese Wirkung wird durch das Frangularosid hervorgerufen. Bei der Lagerung geht jedoch dieses Glykosid allmählich in Emodinglykoside über. Diese Emodine üben eine milde abführende Wirkung aus. In 6–8 Std. nach der Einnahme gelangen diese zur Wirkung und rufen durch Erregung des Dickdarmes einen schmerzlosen Stuhl hervor. Der außerdem in der Faulbaumrinde vorhandene Gerbstoff, dessen Gehalt mehr oder weniger schwankend ist, kann unter Umständen die Wirkung abschwächen bzw. bei Magenkranken störend wirken.

Anwendung: Faulbaumrinde allein oder als Mischtee (Abführender Tee = Species laxantes) wird in Form eines Aufgusses bei chronischer Verstopfung, die oft ihre Ursachen in einer mangelhaften Dickdarmtätigkeit hat, angewendet. Wie alle Abführmittel sollten auch Faulbaumrindenzubereitungen nicht über längere Zeit und nicht an Schwangere verabreicht werden. Bei chronischer Verstopfung und zur Regulierung gestörter Darmtätigkeit ist Leinsamen (s. dort) oder auch Milchzucker recht brauchbar und auch bei Einnahme über längere Zeit unschädlich.
Faulbaumrinde ist Bestandteil verschiedener Abführmittel des Arzneimittelsortimentes, wie beispielsweise Normacol, Leopillen, Regulin und Fucovesin, und ist außerdem neben anderen Drogen in galletreibendem Tee (Species cholagogae) sowie als Extrakt in dem Gallenmittel Divalol enthalten.
Auch bei den angegebenen rezeptfreien Präparaten ist ein ständiger, ärztlich nicht kontrollierter Gebrauch zu vermeiden.

Anmerkung: Nach dem Gebrauch von Faulbaumrinde färbt sich der Urin, falls er alkalisch reagiert, blutrot. Diesbezügliche Befürchtungen, daß durch Genuß von Faulbaumrinde Nieren- oder Blasenblutungen aufgetreten sein könnten, sind in diesem Falle unberechtigt.

Zubereitung und Dosierung: Aufguß: 1 Teel. der ein Jahr gelagerten Faulbaumrinde übergießt man mit einer Tasse kochendem Wasser, läßt 15 Min. ziehen und seiht ab. Diese Menge wird am besten abends getrunken. Die angegebenen faulbaumrindenhaltigen Präparate sind, wenn vom Arzt nicht anders verordnet, nach Gebrauchsanweisung zu verwenden.

Vom Kreuzdorn (Rhammnus catharticus) werden die Früchte zu einem Sirup verarbeitet, der als Abführmittel bei Verstopfung und Dickdarmträgheit verabreicht wird.

Feld-Thymian:

s. u. „Thymian“, S. 142

Fenchel

Foeniculum vulgare MILL. (Tafel 11)

Doldengewächse – Apiaceae LINDL.

Vorkommen: Selten verwildert, häufig angebaut.

Aussehen: Bis 1,50 m hohe Pflanze mit fleischiger Wurzel und aufrechtem, rundem, gerilltem, bläulich bereiftem hohlem Stengel. Blätter sind vielfach gefiedert, mit fadenförmigen Zipfeln und mit Blattscheiden versehen. Die Blüten sind klein, gelb und stehen in 10–20strahligen Doppeldolden, ohne Hüllen und Hüllchen. Die Früchte, aus 2 Teilfrüchten bestehend, sind 6–10 mm lang und bis 4 mm breit und haben stark hervortretende Rippen.

Geerntet werden die Früchte.

Erntezeit: September bis Oktober.

Trocknung: Für den Hausgebrauch werden die reifen Dolden abgeschnitten und auf ein gespanntes Tuch in einem luftigen, schattigen Raum zum Trocknen ausgebreitet. Ist der Trockenprozeß beendet, so werden die Früchte mit den Fingern oder mittels eines eisernen Kammes von den Dolden abgestreift.

Inhaltsstoffe: In allen Organen der Pflanze, besonders in der Frucht, ist ätherisches Öl, das als Hauptbestandteil etwa 50% Anethol und etwa 20% Fenchon enthält, vorhanden. Fettes Öl (bis 10%), Zucker, Stärke kommen als weitere Bestandteile in den Früchten vor.

Allgemeines: Fenchel, im Mittelmeergebiet beheimatet, wurde im 9. Jahrhundert von den Benediktinermönchen in unsere Heimat gebracht und zunächst in den Klostergärten, später in Bauerngärten angebaut. Seit dieser Zeit ist der Fenchel hier als Heilpflanze, aber auch als Gewürz- und Gemüsepflanze im Gebrauch. Er wird in den meisten Haushalten vorrätig gehalten; besonders dann, wenn ein Säugling oder ein Kind im Hause ist.

Wirkung: Die vielseitige Wirkung des Fenchels wird weitgehend durch sein ätherisches Öl, durch das Fenchelöl, bestimmt. Fenchel

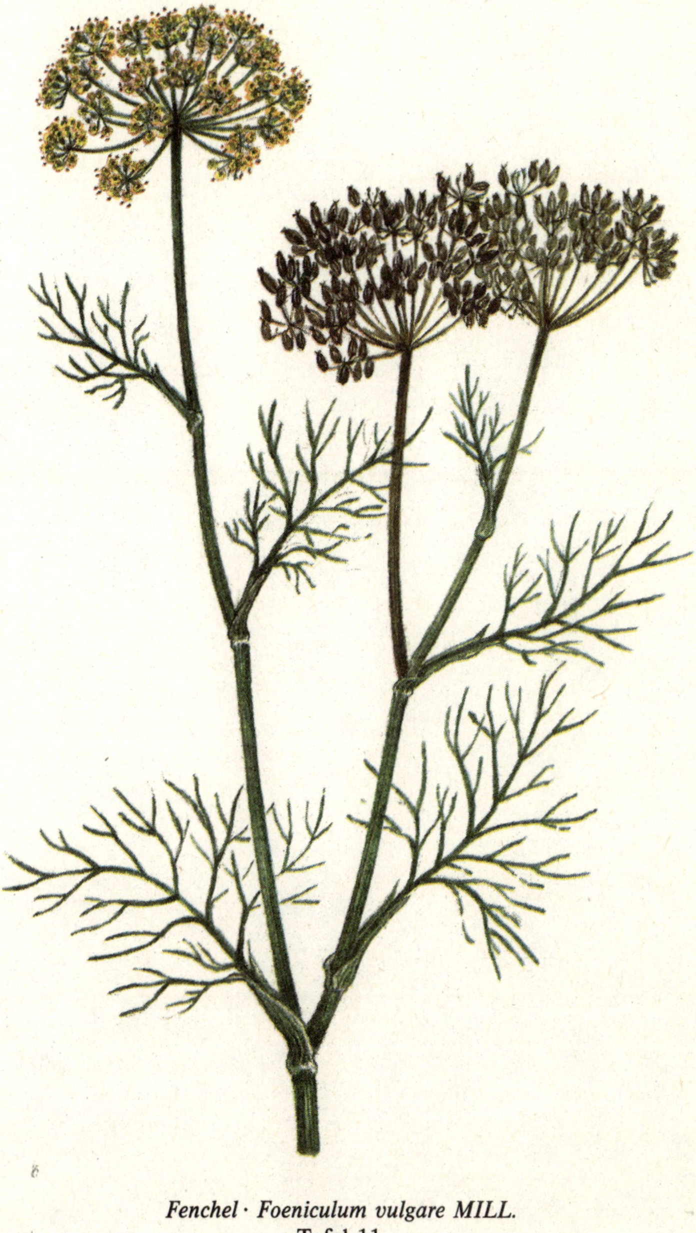

Fenchel · Foeniculum vulgare MILL.
Tafel 11

wirkt appetitanregend, verdauungsfördernd, krampfstillend, blähungstreibend, auswurffördernd, harntreibend, menstruationsfördernd und milchtreibend, d.h., Fenchel steigert die Milchabsonderung bei stillenden Müttern.

Anwendung: Bei Verdauungsstörungen, Leibgrimmen, Blähungen und Verstopfungen der Säuglinge verabreicht man Fencheltee. Da auch die Fenchelzubereitungen in den Bronchien eine krampf- und schleimlösende Wirkung entfalten und Erleichterung bei Husten und Verschleimung bringen, werden diese gern in Form von Fenchelsirup oder Fenchelhonig bei Husten und Katarrhen der Luftwege gegeben.
Fenchel in Form der Droge oder als alkoholischer Auszug oder als Fenchelöl ist in verschiedenen Präparaten des Arzneimittelsortimentes enthalten, z.B. im Brust- und Hustentee, in Ephetussin Hustentropfen, in Cystium, ein Präparat zur Behandlung und Prophylaxe der Nierensteinerkrankungen sowie in der Tinctura carminativa, einem Magen- und blähungstreibenden Mittel.

Zubereitung und Dosierung: Zur Bereitung von Fencheltee für Kleinkinder übergießt man 1 Teel. der zerquetschten oder angestoßenen Fenchelfrüchte mit 1 Tasse kochendem Wasser und läßt 15 Min. bedeckt stehen. Für Erwachsene verwendet man die 2–3fache Fenchelmenge.
Bei Verdauungsstörungen reicht man den Tee ungesüßt oder mit Süßstoff. Bei Husten und Heiserkeit verabreicht man Kindern, sofern nichts anderes verordnet, 1–2 Tassen, Säuglingen etwa ½ Tasse des mit Honig oder Zucker gesüßten Tees im Laufe eines Tages.
Vom Fenchelsirup mit Bienenhonig, der in Apotheken, Drogerien und Reformhäusern erhältlich ist, verabreicht man Kindern etwa aller 2 Std. 1–2 Teel., Erwachsene können entsprechend mehr nehmen.
Anwendung als Gewürz und Gemüse: Bei der Verwendung als Gewürz dürfte nicht nur die geschmacksverbessernde, sondern auch die verdauungsfördernde Wirkung eine nicht unbedeutende Rolle spielen. Fenchelkörner werden im Süden der BRD und in Thüringen dem Brot zugesetzt. In pulverisierter Form ist er im Pfefferkuchengewürz sowie mit Zwiebel und Knoblauch gemischt in bestimmten Fleischgewürzen enthalten. Das Fenchelöl gehört zu den Bestandteilen einiger Likörzusätze. Die jungen Blattsprosse oder die Wurzeln des Fenchels finden als Gemüse Verwendung.

Fingerhut, Roter

Digitalis purpurea L. (Tafel 12)

Braunwurzgewächse – Scrophulariaceae JUSS.

Vorkommen: In lichten Wäldern, an steinigen Abhängen und Kahlschlägen der Gebirgswälder, häufig in Gärten.

Aussehen: Der Rote Fingerhut ist eine 2jährige Pflanze. Aus einer kräftigen Pfahlwurzel bildet sich im 1. Jahr an der gestauchten Achse eine mächtige Blattrosette aus. Im 2. Jahr streckt sich die Achse zu einem bis zu 2 m hohen Blütenstengel, an dessen oberer Hälfte von Ende Juni bis Anfang August die rachenförmig-glockigen, großen Blüten hängen. Die schwach 2lappige, außen kahle, karminrote Blumenkrone mit 5zipfeligem grünem Kelch ist innen mit langen, weißen Haaren bekleidet und zeigt zahlreiche dunkelrote, weißumrandete Flecken. Die Blüten, die 2 lange und 2 kurze Staubgefäße sowie einen kegelförmigen Fruchtknoten besitzen, sind nach der Lichtseite ausgerichtet. Die langgestielten, spitz-eiförmigen, gekerbten, runzeligen, kurzbehaarten, mit ausgeprägter Nervatur versehenen Stengelblätter werden nach oben zu allmählich kleiner und gehen schließlich in die Stützblätter über.
Die Frucht, eine 2fächerige Kapsel, enthält viele kleine, braune Samen, die nach dem Aufspringen der Kapsel vom Wind ausgestreut und verbreitet werden.

Geerntet werden die Blätter (giftig!).

Inhaltsstoffe: Zahlreiche Glykoside; die wichtigsten davon sind: Digitoxin, Gitoxin, Formylgitoxin (Gitaloxin). An Begleitstoffen sind weiterhin Saponine, Schleim, Flavone und Enzyme enthalten.

Allgemeines: Zur Behandlung von Erkrankungen des Herzens hat die Natur dem Arzt wervolle Drogen in die Hand gegeben. Der wichtigste Vertreter der pflanzlichen Herzmittel ist ohne Zweifel der Fingerhut (Digitalis). Hinzu kommen die digitalisähnlich wirkenden Pflanzen, wie Maiglöckchen (Convallaria), Adonisröschen (Adonis) und die bei uns nicht beheimateten Drogen Scilla maritima (Meerzwiebel), Oleander, sowie die Strophanthusarten, die das Strophanthin liefern. Außerdem sind in den Sekreten gewisser Krötenarten Stoffe mit digitalisähnlicher Wirkung enthalten.
Innerhalb der genannten Drogen oder deren Wirkstoffen, den sogenannten Herzglykosiden, bestehen eigentlich nur hinsichtlich der

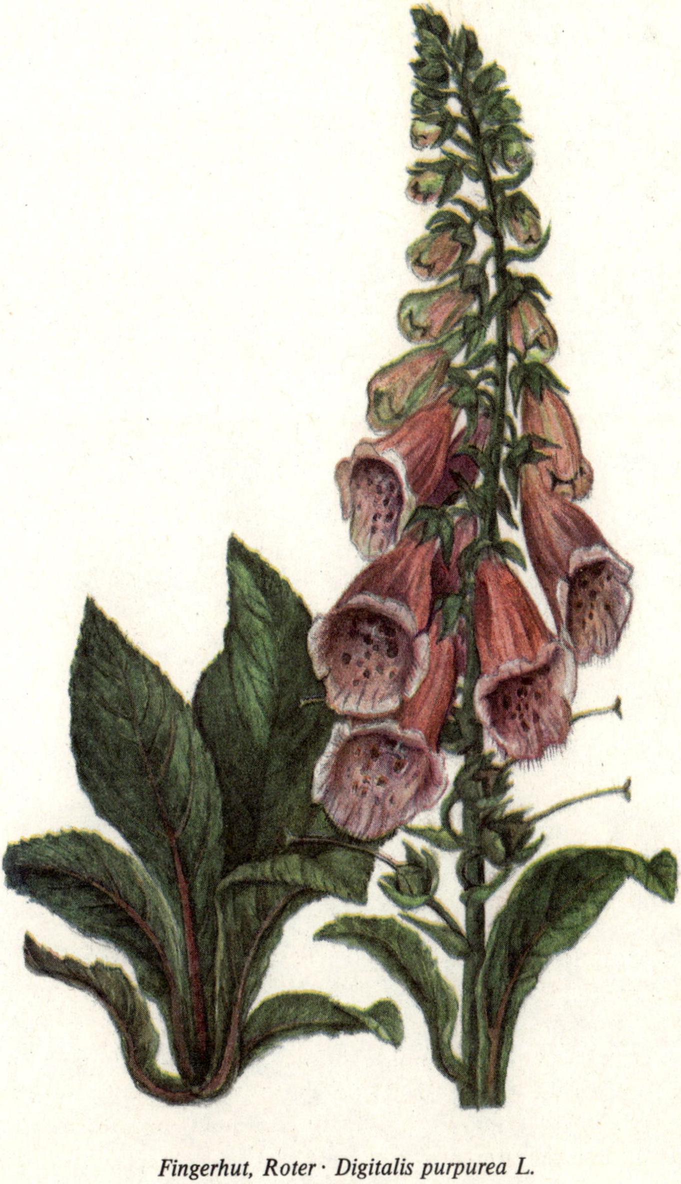

Fingerhut, Roter · Digitalis purpurea L.
Tafel 12

Wirkungsstärke, der Resorption, des Wirkungseintrittes und der Wirkungsdauer gewisse Unterschiede.
Der Rote Fingerhut war schon vor Jahrhunderten in Irland und Großbritannien, wo er häufig vorkommt, innerlich und äußerlich in Gebrauch. Infolge Verwendung zu großer Mengen, die zu Vergiftungen führten, kam er jedoch als Heilpflanze in Mißkredit und wurde aufgegeben. Erst 1785 führte der englische Arzt WITHERING die Digitalis wieder in die Heilkunde ein und wies als erster darauf hin, daß ein Heileffekt ohne unangenehme oder gar schädliche Nebenwirkungen nur von kleinen Digitalismengen zu erwarten sei. Die von ihm aufgestellten Richtlinien über die Anwendung von Digitalis in der Heilkunde haben im großen und ganzen ihre Gültigkeit bis auf den heutigen Tag behalten. Seit WITHERING hat sich der Fingerhut in der Heilkunde mehr und mehr durchgesetzt und ist für unzählige Patienten ein unentbehrliches Heilmittel geworden. Heute verwendet man in der Humanmedizin vorwiegend das aus den Blättern des Roten Fingerhutes isolierte Digitoxin und in noch größerem Umfang das aus dem Wolligen Fingerhut (Digitalis lanata) isolierte Digoxin (= Dilanacin).

Wirkung: Die Herzwirkung des Fingerhutes bzw. seiner Glykoside beruht darauf, daß die Herzmuskulatur gekräftigt, d. h. die Kontraktionskraft gesteigert, und die bei Herzinsuffizienz meist beschleunigte Herztätigkeit verlangsamt wird. Damit gewinnt das Herz als Pumpe Zeit, sich besser zu füllen und vollständiger zu entleeren. Die Herztätigkeit wird regularisiert.
Zirkulationsstörungen, die von Stauungen des Blutes im venösen Teil des Kreislaufes und von einer herabgesetzten Füllung der Arterien begleitet sind, werden beseitigt. Die Folge davon ist, daß nicht nur der Kreislauf verbessert wird, sondern auch Ödeme verschwinden. Außerdem bewirkt Digitalis eine bessere Durchblutung der Nieren, welche die Ausscheidung der überschüssigen Flüssigkeit unterstützt.

Anwendung: Roter Fingerhut (Digitalis purpurea) wird in Form des isolierten Wirkstoffes Digitoxin bei Herzerkrankungen, vor allem chronischer Herzmuskelschwäche, eingesetzt. Die Anwendung von Digitalispräparaten darf nur auf ärztliche Anordnung und unter ständiger ärztlicher Überwachung erfolgen.
Vom Wolligen Fingerhut (Digitalis lanata), der einen wollig behaarten Blütenstand mit weißen oder blaßockerfarbenen Blüten besitzt, wird der Wirkstoff Digoxin (Dilanacin) gebraucht. Das Anwendungsgebiet ist dasselbe wie beim Roten Fingerhut. Der Wollige

Fingerhut wird bei der Digitalisbehandlung jedoch in manchen Fällen wegen der besseren Verträglichkeit vorgezogen.
Der *Gelbe Fingerhut* (Digitalis lutea), der bedeutend kleiner ist als der Rote Fingerhut, entspricht diesem hinsichtlich dem Aussehen und der Wirkung. Bei uns wird er nicht in der Heilkunde gebraucht; aber in Italien findet er an Stelle der Digitalis purpurea Anwendung.
Der Großblütige Fingerhut (Digitalis grandiflora oder Digitalis ambigua), welcher naturgeschützt ist, wird bei uns nicht arzneilich verwendet.

Fingerkraut (Gänse-Fingerkraut)

Potentilla anserina L. (Tafel 13)

Rosengewächse – Rosaceae JUSS.

Vorkommen: An Wegrändern, Gräben und Ufern, auf Weiden und Ödland.

Aussehen: Gänse-Fingerkraut ist eine etwa 5–15 cm hohe Staude. Aus einem kurzen, dicken, ausdauernden, ästigen Wurzelstock entwickeln sich ausläuferartige auf dem Boden dahinkriechende Stengel, die an den Knoten wurzeln. Die Blätter, die eine Grundrosette bilden, sind langgestielt, unterbrochen gefiedert, die großen Fiederblättchen selbst sind länglich-eiförmig, scharf gesägt, oberseits meist kahl, unterseits silberweiß. Die $1\frac{1}{2}$–2 cm breiten, gelben, 5zähligen Blüten sitzen einzeln an langen Stielen.

Gesammelt wird das gesamte Kraut.

Sammelzeit: Mai bis September.

Trocknung: Das Kraut wird in dünner Schicht in einem trockenen luftigen Raum ausgebreitet.

Inhaltsstoffe: Etwa 6% Gerbstoffe, Flavone, organische Säuren, Sterine, Cholin, Bitterstoffe, verschiedene Zucker (Fruktose, Glukose, Rhamnose).

Allgemeines: Gänse-Fingerkraut ist eine Pflanze, die weniger in wärmeren Gebieten, sondern überwiegend in der gemäßigten und kalten Zone der nördlichen Halbkugel gedeiht. Sie wächst sogar auf Grönland und Spitzbergen. In den nördlichen Ländern diente ihr

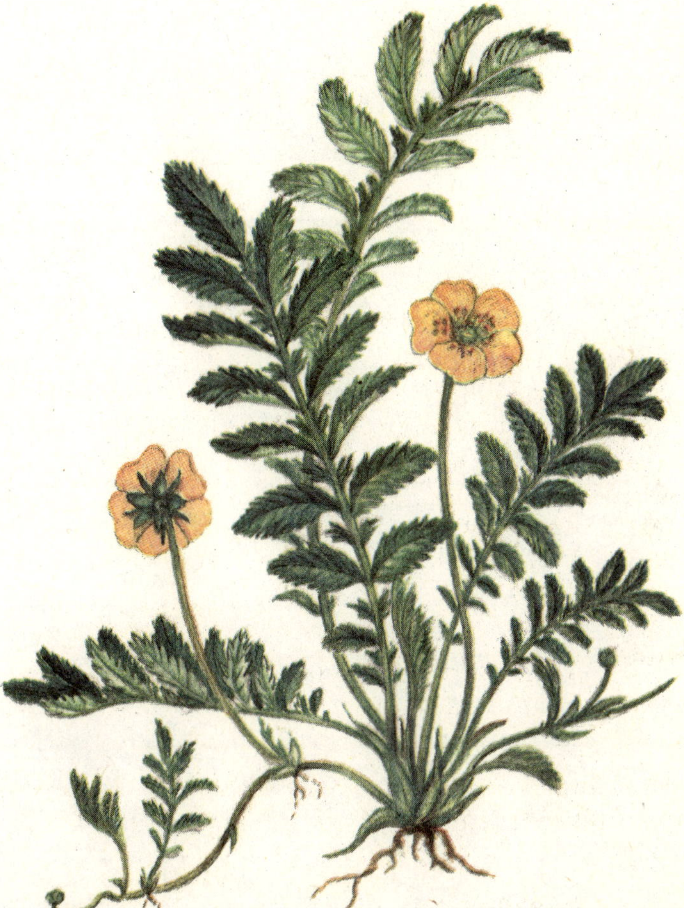

Fingerkraut (Gänse-Fingerkraut) · Potentilla anserina L.
Tafel 13

Wurzelstock früher besonders in Zeiten der Hungersnot als Speise. Medizinisch wurde Gänse-Fingerkraut damals, zum Teil in sehr schmackhafter Form als Zuckerkügelchen oder mit Wein zubereitet, bei verschiedenen Erkrankungen angewandt.

Wirkung und Anwendung: Gänse-Fingerkraut wird wegen seiner stopfenden Wirkung bei Durchfall und wegen seiner entzündungswidrigen Eigenschaften auch als Spül- und Gurgelmittel bei entzündlichen Erkrankungen des Mund- und Rachenraumes verwendet.
Die bisher dem Gänse-Fingerkraut zugeschriebene krampflösende Wirkung (die durch einen chemisch noch nicht erforschten Stoff zustande kommen sollte), reicht, wie neuere Untersuchungen ergeben haben, nicht aus, um Periodenschmerzen zuverlässig zu beseitigen. Aus diesem Grunde wurde Gänse-Fingerkraut, als Bestandteil des Mensotons, einem Präparat gegen Periodenschmerzen, durch eine Substanz (Barverin) mit zuverlässiger und gleichbleibender Wirkung ersetzt.
Wer anstelle des Gänse-Fingerkrautes einen Tee vor und während der Periode trinken will, dem sei folgende Teemischung mit krampflösender und beruhigender Wirkung empfohlen: Kamillenblüten 25 g, Baldrianwurzel 25 g, Melissenblätter 25 g, Schafgarbenkraut 25 g und Pfefferminzblätter 25 g.

Zubereitung und Dosierung: 1 Eßl. der zerschnittenen Droge wird mit einer Tasse kochendem Wasser übergossen. Nach dem Erkalten wird abgeseiht. 3 Tassen voll werden täglich im Bedarfsfall getrunken.

Gänse-Fingerkraut:

s. u. „Fingerkraut", S. 64

Giftprimel:

s. u. „Schlüsselblume", S. 134

Hafer

Avena sativa L.

Süßgräser – Poaceae BARNHART

Ein Teil der Getreidepflanzen spielt auch in der Heilkunde eine gewisse Rolle. So liefert uns der Weizen Stärke, welche zur Herstellung von Wundpudern und Schleimen Verwendung findet. Als diätetische Heilmittel haben sich Gerste und im besonderen Hafer bewährt.
Aus Gerstenkörnern wird Malzextrakt, ein wirksames Stärkungsmittel gewonnen. Malzextrakt enthält, neben Aminosäuren, Mineralsalzen, Vitaminen des B-Komplexes, als Hauptbestandteil Maltose.
Der Hafer als therapeutisch wichtiger Vertreter dieser Pflanzengruppe soll deshalb etwas eingehender erörtert werden:

Inhaltsstoffe: Früchte (Körner): Stärke, Zucker, Eiweiß, Fett, ferner Saponine, Trigonellin, wahrscheinlich als Alkaloid Avenin sowie Phosphor- und Kalksalze, Vitamin B_1, B_2 und Nikotinsäureamid.
Haferstroh: Pektinstoffe, Vitamin A, reichlich Kieselsäure und Kalksalze.

Wirkung: Dank der vorteilhaften Zusammensetzung der Inhaltsstoffe sind die Haferfrüchte, als rohe oder gekochte Haferflocken oder als Haferschleim verabreicht, ein wertvolles Nahrungs- und Stärkungsmittel für Kleinkinder, Kinder, Erwachsene, Kranke und Genesende.
Als schleimbildendes Mittel eignen sich Haferflocken zur Behandlung von katarrhalischen und anderen Reizzuständen des Magens und Darmkanals. Außerdem wirken sich die anwesenden Saponine auf die Aufnahme und Auswertung der zugeführten Nahrungsstoffe günstig aus. Der verhältnismäßig hohe Anteil an Kalzium ist nicht nur geeignet, dem Organismus Kalzium zu liefern, sondern spielt auch bei der stopfenden Wirkung des Haferschleimes eine nicht geringe Rolle.

Anwendung: In der Heilkunde wird Hafer als Haferschleim zur Behandlung von Magen- und Darmentzündungen sowie Verdauungsbeschwerden, Durchfall, besonders der Kleinkinder, gebraucht.

H a f e r f l o c k e n g r ü t z e: Als Nahrungs- und Stärkungsmittel, am besten als Brei verabreicht, hat Hafer eine besondere Bedeutung für Kranke, Genesende, aber auch für Kinder, Erwachsene, Sportler und Personen, die großen geistigen und körperlichen Anstrengungen ausgesetzt sind.
Bei Appetitlosigkeit und nervösen Erschöpfungszuständen soll neben der obengenannten Haferzubereitung auch eine aus grünem Hafer hergestellte Tinktur (Avena-sativa-Urtinktur) gute Dienste leisten.
Hafertinktur gehört auch zu den Bestandteilen des rezeptfreien Beruhigungsmittels Plantival, welches bei Schlafstörungen, nervöser Erregbarkeit und Föhnkrankheit Anwendung findet.
Haferstroh findet gelegentlich in Form einer Abkochung als Badezusatz bei Gicht, Rheuma und Hautleiden Anwendung.

Zubereitung und Dosierung: Die Bereitung des Schleimes oder des Haferflockenbreies, 100 g Flocken auf 1 l Flüssigkeit, erfolgt in der üblichen Weise. Bei Verwendung des Hafers als Stopfmittel sollte nach Möglichkeit kein Zucker (evtl. Süßstoff) zugesetzt werden. Als Nahrungs- und Stärkungsmittel können je nach Geschmack den Haferzubereitungen Obst oder Fruchtsäfte beigegeben werden. Beim Hafer empfiehlt es sich, um die Kalk- und Phosphorsalze aufzuschließen, d. h. um die Salze der Aufnahme durch den Körper leichter zugängig zu machen, das Einweichen der Haferflocken mit etwas Wasser einige Stunden vor der Zubereitung oder abends vorzunehmen und 1 Eßl. Weizen- oder Roggenschrot zuzusetzen. Die Zugabe von Weizen oder Roggen ist deshalb notwendig, weil den Haferflocken das aufschließende Ferment (Phytase) fehlt. Von der in der Apotheke erhältlichen Avena-sativa-Urtinktur verwendet man 3mal täglich 15 Tr.

Hagebutte

s. u. „Rose, Hunds-“, S. 123

Hauhechel, Dorniger

Ononis spinosa L. (Tafel 14)

Schmetterlingsblütengewächse – Fabaceae LINDL.

Vorkommen: An Weg- und Ackerrändern, Dämmen, auf Triften und trockenen Wiesen.

Aussehen: Hauhechel ist ein bis zu 50 cm Höhe erreichender Halbstrauch. Hauhechel besitzt eine oft über 1 m lang werdende holzige, mehrköpfige Hauptwurzel. Die stark dornigen Stengel sind aufrecht oder niederliegend, rutenförmig, rötlich und oberwärts behaart. Die unteren Blätter sind 3zählig, klein, eiförmig-länglich, gezähnt, die oberen einfach. In den Blattachsen befinden sich Kurztriebe, die zu mehrstrahligen Dornen umgebildet sind. Die kurzgestielten, großen, rosaroten, in den Blattachsen entspringenden Schmetterlingsblüten blühen vom Juni bis September. Die Früchte sind 1–3samige Hülsen.

Gesammelt werden die Wurzeln.

Sammelzeit: September bis Oktober.

Trocknung: Die im Spätherbst gegrabenen Wurzeln werden gewaschen und zum Trocknen in einem luftigen Raum aufgehängt.

Inhaltsstoffe: Geringe Mengen ätherisches Öl (Anethol, Carvon, Menthon, Menthol), Isoflavonglykoside, Onocerin (Triterpen), Ononid, Gerbstoffe, Zucker, mineralische Substanzen.

Wirkung: Hauhechel zeichnet sich durch eine milde harntreibende Wirkung mit verstärkter Harnstoff- und Chloridausscheidung aus. Der harntreibende Effekt ist in erster Linie auf das ätherische Öl und die flavonoiden Verbindungen sowie möglicherweise auf einen noch nicht erforschten Wirkstoff zurückzuführen.

Anwendung: Hauhechel wird allein oder als Bestandteil harntreibender Tees in Form eines Aufgusses als harntreibendes Mittel bei Ödemen, zur Durchführung von „Blutreinigungskuren“, bei gichtischen und rheumatischen Erkrankungen sowie bei chronischen Hautleiden verordnet (s. u. a. „Blutreinigungskuren“, S. 167).

Dosierung: 1 Eßl. der getrockneten und zerkleinerten Hauhechelwurzel übergießt man mit etwa 4 Tassen kochendem Wasser,

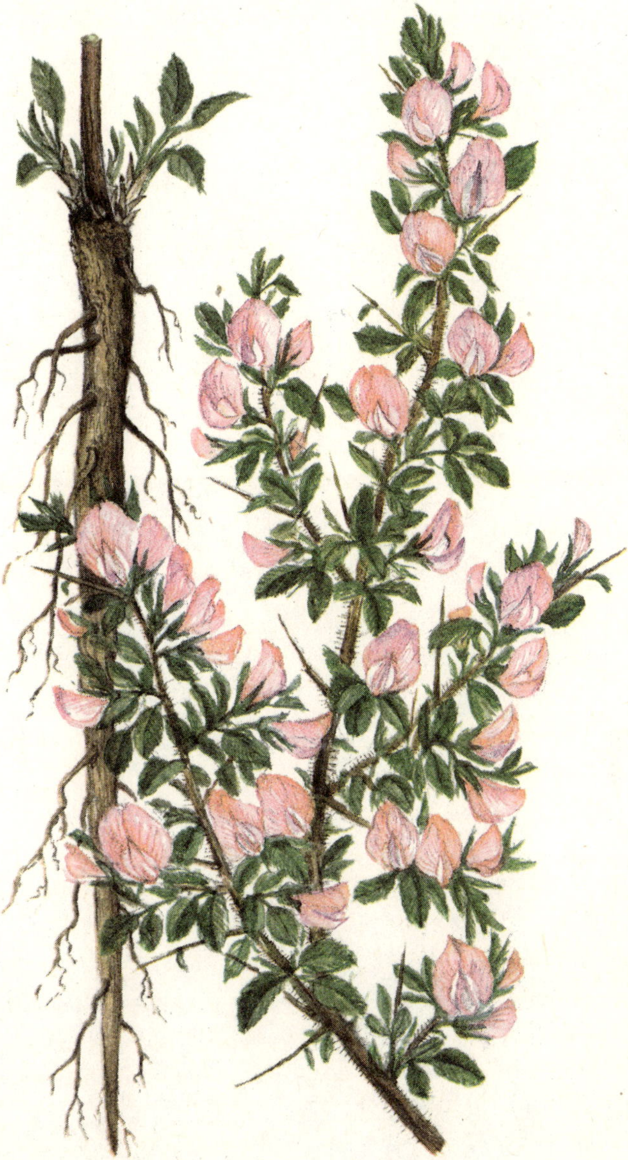

Hauhechel, Dorniger · Ononis spinosa L.
Tafel 14

läßt ungefähr 10 Min. stehen und seiht ab. Die Teemenge wird mit Zucker gesüßt, in 2–3 Portionen über den Tag verteilt getrunken.

Heidekraut

Calluna vulgaris (L.) HULL

Heidekrautgewächse – Ericaceae JUSS.

Vorkommen: In lichten Wäldern, auf Heiden und Mooren.

Aussehen: Heidekraut ist ein 20–100 cm hoher Strauch. An den Stengeln sitzen 4reihig dachziegelartig-gedrängte, lineal-lanzettliche, kahle Blätter. Die nickenden kurzgestielten Blüten sind in ziemlich einseitswendigen Trauben angeordnet. Die 4 rosaroten Kelchblätter überragen glockenförmig die 4 ebenfalls rosafarbenen Kronenblätter. Die 8 Staubblätter umgeben in kegelförmiger Säule den Griffel. Die Frucht bildet eine kleine, 4fächerige Kapsel.

Gesammelt werden die Blüten oder das blühende Kraut.

Sammelzeit: August bis Anfang September.

Trocknung: Die mit der Hand von den Stengeln abgestreiften Blüten werden in dünner Schicht auf einer Papier- oder Leinenunterlage zum Trocknen ausgebreitet. Vor dem Trocknen des Krautes (einschließlich der Blätter und Blüten) entfernt man die Holzteile und zerkleinert die Droge.

Inhaltsstoffe: In dem Kraut, einschließlich der Blätter und Blüten, sind Flavonglykoside (Glykoside des Quercetins und Myricetins), etwa 7% Gerbstoffe, etwa 0,3% Arbutin, Saponin und ein Alkaloid enthalten. In der Asche sind reichlich Kalk und Kieselsäure vorhanden.

Wirkung: Die Wirkung des Heidekrautes wird in erster Linie durch die Flavone und in zweiter Linie durch den Gerbstoff bestimmt. Die Wirkung der Flavone scheint außerordentlich günstig auf den Organismus zu sein. Diese Stoffe geben kaum zur Nebenwirkung Anlaß. Sie zeichnen sich durch eine günstige Beeinflussung der Herztätigkeit aus; die Herzmuskelleistung wird gefördert. Außerdem üben die Flavone durch Erweiterung der Nierengefäße eine erhebliche harntreibende Wirkung, die besonders beim Heidekraut feststellbar ist, aus. Die schwach desinfizierende und entzündungswidrige Wirkung auf die Harnwege kommt dem Arbutin zu, die zusammenziehende und stopfende Wirkung dem Gerbstoff.

Anwendung: Heidekraut, in Form eines Teeaufgusses, eignet sich als harntreibendes und schwach harndesinfizierendes Mittel. Es findet zur Durchführung von Frühjahrskuren Anwendung. Gelegentlich wird es gegen Schlaflosigkeit gegeben.
(Heidekrautblüten können auch Frühstücks- oder Hausteemischungen zugesetzt werden. Sie verleihen dem daraus bereiteten Tee einen honigartigen Geschmack und eine schwach rötliche Farbe.)

Zubereitung und Dosierung: 1 Eßl. des Heidekrautes bzw. der Heidekrautblüten übergießt man mit 2 Tassen kochendem Wasser, läßt 20 Min. ziehen und seiht ab. Diese Menge wird gesüßt oder ungesüßt im Laufe eines Tages getrunken.

Heidelbeere

Vaccinium myrtillus L.

Heidekrautgewächse – Ericaceae JUSS.

Vorkommen: In lichten Wäldern, am Waldrand, auf Heiden.

Aussehen: Die Heidelbeere wird auch Blau-, Schwarz-, Bick-, Moos-, Wald- und Heidbeere genannt. Der 20–50 cm hohe Heidelbeerstrauch hat eine weitkriechende Grundachse und dünne aufstrebende, scharfkantige, grüne Zweige. Die Blättchen sind kurzgestielt, rundlich-eiförmig, kahl, am Rand feinkerbig gezahnt und grün. Die Blattspreiten der Blätter sind, je nach Standort, teils dünn und zart, teils derb und lederig. Im April bis Juli erscheinen grünliche, rötlich überlaufene, krugförmige, kurzgestielte, hängende Blüten. Die Frucht ist kugelig, blauschwarz, oft hell bereift, vielsamig, saftig und von süßsäuerlichem Geschmack.

Gesammelt werden Früchte, Blätter (Vorsicht!).

Sammelzeit: F r ü c h t e : Juli bis August, Blätter: Juni bis August.

Trocknung: F r ü c h t e : Die reifen, mit der Hand gepfückten, unverletzten Beeren werden in dünner Schicht auf ein Brett oder Blech mit Papierauflage ausgebreitet und im Schatten oder in der

Sonne vorgetrocknet. Wenn die Beeren runzelig geworden sind, trocknet man sie in der Ofenröhre fertig. Die gedörrten Beeren fühlen sich noch weich an. – Blätter: Die gesammelten Blätter werden in einem schattigen Raum in dünner Lage ausgebreitet und unter häufigem Wenden getrocknet.

Inhaltsstoffe: Früchte: Etwa 6% Gerbstoff, etwa 30% Pektin, etwa 6% Invertzucker, etwa 1% organische Säuren, Myrtillin, ein Anthozyanglykosid, ferner die Vitamine A, B und C.
Blätter: Etwa 1% freies Hydrochinon, Gerbstoffe, Chinasäure, Neomyrtillin, kein Arbutin.

Allgemeines: Heidelbeerfrüchte, in den verschiedensten Formen zubereitet, haben nicht nur als wohlschmeckende und gesunde Nahrung, sondern auch als Heilmittel Bedeutung. Die Heidelbeeren sind schon von jeher ein beliebtes Hausmittel bei Durchfällen. Die Wertschätzung in der Heilkunde kommt auch dadurch zum Ausdruck, daß verschiedene Länder die Droge ins Arzneibuch aufgenommen haben. Am Ende des vorigen Jahrhunderts wurde die Aufmerksamkeit besonders auf die Heidelbeerblätter als Mittel gegen Diabetes gelenkt. Auf die Verwendung der Heidelbeerblätter in der Heilkunde im allgemeinen und in der Diabetesbehandlung im besonderen sollte jedoch wegen des Hydrochinongehaltes der Blätter verzichtet werden. Eine längere Einnahme von Heidelbeerblätterzubereitungen kann zu einer chronischen Vergiftung führen.

Wirkung: Der Gerbstoffgehalt der Heidelbeeren ist nicht so hoch wie der der Blutwurz und der Schlangenwurz, und folglich ist seine adstringierende Wirkung nicht so intensiv. Die stopfende Wirkung wird jedoch wesentlich durch den Pektingehalt verstärkt. Ein weiterer Vorteil kommt hinzu. Die Gerbstoffe der Heidelbeere belästigen den Magen nicht, da sie erst im Darm ihre Wirkung entfalten. Durch den in den Früchten enthaltenen Gerbstoff sowie durch den blauen Farbstoff und die Fruchtsäuren werden pathogene Keime gehemmt. Außerdem werden durch die Gerbstoff-Pektin-Kombination schädliche Zerfallsprodukte des Darminhaltes gebunden und die Resorption (Aufnahme) von Toxinen verhindert.
Der Anthocyanfarbstoff der Heidelbeere ist auch bei Kapillarbrüchigkeit wirksam und wird u. a. bei Erkrankungen der Netzhaut eingesetzt.

Anwendung: Heidelbeeren stellen ein vorzügliches und unschädliches Mittel bei Verdauungsstörungen mit Durchfällen dar. Sie wer-

den hauptsächlich als getrocknete Früchte oder als ungesüßter Preßsaft mit fettarmen Quark vermischt eingenommen.
Äußerlich können Abkochungen aus den getrockneten Früchten oder der Preßsaft frischer Beeren als Spül- und Gurgelmittel bei Entzündungen der Mund- und Rachenhöhle sowie bei Mundfäule angewandt werden.

Zubereitung und Dosierung: Getrocknete Beeren: Mindestens 6 Eßl. der getrockneten Beeren werden im Laufe eines Tages gut gekaut heruntergeschluckt. – Frische Beeren: Etwa ½ kg der frischen Beeren werden im Laufe eines Tages gesessen. – Abkochung: 6 Eßl. der getrockneten Früchte oder 250 g der frischen Beeren werden mit etwa 3–4 Tassen Wasser 10 Min. gekocht. Die entstandene konzentrierte Abkochung wird im Laufe eines Tages verabreicht.
Ungesüßter Preßsaft (im Reformhaus erhältlich): In Magerquark einrühren. 1–2 Tage diese Mischung einnehmen. Während dieser Zeit keine anderen Speisen zu sich nehmen; schwarzer, ungesüßter Tee als Getränk ist erlaubt.

Himbeere:

s. u. „Empfehlungen für den Haustee“, S. 172

Himmelschlüssel:

s. u. „Schlüsselblume“, S. 134

Holunder

Sambucus nigra L. – Schwarzer Holunder (Tafel 15)

Geißblattgewächse – Caprifoliaceae JUSS.

Schwarzer Holunder wird fälschlicherweise auch Flieder genannt.

Vorkommen: In Wäldern, an Hecken, in Gärten angepflanzt.

Aussehen: Bis 5 m hoher Strauch oder Baum mit 5–7zähligen, unpaarig gefiederten Blättern, mit großen Trugdolden, die kleine gelblich-weiße, 5zipflige, stark aromatisch duftende Blüten tragen. Frucht kugelförmig, blauschwarz, Zweige mit weißem Mark gefüllt.

Gesammelt werden Blüten, Früchte, seltener Blätter und Rinde.

Sammelzeit: Blüten: Juni bis Juli; Beeren: September bis Oktober. (Nur ausgereifte blauschwarze Beeren nehmen, grüne sind giftig!)

Trocknung: Die Trugdolden werden abgeschnitten und zum Trocknen ausgelegt. Nach dem Trocknen werden die Blüten mit den Fingern vorsichtig von den Stielen gestreift. Eine gut getrocknete Droge soll elfenbeinfarbig aussehen und stark duften.

Inhaltsstoffe: Der Hauptwirkstoff der Blüten ist ein in geringen Mengen enthaltenes terpenhaltiges ätherisches Öl. An weiteren Inhalts- und Wirkstoffen sind bekannt: die Flavonglykoside. Rutin und Isoquercitrin, Schleimstoffe, Gerbstoffe. Cholin sowie die Triterpene Ursolsäure und Hydroxyurolsäure. In den Früchten sind mehrere organische Säuren, zwei Anthozyanfarbstoffe, Zucker, Vitamine (A, C und J) sowie Kaffee- und Chlorogensäure enthalten.

Allgemeines: Ein alter Bauernspruch lautet: Vor dem Holunder soll man den Hut abnehmen! Dies sind keine leeren Worte. Der Ausspruch gründet sich auf lange und gute Erfahrungen, die man mit dem Holunder, der schon von alters her an den Wohnstätten der Menschen anzutreffen war, gemacht hat. Dieser Baum war eine Art Hausapotheke und lieferte mit seinen Blüten und Früchten Arzneimittel, auf die wir auch heute nicht verzichten mögen. Die Blätter und die Rinde des Holunders, die früher ebenfalls arzneilich gebraucht wurden, werden heute wegen giftigwirkender Inhaltsstoffe (Sambunigrin) nicht mehr verwendet.

Wirkung und Anwendung: Mit den Holunderblüten, wie auch den Lindenblüten, stellt uns die Natur Mittel zur Verfügung, die bei Grippe und Erkältungskrankheiten gute Dienste leisten, vor allem dann, wenn man diese rechtzeitig, zu Beginn der Erkrankung anwendet.
Bei fieberhaftem Erkrankungsbeginn (insbesondere mit Gliederschmerzen und Angina) sollte stets der Arzt konsultiert werden.
Die Holunderblüten und die Lindenblüten in Form eines heißen Tees, bei gleichzeitiger Bettruhe, verabreicht, wirken schweißtreibend und vermögen die Abwehrkraft des Körpers zu steigern. Auf die Hebung der Widerstandskraft sind wir im besonderen bei Grippe und den üblichen Erkältungskrankheiten (wie dem Schnupfen), die durch Viren hervorgerufen werden, angewiesen; denn ein

wirksames Arzneimittel gegen Viruserkrankungen dieser Art gibt es nicht. Selbst Antibiotika und Sulfonamide, die bei bakteriellen Infektionen wirksam sind, vermögen gegen Viren nichts auszurichten. Dem ätherischen Öl der Holunderblüten sowie den Flavonen, die gleichzeitig die Ausbreitung von Infektionserregern und Toxinen im Gewebe verhindern, wird die schweißtreibende Wirkung und der günstige Einfluß bei Erkältungskrankheiten zugeschrieben. Die Holunderbeerenzubereitungen wirken durch ihren Gehalt an Fruchtsäuren mäßig abführend. Ihr Gehalt an Vitaminen, besonders an Vitamin C und Vitamin J (Antipneumoniefaktor), ebenso die Anthocyanverbindungen, die einen Schutzeffekt gegenüber Virusinfektionen haben, spielen bei der Behandlung von Erkältungskrankheiten eine unterstützende Rolle.
Im Arzneimittelsortiment der DDR steht als Fertigpräparat mit der Bezeichnung „Schweißtreibender Tee" (Species diaphoreticae) eine Teemischung, die neben Holunderblüten als Hauptbestandteil, noch Lindenblüten, Hagebutten und Süßholz enthält, zur Verfügung.

Zubereitung und Dosierung: 2 Eßl. Holunderblüten oder 1 Eßl. Holunderblüten und 1 Eßl. Lindenblüten werden mit 2 Tassen kochendem Wasser übergossen. Man läßt 15 Min. ziehen, süßt mit Honig oder Zucker und trinkt diese Menge möglichst heiß und schnell. Unterstützend wirkt auch Vitamin C, am vorteilhaftesten in Form vitamin-C-haltiger Fruchtsäfte, wie beispielsweise schwarzer oder roter Johannisbeersaft.
Bei Entzündungen der Schleimhäute des Mund- und Rachenraumes läßt sich der ungesüßte Aufguß auch zum Gurgeln verwenden. Holunderbeerzubereitungen (Holunderbeersaft und -suppen) haben manche Vorzüge. Sie sind schmackhaft und nahrhaft. Heiß genossen wirken sie schweißtreibend und vermögen bei Erkältungskrankheiten gute Dienste zu leisten. Außerdem werden sie wegen ihres Vitaminreichtums und ihrer leichten Abführwirkung sehr geschätzt.

Zur Beachtung: Rohe Holunderbeeren sollten nicht gegessen werden; denn es kann genau wie bei dem Genuß frischer Holunderrinde zu Brennen, Kratzen im Hals, Benommenheit, Atemnot und Krämpfen kommen.

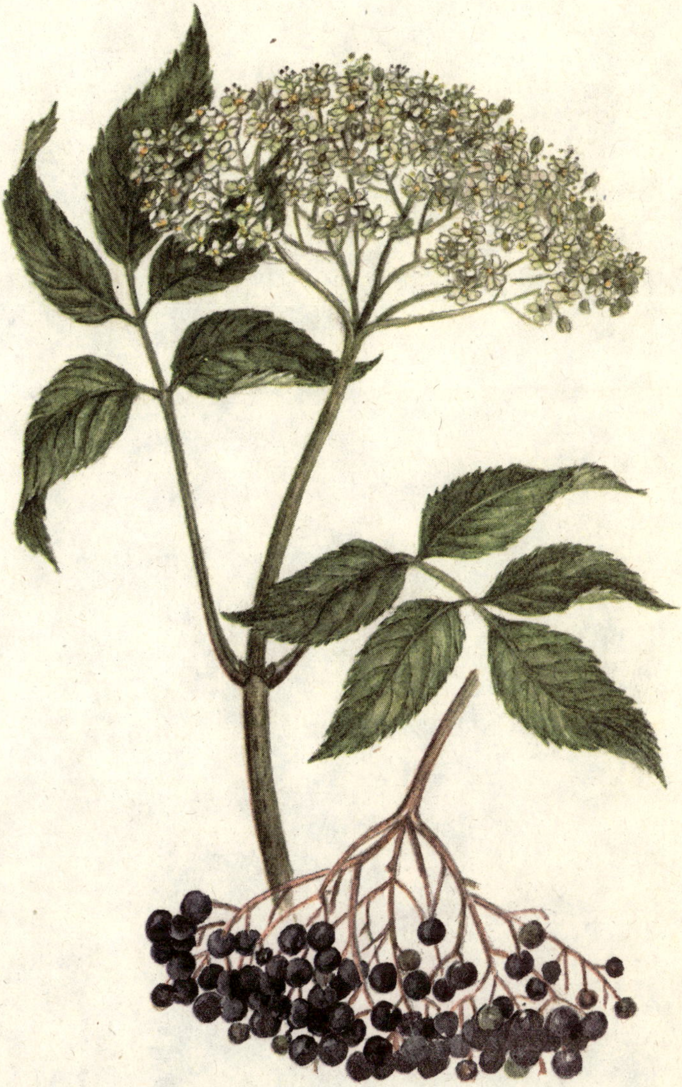

Holunder, Schwarzer · Sambucus nigra L.
Tafel 15

Hopfen

Humulus lupulus L. (Tafel 16)

Hanfgewächse – Cannabaceae

Vorkommen: An Hecken, Gebüschen, Zäunen; weibliche Pflanzen werden feldmäßig an Gestängen gezogen.

Aussehen: Ausdauernde, krautige, 2häusige, rechtswindende Schlingpflanze mit einem starken Wurzelstock, dessen verzweigte Wurzeln 2–3 m tief in den Boden dringen. Aus dem Wurzelstock treiben im Frühjahr mehrere dünne, 6kantige, durch 2spitzige Kletterhaare rauhe Stengel; diese haben gegenständige, gesägte, langgestielte, 5lappige, spitzenwärts 3lappige Laubblätter, an deren Grunde sich eiförmig-spitze, häufig paarweise verwachsene Nebenblätter befinden. Die männlichen Blüten stehen in gelbgrünen reichhaltigen, achselständigen, lockeren Rispen.
Die weiblichen Blüten bilden zapfenähnliche, eiförmige, gelbgrüne, gestielte Fruchtstände von 2–5 cm Länge, kurz Hopfenfrüchte = Strobili Lupuli genannt. Beim Klopfen der weiblichen Blüten fallen die harzigen, gelblichroten Hopfendrüsen (Glandulae Lupuli = Lupulinum), auch als Hopfenmehl bezeichnet, heraus.

Gesammelt werden die weiblichen Blütenstände, die auch als Hopfendolden oder Hopfenzapfen bezeichnet werden.

Sammelzeit: August bis September.
Bei Reifebeginn werden die noch gelbgrünen geschlossenen Fruchtstände gepflückt.
Bei den Hopfenpflückern, besonders bei denjenigen, die es nicht gewöhnt sind, kann ein starkes Schlafbedürfnis auftreten. Als Berufskrankheit treten oft bei Hopfenarbeitern Erbrechen, Schlafsucht, Erregungszustände, Hauterscheinungen, z. B. juckende Bläschenausschläge an Händen, Gesicht und Genitalien, sowie Bindehautentzündungen auf.
Frauen scheinen offensichtlich empfindlicher zu sein als die Männer.

Trocknung: Für den Hausbedarf werden die Hopfenzapfen auf gespannten Tüchern oder auf Horden getrocknet. Drogenverarbeitende Betriebe benutzen künstliche Trockeneinrichtungen und trocknen diese Droge bei 40–50 °C. Beim Trocknen öffnen sich die

Blütenstände; die beim Klopfen herausfallenden Drüsen ergeben das Lupulin = Hopfenmehl, ein gelbliches, klebriges Pulver von aromatischem Geruch.

Haltbarkeit: Hopfen muß trocken, vor Licht geschützt aufbewahrt werden, sonst treten Zersetzungserscheinungen auf, und die Droge nimmt einen baldrian-käse-artigen Geruch an. Sie soll nicht länger als ein Jahr gelagert werden.

Inhaltsstoffe: In den Harzsubstanzen der Hopfendrüsen sind Hopfenbitterstoffe, vor allem die Hopfenbittersäuren Humulon, Cohumulon und Lupulon sowie Colupulon enthalten. Weitere Inhaltsstoffe der Hopfendrüsen sind etwa 2% ätherisches Öl (darin u. a. 2-Methyl-3-buten-2-ol, Myrcen, Farnesen, Caryophyllen, Monoterpene), Gerbstoff, Cholin, Trimethylamin und Asparagin sowie Glukose, Fett und Eiweiß.

Allgemeines: Hopfen gehört zu jenen Drogen, die in großen Mengen angebaut und verbraucht werden. Der Weltverbrauch ist größer als 50000 t je Jahr. Das Hauptanwendungsgebiet des Hopfens ist die Bierbrauerei. Seine Bitterstoffe verleihen dem Bier einen würzigen Geschmack und die appetitanregende Wirkung; gleichzeitig wirken sie konservierend, indem die Entwicklung der Milchsäurebakterien, die das Bier trüben und verderben, gehemmt wird. Die beruhigende und ermüdende Eigenschaft des Bieres ist auf die Hopfenbittersäuren Humulon und Lupulon sowie auf den Alkoholgehalt zurückzuführen.
In der Heilkunde läßt sich die Anwendung des Hopfens auf Grund alter Kräuterbücher bis ins Mittelalter verfolgen. Aus den Hopfendolden wurden Zubereitungen hergestellt, die man bei Verstopfung, Harnverhaltung und Ausbleiben der Menstruation angewandt hat. Darüber hinaus wurde Hopfen in Form von Salben und Bädern bei Geschwüren, Flechten und anderen Hautleiden sehr geschätzt. Beliebt waren früher die sogenannten Hopfenkissen. Diejenigen, die an Schlaflosigkeit litten, steckten sich Hopfendolden ins Kopfkissen. Diese Art von Schlafmittel soll lediglich des Morgens leichte Benommenheit verursachen.
Wie neuere Untersuchungen ergeben habem, ist an dieser beruhigenden, schlafvermittelnden Wirkung im besonderen der flüchtige Inhaltsstoff des Hopfens, das 2-Methyl-3-buten-2-ol, beteiligt. Diese Verbindung dürfte auch in den Hopfenbädern zur Wirkung kommen, da sie durch die Haut aufgenommen wird.

Anwendung: Heute dient Hopfen als mildes Einschlaf- und Be-

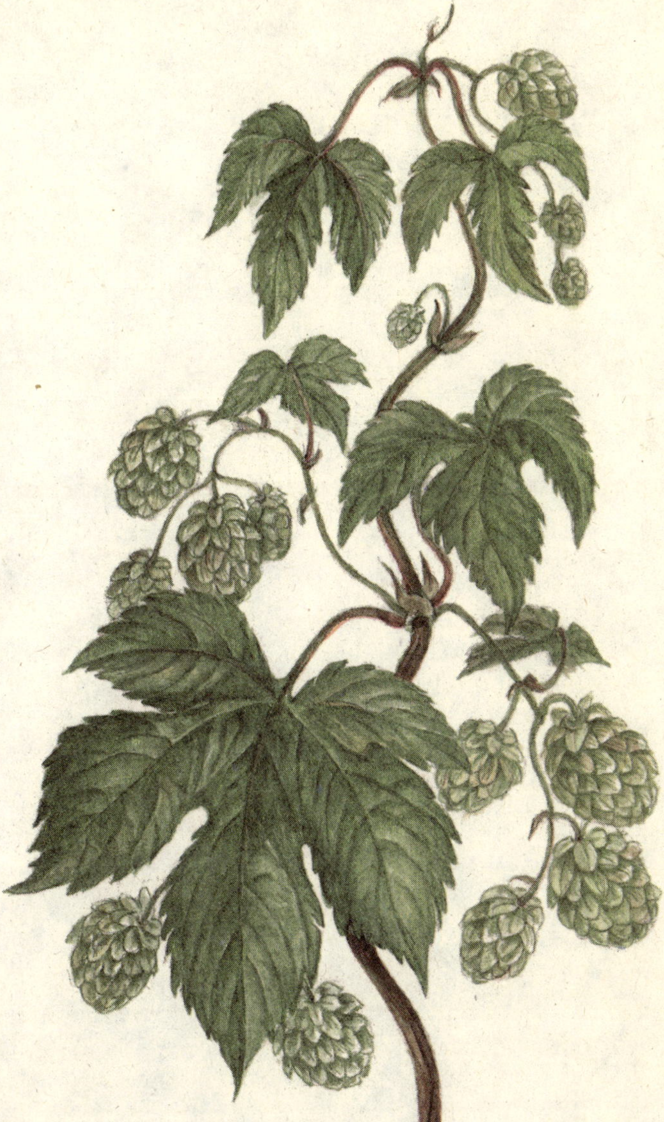

Hopfen · Humulus lupulus L.
Tafel 16

ruhi gungsmittel sowie wegen seiner stimulierenden Wirkung auf den Magen als mildes Magenmittel.
Seine Anwendungsgebiete sind deshalb: nervöse Erregungszustände, erhöhte Überempfindlichkeit gegen Sinneseindrücke, körperliche Unruhe, nervöse Schlaflosigkeit, sexuelle Erregungszustände, nervöse Magenbeschwerden. Wegen seines harntreibenden Einflusses wird Hopfen bei Harnverhaltung angewandt. Der günstige Einfluß des Hopfens auf Unruhe- und Erregungszustände im Klimakterium dürfte teils auf seine beruhigende teils auf seine östrogene Wirkung zurückzuführen sein.

Zubereitung und Dosierung: Zur Teebereitung übergießt man 6–8 Hopfenzapfen = 2–3 Eßl. mit 2 Tassen kochendem Wasser, läßt einige Minuten stehen, süßt und seiht ab. Als Schlafmittel trinkt man diese Menge eine halbe Stunde vor dem Schlafengehen. Als Beruhigungs- und Magenmittel wird diese Menge schluckweise über den Tag verteilt getrunken.
Als hopfenhaltiges rezeptfreies Fertigpräparat steht im Arzneimittelsortiment der DDR Plantival in Dragée- und Tropfenform zur Verfügung; es findet Anwendung bei Schlafstörungen, nervöser Erregbarkeit und Föhnkrankheit. Außerdem gibt es das Gesundheitspflegemittel „Valena", ein mildes pflanzliches Beruhigungsmittel, sowie Hopfen-Perlen und einen Hopfenextrakt.

Huflattich

Tussilago farfara L. (Tafel 17)

Korbblütengewächse – Asteraceae DUM.

Vorkommen: An Wegrändern, Bahndämmen, Böschungen, besonders auch auf lehmigen und kalkreichen Böden.

Aussehen: 20–30 cm hohes Kraut mit einem kräftigen verzweigten Wurzelstock, der den Boden nach allen Seiten hin durchzieht. Im Februar und März erscheinen auf den 10 bis 15 cm hohen, mit grünlichroten Schuppen versehenen Blütenstengeln endständige goldgelbe Blütenköpfchen. Im Mai nach dem Absterben der Blüten und Fruchttriebe bilden sich die 10–15 cm breiten, langgestielten, oberseits glatten, unterseits filzigen Blätter aus.

Gesammelt werden Blätter und Blütenköpfe.

Sammelzeit: Blütenköpfe: März bis April; Blätter: Mai bis August. Beim Sammeln der Blüten zupft man nur ganz junge Blütenköpfe (ältere Blütenköpfe ergeben beim Trockenprozeß eine minderwertige Ware).
Von den Blättern werden nur einwandfreie, d. h. nicht verschmutzte, nicht zerfressene und nicht von Pilzen befallene, ohne Stiele gesammelt. Beim Sammeln ist ferner darauf zu achten, daß man nicht die Blätter der Pestwurz, die den Huflattichblättern ähneln, pflückt. Die Pestwurz hat gewöhnlich größere Blätter und größere, auffälligere Blüten und Fruchtstände. Außerdem wächst sie nur auf feuchten Wiesen und an Flußufern.

Trockung: Die Blüten breitet man in dünner Schicht in einem geheizten Raum aus.
Die Blätter werden möglichst in einer Schicht, nicht übereinander, sondern dicht nebeneinander zum Trocknen ausgelegt.

Inhaltsstoffe: In den Blättern reichlich Schleimstoffe, etwa 17% Gerbstoff, Bitterstoff, Inulin und etwa 17% mineralische Bestandteile mit einem verhältnismäßig hohen Anteil Salpeter sowie auch geringe Mengen Zink. Die Blütenköpfchen enthalten reichlich Xanthophyll, geringe Mengen Schleim und Gerbstoff sowie Spuren eines ätherischen Öls.

Allgemeines: Der vor allem in Nord- und Mittelasien und in Europa verbreitete Huflattich gehört zu einem der ältesten und gebräuchlichsten Hustenmittel. Huflattich wurde früher nicht nur als Tee getrunken, sondern auch zu Heilzwecken geraucht oder der Rauch angezündeter Blätter inhaliert. Der Rauch der angezündeten Huflattichblätter sollte Schweratmigkeit und trockenen Husten beseitigen. Noch heute vermischen ältere Leute, die an chronischer Bronchitis und an asthmatischen Anfällen leiden, den Tabak mit gleichen Teilen Huflattichblättern. Nach dem Rauchen dieser Mischung kommt es zu vermehrter und leichter Absonderung von Bronchialschleim. Möglicherweise ist diese Wirkung auf den Salpetergehalt der Blätter zurückzuführen.

Anwendung: Huflattichblätter, die wie auch Huflattichblüten zu den Bestandteilen mancher Hustenteemischungen gehören, werden in Form eines Aufgusses in erster Linie wegen ihrer auswurffördernden, einhüllenden und entzündungshemmenden Wirkung bei katarrhalischen Erkrankungen der Atmungsorgane, bei Husten, Heiserkeit und Bronchitis angewandt.
Außerdem schreibt man dem Huflattich eine günstige Wirkung bei

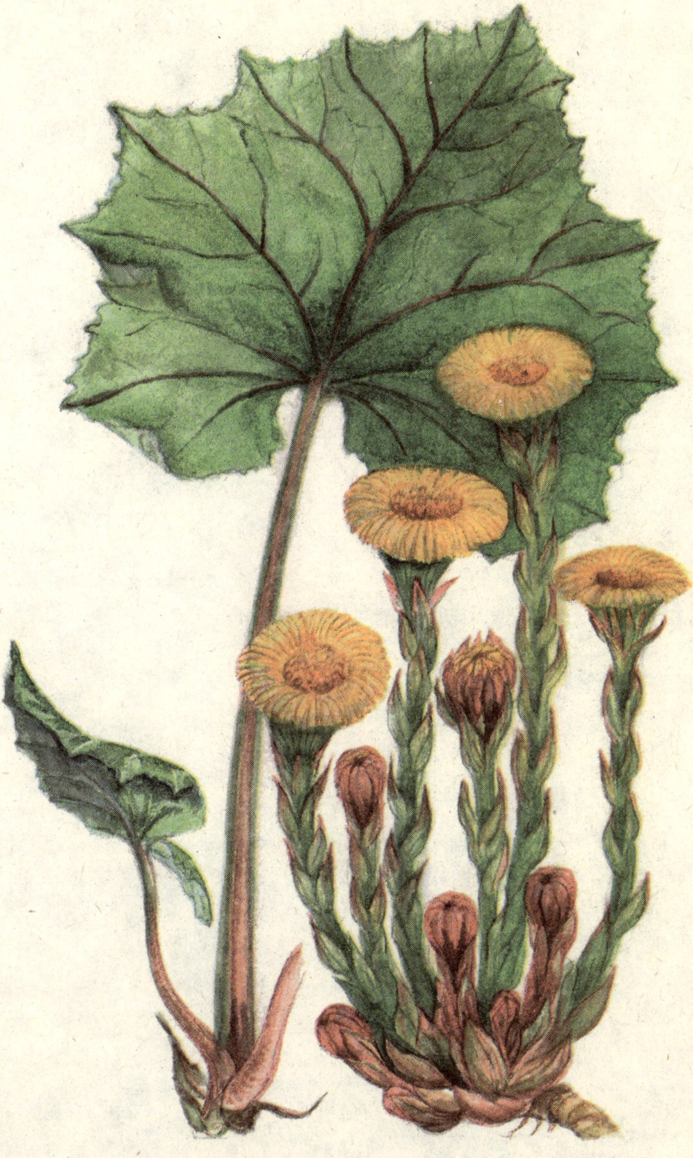

Huflattich · Tussilago farfara L.
Tafel 17

Magen- und Darmkatarrh sowie bei mangelhafter Urinausscheidung zu.

Zubereitung und Dosierung: 1 Eßl. Huflattichblätter oder 1 Eßl. Huflattichblüten übergießt man mit 1 Tasse kochendem Wasser, läßt 15 Minuten stehen und seiht ab. Der mit Zucker, Honig oder Sirup gesüßte Tee, etwa 3 Tassen am Tag, wird heiß getrunken.

Hunds-Kamille:

s. u. „Kamille, Echte", S. 83

Hunds-Rose (Hagebutte)

s. u. „Rose, Hunds-", S. 123

Johanniskraut

Hypericum perforatum L.

Hartheugewächse – Hypericaceae JUSS.

Vorkommen: In ganz Europa, Westasien und Nordafrika verbreitet; es wächst auf trockenen, sonnigen Hügeln, an Acker- und Wegrändern, Bahndämmen, in Waldschlägen sowie auf Heiden.

Aussehen: Das Johanniskraut gehört zur Familie der Johanniskrautgewächse. Seine ausdauernde Wurzel treibt einen 30 –80 cm hohen, aufrechten, harten zweikantigen Stengel mit gegenständigen Zweigen. Diese sind mit länglich-eiförmigen, ganzrandigen gegenständigen Blättern besetzt.
Die Blätter scheinen, wenn man sie gegen das Licht hält, wie durchlöchert (perforiert). Diese scheinbaren Löcher oder Tüpfel sind Öldrüsen. Die Blüten sind in trugdoldigen Blütenständen angeordnet. Die Blütenstiele und die Ränder der fünf dottergelben Kronenblätter weisen viele Drüsen auf, die beim Zerreiben einen roten Farbstoff abgeben. Die Filamente der zahlreichen Staubblätter sind zu 3–6 Bündeln verwachsen. Die Frucht des Johanniskrau-

tes ist eine dreifächerige Kapsel, die sich bei trockenem Wetter öffnet und bei feuchtem schließt.

Gesammelt wird das blühende Kraut (zur Teebereitung) oder auch die frischen Blüten (zur Ölherstellung).

Sammelzeit: Juli–August.

Inhaltsstoffe: Ätherisches Öl, Hypericin (Hypericumrot), Hyperforin, Catechingerbstoffe, Flavonglykoside (Hyperosid, Rutin, Quercetin).

Wirkung: Johanniskraut besitzt auf Grund der Kombination ätherisches Öl und Gerbstoff, die sich in ihrer Wirkung ergänzen und verstärken, entzündungswidrige, wundheilfördernde und antidiarrhoische (stopfende) Eigenschaften. Hyperforin wirkt antibakteriell.
Dem Johanniskraut wird außerdem ein beruhigender, seelisch ausgleichender Effekt zugeschrieben. Diese Wirkung soll zwar nicht sofort eintreten, aber nach einer Einnahmezeit von etwa 14 Tagen läßt die innere Spannung nach und eine Stimmungsverbesserung stellt sich ein.
Verantwortlich für diesen günstigen Einfluß bei Depressionszuständen ist das Hypericin, welches in seiner Wirkung dem Hämatoporphyrin ähnelt. Unerwünschte Nebenwirkungen, wie sie zum Teil nach der Einnahme synthetischer Mittel dieser Art auftreten können, z. B. verstärkte Müdigkeit auch am Tage, sind nicht zu befürchten. Jedoch muß eine Eigenschaft des Johanniskrautes beachtet werden: Bei Verwendung großer Mengen Johanniskraut oder auch bei längerem Gebrauch wird durch das Hypericin, eine Substanz mit photosensibilisierender Wirkung, eine erhöhte Lichtempfindlichkeit erzeugt. Daher sollten während einer Johanniskrautkur (die jeweils nicht länger als 4–6 Wochen durchgeführt werden sollte), zur Vermeidung von Hautreizungen keine Sonnenbäder, Höhensonnenbestrahlung und längere Spaziergänge in der Sonne durchgeführt werden.

Anwendung: Johanniskraut wird heute in erster Linie bei Depressionen der verschiedensten Art, bei Depressionszuständen im Klimakterium (Wechseljahren), Frühjahrsdepression sowie bei nervösen Erschöpfungszuständen und in der Rekonvaleszenz als Tee oder in Form eines weinhaltigen Auszuges (s. Zubereitung) verabreicht.
Früher fand Johanniskraut bei katarrhalischen Erkrankungen des Magen und Darmes, bei Durchfall sowie bei Störungen der Leber- und Gallenfunktion Anwendung.

Äußerlich wurden die Aufgüsse des Johanniskrautes oder Johanniskrautöl als Wundheilmittel gebraucht.

Zubereitung und Dosierung: Zur Teebereitung überbrüht man 1 Eßl. der Droge mit 1 Tasse Wasser und läßt 15 Minuten unter gelegentlichem Umrühren bedeckt stehen. Von diesem Tee trinkt man täglich 1 bis 2 Tassen.
Zur Herstellung eines weinhaltigen Auszuges übergießt man 25 g (Inhalt eines Originalbeutels) oder sechs gehäufte Eßlöffel getrocknetes Johanniskraut mit einer Flasche Dessertwein von etwa 700 g Inhalt und läßt die Droge in einem geschlossenen Gefäß oder in einer Weithalsflasche unter häufigem Umschütteln eine Woche stehen. Danach wird dieser Auszug durch ein Tuch oder ein Sieb gegossen und die Droge leicht ausgepreßt. Von diesem Johanniskrautwein trinkt man täglich 3mal ein Likörglas voll nach den Mahlzeiten.
Als Gesundheitspflegemittel steht auch ein äthanolisch-wäßriger Johanniskrautauszug zur Verfügung.

Kalmus

Acorus calamus L. (Tafel 18)

Aronstabgewächse – Araceae JUSS.

Vorkommen: An Flußufern, Teichrändern, Gräben, häufig in Sümpfen.

Aussehen: Kalmus ist eine schilfartige bis 1 m hohe Pflanze. Aus einem etwa daumenstarken, bis 1½ m langen verzweigten, aromatisch duftenden Wurzelstock erhebt sich ein flachgedrückter Stengel mit senkrecht stehenden, 2zeilig gestellten, schwertförmigen Blättern. Aus dem Ende des Wurzelstockes entwickelt sich im Juni oder Juli ein gelbgrüner, kolbenförmiger Blütenstand. Zur Bildung reifer Samen kommt es in unserem Klima nicht. Kalmus vermehrt sich auf vegetativem Wege.

Verwechslungsmöglichkeiten bestehen möglicherweise mit dem Wurzelstock einiger Rohrkolbenarten oder mit denen der Wasserschwertlilie; jedoch besitzen diese nicht den durchdringenden würzigen Duft des Kalmusrhizoms, volkstümlich Kalmuswurzel benannt.

Gesammelt werden Wurzelstöcke.

Sammelzeit: Im Spätherbst, wenn die Wurzelstöcke den höchsten Gehalt an ätherischem Öl aufweisen, werden diese gegraben und von anhaftendem Schmutz durch Abspülen mit Wasser gereinigt.

Trocknung: Nach dem Entfernen der Blatt- und Wurzelreste spaltet man den Wurzelstock zunächst längs, dann schneidet man die Hälften in etwa 10 cm lange Stücke und legt diese in dünne Schichten in einem trockenen, warmen Raum aus oder trocknet diese über dem Ofen.

Inhaltsstoffe: Etwa 3% ätherisches Öl (Asaron), verschiedene Sesquiterpene, Bitterstoffe, Gerbstoffe, Schleimstoffe, Stärke, Dextrose, Cholin, Methyl- und Trimethylamin.

Allgemeines: Kalmus ist eine der wenigen in Europa gedeihenden Vetreter der Arongewächse. An Arongewächsen sind in unserem Klima der Aronstab und die als Zierpflanze bekannte Kalla vertreten. Vom Kalmus wird behauptet, daß er im 16. Jahrhundert von Asien nach Deutschland gebracht worden ist. Er hat sich dann schnell durch Verwilderung verbreitet.

Wirkung: An der Gesamtwirkung des Kalmus sind hauptsächlich das ätherische Öl sowie der Bitterstoff beteiligt. Der Wirkungsbereich erstreckt sich vor allem auf den Magen, auf die Galle, bis zu einem gewissen Grad auf die Nieren, außerdem auf die Drüsen mit innerer Sekretion. Er wirkt appetitanregend, verdauungsfördernd, leicht harntreibend.

Anwendung: In der Heilkunde wird Kalmus innerlich bei akuten und chronischen Verdauungsstörungen, die sich durch Appetitlosigkeit, mangelhafte Absonderung von Verdauungssäften, Aufstoßen und Brechreiz äußern, angewandt; außerdem finden Kalmuszubereitungen häufig auch in Form von alkoholischen Auszügen (Wein, Tinktur oder Likör) bei Magenkatarrhen sowie Gärungs- und Fäulnisdyspepsien Anwendung. Eine günstige Wirkung wird dem Kalmus auch bei Bleichsucht und Blutarmut zugeschrieben.
Nach WEISS soll das Kauen von Kalmuswurzel ein brauchbares Mittel zum Abgewöhnen des Rauchens sein. Hierbei wird eine belebende und stärkende Wirkung auf die Mund- und Rachenschleimhaut ausgeübt und die Speichelsekretion angeregt.
Äußerlich findet Kalmus als Zusatz zu Mund- und Gurgelwässern und in Form eines Kalmusbades, welches im Arzneimittelsorti-

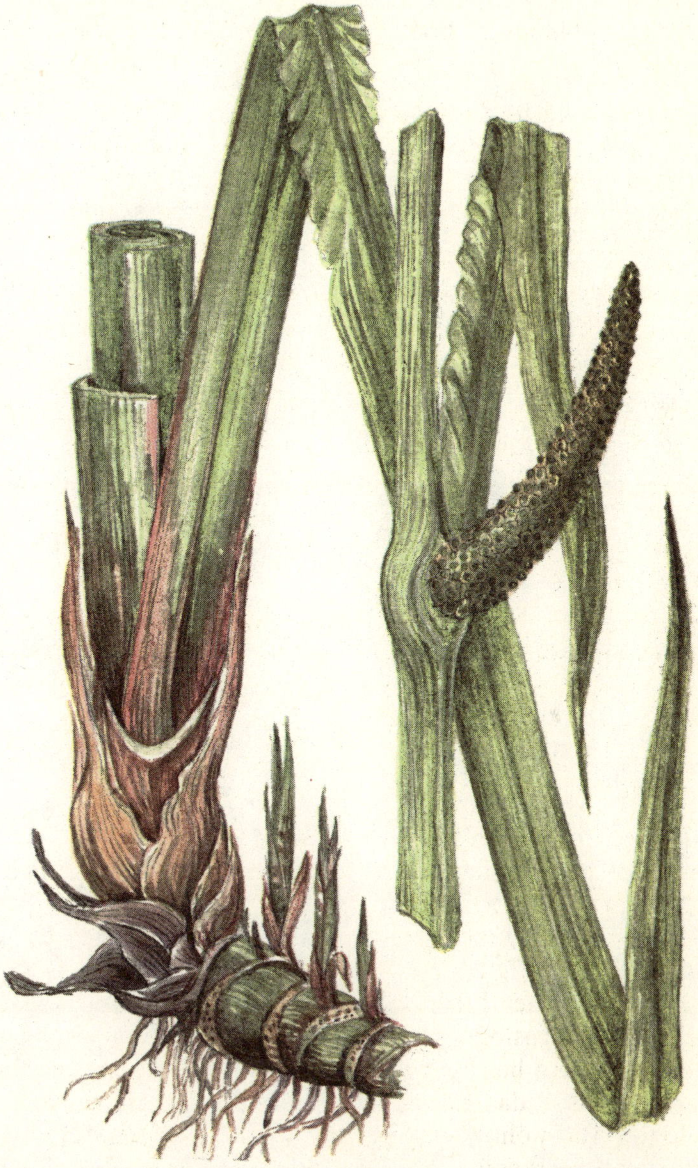

Kalmus · Acorus calamus L.
Tafel 18

ment als unterstützendes Mittel zur Behandlung bestimmter Hauterkrankungen zur Verfügung steht, Anwendung.

Zubereitung und Dosierung: 1 Eßl. der zerschnittenen Droge übergießt man mit einer Tasse kochendem Wasser, läßt bis zum Erkalten stehen und seiht ab. – 2 Tassen Tee werden am Tage getrunken.

Von der in der Apotheke erhältlichen Kalmustinktur nehmen Erwachsene 3mal täglich 10–15 Tr. auf Zucker oder mit Wasser.

Soll Kalmus kurmäßig genommen werden, dann verwendet man zur Teebereitung 1 Teel. Droge auf eine Tasse Wasser oder den als Gesundheitspflegemittel in Drogerien, Reformhäusern und Kaufhallen vorrätigen Kalmuswein.

Zum Arzneimittelsortiment der DDR zählt auch u. a. das kalmushaltige Präparat (Carvomin), ein häufig verordnetes Magenmittel mit blähungswidriger Wirkung. Neben Kalmus sind in diesem Präparat Auszüge von Angelikawurzel, Kadobenediktenkraut, Salbei- und Pfefferminzblätter sowie von geringen Mengen Schöllkraut enthalten. Einnahme nach Gebrauchsanweisung oder nach Vorschrift des Arztes.

Anmerkung: Die frische Wurzel darf, da sie brecherregend wirkt, nicht verwendet werden.

Kamille, Echte

Matricaria chamomilla L. (Tafel 19)

Korbblütengewächse – Asteraceae DUM.

Vorkommen: An Wegrändern, in Getreidefeldern, auf Ackern, teils kultiviert.

Aussehen: Die Kamille ist ein 20–40 cm hohes 1jähriges Kraut. Die aufrechten Stengel tragen doppelt fiederteilige Blätter mit entfernt stehenden schmallinealen nahezu spitzen Zipfeln. Die langgestielten Blütenköpfchen sind zahlreich. Sie besitzen 12–18 weiße, zungenförmige Randblüten und gelbe röhrige Scheibenblüten. Der lang kegelförmige Blütenboden ist hohl. Die Blütezeit dauert vom Mai bis August. Beim Zerreiben der Pflanze zwischen den Fingern tritt ein angenehm aromatischer Duft auf.

Verwechslungsmöglichkeiten: 1. mit der Hunds-Kamille. Diese blüht etwas später und besitzt nicht den aromatischen Duft der Echten Kamille und hat außerdem nicht den hohlen Blütenboden. Dieser ist flach und markig, und die Blütenblätter sind chrysanthemenähnlich. Als Heilpflanze ist die Hundskamille wertlos; 2. mit der Strahlenlosen Kamille. Diese ist ein unscheinbares niedriges Kraut und unterscheidet sich von der Echten Kamille durch das Fehlen der weißen zungenförmigen Blätter. Sie hat grünliche, aus 4zähnigen Scheibenblüten zusammengesetzte Blütenköpfchen. Obwohl sie stark und kamillenähnlich duftet, besitzt sie nicht die entzündungswidrige und heilende Wirkung der Echten Kamille, wohl aber eine krampflösende und wurmtreibende Wirkung.

Sammelzeit (Ernte): Mai bis September.

Gesammelt werden Blütenköpfchen (Stiel des Blütenköpfchens soll nicht länger als 1 cm sein). Ältere bereits abgeblühte Blütenköpfchen sollen möglichst nicht gesammelt werden, da diese beim Trocknen zerfallen und den Wert der Droge herabsetzen.

Trocknung: Die Blüten werden in dünner Schicht ausgebreitet und so lange ohne zu wenden im Schatten oder in luftigen Räumen getrocknet, bis die Blütenköpfchen auch im Inneren keine Feuchtigkeit mehr ausweisen. Auf keinen Fall darf in der Sonne oder in der Hitze getrocknet werden, da sich sonst der größte Teil des heilkräftigen ätherischen Öles verflüchtigt.

Inhaltsstoffe: 0,3–1,5% ätherisches Öl (Bisabolole, Bisabololoxide, EN-In-Dicycloäther, Farnesen, Proazulen Matricin → Chamazulen), 18 Flavone (Apigenin, Luteolin, Quercetin u.a.) Oxycumarine (Umbelliferon, Herniarin), Schleimstoffe.

Allgemeines: Die Kamille hat in die Heilkunde schon frühzeitig Eingang gefunden. Sie wurde bereits im griechischen und römischen Altertum arzneilich hochgeschätzt. Die Kamille hat auch jetzt noch als wertvolle Heilpflanze einen hervorragenden Platz in der Medizin. Innerlich und äußerlich wird diese Droge in großen Mengen verwendet.

Wirkung: Fast die gesamten Inhaltsstoffe der Kamille sind mehr oder weniger an der entzündungshemmenden, heilungsfördernden und krampflösenden sowie auch blähungswidrigen, schweißtreibenden, schwach fiebersenkenden und antiseptischen Wirkung beteiligt. Untersuchungen ergaben, daß die entzündungswidrige, heilungsfördernde Wirkung in erster Linie durch (–) α – Bisabolol, und Chamazulen und in geringerem Maße durch die Bisabolol-

oxide bedingt ist. Die krampflösende Wirkung wird auf die Flavone, Bisabolole, Oxycumarin und auf Farnesen sowie auf die En-In-Dicycloäther zurückgeführt.
Der günstige Effekt, der durch Inhalation von heißen Kamillendämpfen bei Schnupfen sowie Kiefer- und Stirnhöhlenentzündung erreicht wird, soll nicht allein durch die entzündungshemmende Wirkung und durch die Lösung des Schleimes bewirkt werden, sondern soll nach den Untersuchungen von KIENHOLZ auf Inaktivierung der Giftstoffe, die von den Bakterien auf den erkrankten Schleimhäuten gebildet werden, zurückzuführen sein.

Anwendung: Kamillenblüten werden als Teeaufguß oder in Form eines alkoholisch-wäßrigen Auszuges innerlich und äußerlich gebraucht.
Innerlich: Kamille wird wegen ihrer entzündungswidrigen, blähungstreibenden und krampflösenden Eigenschaften bei Magenbeschwerden sowie Völlegefühl, Aufstoßen, Magen- und Sodbrennen sowie bei Entzündungszuständen der Schleimhäute des Magens und Darmkanals angewendet. Eine durch Abführmittelmißbrauch erzeugte Dickdarmreizung wird durch Kamille zuverlässig beseitigt.
Vom Arzt werden Kamillenzubereitungen, speziell in Form einer Rollkur, zur Behandlung von Gastritis und Geschwüren im Bereich des Magen- und Darmtraktes verordnet.
Als schweißtreibender Tee wird Kamille auch in einer Mischung mit jeweils gleichen Teilen Holunder- und Kamillenblüten gebraucht.
Äußerlich: Auf Grund der entzündungswidrigen, schwach desinfizierenden und wundheilfördernden Eigenschaften wird die Kamille in Form von Spülungen, Umschlägen, Bädern, Inhalationen oder auch in Salbenform bei Entzündungen der Schleimhäute, der Mundhöhle, des Rachens, des Kehlkopfes und der Nase, ferner bei schlechtheilenden Wunden, Unterschenkelgeschwüren, Brustdrüsenentzündungen, Wundsein („Wolf“) angewandt.

Teebereitung und Dosierung: Zur innerlichen Anwendung übergießt man 2 Eßl. Kamillenblüten mit etwa 2 Tassen kochendem Wasser, läßt 15 Minuten stehen und seiht ab. Im Bedarfsfall werden 1–2 Tassen von dem frisch bereiteten Tee getrunken. (Der Kamillentee darf nicht gekocht werden, da sich sonst das wirksame ätherische Öl verflüchtigt.)
Zur Wundbehandlung, zu Bädern, zu Inhalationen und zu Einläu-

fen übergießt man 4–5 Eßl. Kamillenblüten mit 3–4 Tassen = $^1/_2$ l kochendem Wasser.
Anstelle der Droge könne auch Fertigpräparate wie Chamo liquidum, Kamillan (Auszug aus Kamillenblüten und Schafgarbenkraut) oder Kamillenfluidextrakt, der Gebrauchsanweisung oder der Anweisung des Arztes entsprechend, angewendet werden.
Als Salbe, die mit einem Kamillenauszug bereitet ist, steht Kamilloderm als Fertigpräparat zur Verfügung.
Kamille ist neben anderen pflanzlichen Auszügen und Benzokain Bestandteil von Odala, einem bewährten schmerzlindernden Zahnungsmittel für Kleinkinder. Kamillenextrakt gehört u. a. zu den Wirkstoffen von Bombastus Sedative liquidum, ein Präparat, welches zur Behandlung entzündlicher Erkrankungen des Zahnfleisches und der Mundhöhle sowie auch als Magenmittel mit appetitanregender und verdauungsfördernder Wirkung dient. Außerdem sind Kamillenzubereitungen in zahlreichen Kosmetika enthalten.
In diesem Zusammenhang wird darauf hingewiesen, daß seitens der Hautärzte in letzter Zeit vereinzelt bei überempfindlichen Patienten nach Anwendung von Kamillenzubereitungen allergische Reaktionen festgestellt wurden. Daher sollten Personen, die z. B. zu Hautallergien neigen, mit der äußerlichen Anwendung von Kamillenzubereitungen oder kamillehaltigen Kosmetika zurückhaltend sein.

Anhang: Als Magentee wird den Kamillenblüten oft noch Pfefferminz- und Melissentee beigemischt. Bei Magenbeschwerden nervöser Art, bei kolikartigen Schmerzen und bei Magenbeschwerden, die durch Brechreiz und Gärungszustände verursacht werden, hat sich folgende Mischung bewährt: 10 g Kamille, 20 g Pfefferminzblätter, 10 g Melissenblätter.
Teebereitung: 1 Eßl. von dieser Mischung mit einer Tasse kochendem Wasser übergießen und schluckweise möglichst warm trinken.
Bei schmerzhafter Periode leistet Kamille oder auch eine Mischung aus gleichen Teilen Kamillenblüten, Baldrianwurzel, Melissenblätter, Schafgarbenkraut und Pfefferminzblättern gute Dienste.

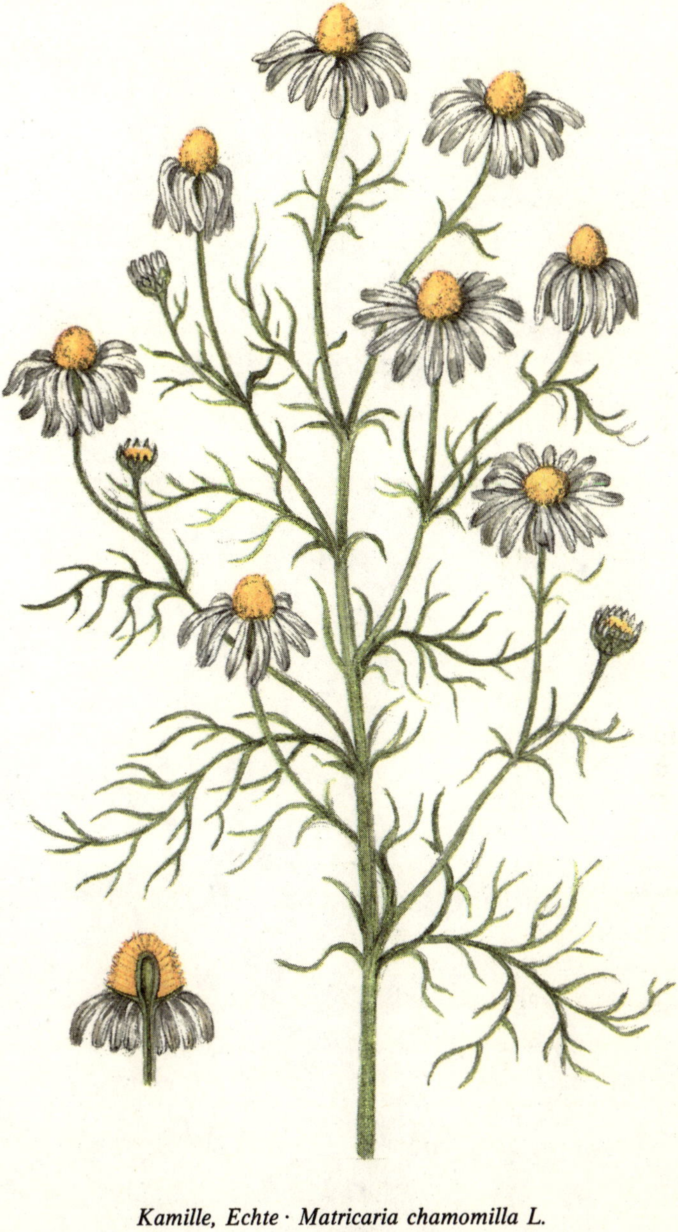

Kamille, Echte · Matricaria chamomilla L.
Tafel 19

Knoblauch

Allium sativum L.

Liliengewächse - Liliaceae JUSS.

Vorkommen: In Gärten oder auf Feldern angebaut.

Aussehen: Der Knoblauch ist von zwiebelähnlichem Wuchs. Die Zwiebel mit einem Durchmesser von 3–5 cm besteht aus einer länglich-eiförmigen Hauptzwiebel und zahlreichen Nebenzwiebeln, den sogenannten „Zehen“. Die Haupt- und Nebenzwiebeln werden von mehreren trockenhäutigen, weißen Niederblättern umgeben. Im Frühjahr wächst aus der Zwiebel ein etwa 80 cm langer, aufrechter, kahler, runder Stengel, der bis zur Mitte flache, breitlineale, zugespitzte, ganzrandige Blätter von etwa 1 cm Breite trägt. Die von einem sehr langgeschnäbelten, rötlichweißen, trockenhäutigen Deckblatt umgebene Dolde besteht aus mehreren kleinen Brutzwiebeln und einigen langgestielten, endständigen, weißen oder rötlichweißen Blüten.

Gesammelt werden die Zwiebeln.

Sammelzeit (Ernte): September bis Oktober.

Trocknung: Die mit dem Kraut herausgezogenen Zwiebeln werden in Büscheln im Schatten oder in einem trockenen Raum aufgehängt.

Inhaltsstoffe: 0,1–0,3 % ätherisches Öl, Alliin, Cysteinsulfoxide, Fermente, Flavone, Vitamine (A, B_1, B_2, Nikotinsäureamid), Adenosin, Cholin, Sinistrin (eine Verbindung vom Inulintyp, die aus 38 Fruktosemolekülen aufgebaut ist), rhodanhaltige Substanzen, Spurenelemente (Magnesium, Eisen, Zink, Mangan, Kupfer, Bor, Kalzium und Kobalt), eine antiobiotische Substanz, die kein Schwefel enthält, als Garlicin bezeichnet.
Das Knoblauchöl enthält vorwiegend Diallyldisulfid. Das in den frischen, unverletzten Knoblauchzwiebeln enthaltene Alliin wird durch das Ferment Allinase rasch zu dem lauchartig riechenden, antibakteriell wirkenden Allicin abgebaut. Aus dem Allicin bildet sich allmählich Diallyldisulfid. Allicin besitzt noch in einer Verdünnung von 1:125000 eine bakterienabtötende (bakterizide) Wirkung.

Allgemeines: Der Knoblauch, in Zentralasien beheimatet, spielt wie

kaum eine andere Droge als Gewürz- und Heilpflanze vom Altertum bis in unsere Tage eine bedeutende Rolle. Aus Gräberfunden, bildlichen Darstellungen und Berichten ist uns dies bekannt. Der griechische Geschichtsschreiber HERODOT berichtet, daß beim Bau der Cheopspyramide allein für die Zwiebel-, Rettich- und Knoblauchkost der Arbeiter 1600 Silbertalente, etwa 8 Millionen M entsprechend, aufgewendet wurden. Man kann daraus auf die Kenntnis der damaligen Zeit über die bakterienhemmenden Kräfte verschiedener Pflanzen schließen. Die drei genannten Pflanzen wurden bewußt als Vorbeugungsmittel gegen Infektionen eingesetzt; denn die größte Gefahr bei Menschenansammlungen, wie sie z.B. beim Bau von Pyramiden und Kanälen unerläßlich waren, bestand in dieser Zeit in Infektionskrankheiten und Seuchen, die infolge fehlender sanitärer Einrichtungen schnell um sich griffen und ungezählte Opfer forderten. Den Römern war ebenfalls der Knoblauch als Gewürz bekannt. Römische Soldaten aßen ihn in großen Mengen, weil er angeblich den Mut erhöhe. In verschiedenen Ländern und in verschiedensten Zeitabschnitten der Geschichte wird seltsamerweise immer wieder der Knoblauch als „Mittel, das vor Schlangenbissen schützt", gepriesen. Eine Begründung für diese Wirkung wird nicht gegeben. Denkbar wäre ein Zusammenhang mit dem eigenartigen Lauchgeruch. Es ist bekannt, daß Tiere darauf sehr empfindlich reagieren. In diesem Zusammenhang sei erwähnt, daß der Knoblauch auf Grund seines unangenehmen Geruches als Mittel gegen Zauberei und Verhexung angewandt wurde. Ein südslawisches Sprichwort besagt: „Sie eilt davon wie eine Hexe vor weißem Lauch."
In der Heilkunde fand der Knoblauch früher vorwiegend als wurm- und harntreibendes sowie wehenförderndes Mittel, als Zahnwehmittel, als Mittel gegen Gelbsucht, Pest und Cholera Anwendung. In Indien ist Knoblauch eines der bekanntesten Tuberkulosemittel.

Wirkung: An der Wirkung des Knoblauchs ist in erster Linie das ätherische Öl beteiligt. Beim Kauen der Zwiebel macht es sich durch Brennen auf der Zunge und an den Schleimhäuten bemerkbar und ist bald als typischer Knoblauchgeruch in der Ausatmungsluft wahrnehmbar. Der größte Teil des ätherischen Knoblauchöles wird über die Leber von den Nieren, dem Darm und ein kleiner Teil durch die Lungen und von der Haut ausgeschieden. WEISS, ein Experte auf dem Gebiet der Pflanzenheilkunde, sieht darin ein Zeichen dafür, daß die Wirkstoffe des Knoblauchs auch wirklich

bis in die kleinen und kleinsten Gefäße in der Peripherie des Körpers hineinkommen und dort ihre Wirkung entfalten.
Die Wirkung des Knoblauchs ist vielseitig. Seit langem bekannt sind die antibakteriellen Eigenschaften des Knoblauchs. Wie wir heute wissen, sind an der antibakteriellen Wirkung von den Knoblauchinhaltsstoffen vor allem Allicin, Diallyldisulfid, das ätherische Öl und das Garlicin, eine antibiotische Substanz, beteiligt. Diese Wirkstoffe hemmen im Magen und Darmkanal die Entwicklung von Fäulnis- und Gärungsprozessen, die sonst durch vermehrte Gasbildung und Blähungen zu Beschwerden im Leibe führen würden. Bei Vorhandensein einer krankhaften Darmflora wirkt Knoblauch umstimmend, so daß es zu einer Normalisierung der bakteriellen Zusammensetzung kommt. Durch Knoblauch wird Appetit und Verdauung gefördert, da die Funktion der Verdauungsdrüsen angeregt und vor allem die Gallensaftproduktion erhöht wird. Gewichtszunahmen nach Knoblauchgebrauch sind festgestellt worden. Bei der Ausscheidung des ätherischen Öles des Knoblauchs über die Lunge wird, falls festes Sekret vorhanden, dieses verflüssigt, und es kann leichter abgehustet werden. Die sekret- und krampflösende Wirkung des Knoblauchöls spielt ebenso wie der antibakterielle Effekt der flüchtigen antibiotischen Substanzen des Knoblauchs auch bei der Inhalation, die bei Lungen- und Atemwegserkrankungen (z. B. Bronchitis, Mandelentzündung) vorgenommen wird, eine wichtige Rolle. Wenn auch Knoblauch kaum eine bestehende Arteriosklerose zu beeinflussen vermag, so sprechen ärztliche Erfahrung sowie durchgeführte Tierversuche dem Knoblauch eine arterioskleroseverhütende bzw. -verzögernde Wirkung zu. Unsicher ist die scheinbare blutdrucksenkende Wirkung des Knoblauchs. Eine merkliche Blutdrucksenkung soll bei der Einnahme von frischem Knoblauch vorhanden sein, bei längerer Aufbewahrung des Knoblauchs wird diese Wirkung geringer.
Die im Knoblauch vorhandenen Vitamine, Spurenelemente und Fermente, die als Biokatalysatoren fungieren, sowie die scheinbar vorhandenen Substanzen mit der Wirkung männlicher und weiblicher Sexualhormone sind sicher an der tonisierenden (stärkenden), den Alterungsprozeß verzögernden und der lebensverlängernden Wirkung, die dem Knoblauch von jeher nachgesagt wird, beteiligt. Knoblauch gehört wie auch der Weißdorn zu den pflanzlichen Mitteln, die sowohl in der vorbeugenden Gesundheitspflege als auch in der Altersheilkunde einen hervorragenden Platz einnehmen.

Anwendung: Die Anwendung von Knoblauch erfolgt in Form der

frischen Knoblauchzwiebeln oder auch in Form von Fertigpräparaten (Knoblauchölkapseln, Knoblauchperlen, Knoblauchsaft).
Knoblauch leistet gute Dienste bei der Sanierung des Verdauungstraktes, bei Verdauungsstörungen mit Appetitlosigkeit, bei Aufstoßen und Blähungen, bei akuten und chronischen Darmkatarrhen, bei Sommerdiarrhöen, bei Folgezuständen und Beschwerden nach Ruhrerkrankungen. Knoblauch verbessert die Schwerverträglichkeit mancher Speisen (Anwendung als Gewürz). Er kann angewendet werden als auswurfförderndes Mittel bei Bronchitis, als vorbeugendes Mittel gegen Alterserscheinungen, zur Unterstützung der Behandlung arteriosklerotischer Beschwerden, als Mittel zur Erhöhung der Widerstandskraft, der Leistungsfähigkeit und des Wohlbefindens.

Zubereitung und Verabfolgung: Jeden zweiten bis dritten Tag wird eine ¼–½ Knoblauchzehe fein zerschnitten auf Brot oder mit Quark vermischt, verabreicht.
Bei Erkrankung der Atmungsorgane wird mehrmals täglich 1 Teel. einer Mischung, bestehend aus 1–2 fein zerriebenen Knoblauchzehen mit etwa 10 Eßl. Honig oder Zucker, eingenommen.
Die als Gesundheitspflegemittel im Handel befindlichen Knoblauchpräparate sind nach der angegebenen Gebrauchsanweisung anzuwenden.

Anmerkung: Das Erhitzen des Knoblauchs, wie es beim Gebrauch als Gewürz vorkommt, soll die heilkräftige und keimhemmende Wirkung nicht beeinträchtigen.

Knöterich, Schlangen- (Wiesen-Knöterich)

Polygonum bistorta L.

Knöterichgewächse – Polygonaceae JUSS.

Vorkommen: Feuchte Wiesen.

Aussehen: Der Wiesen-Knöterich wird auch Schlangenwurz, Schafzunge oder Natternwurz genannt.
Aus einem schlangenförmig gewundenen, fingerdicken, braunen Wurzelstock, der unterirdische Ausläufer bildet, entwickeln sich gestielte, zungenförmige Grundblätter. Am Ende des etwa 1 m langen Stengels, der wellige Blätter mit langer, stengelumfassender

Spreite trägt, befindet sich eine dickwalzige Scheinähre kleiner, weißrosafarbener Blüten. Die Früchte sind kleine, glänzend braune, 3kantige, einsamige Nüßchen.

Gesammelt wird der Wurzelstock.

Sammelzeit: Mai bis Juli oder Spätherbst.

Trocknung: Die gewaschenen, von Stengelteilen und ansitzenden Wurzeln befreiten Wurzelstöcke werden zunächst durch Auslegen vorgetrocknet, dann (für den Hausbedarf) in der Ofenröhre nachgetrocknet. Die Trocknungstemperatur soll jedoch 70 °C nicht übersteigen.

Inhaltsstoffe: Etwa 15% Gerbstoffe, etwa 30% Stärke, ferner Gallussäure, Bistortarot und geringe Mengen Emodin.

Wirkung: Ähnlich wie bei der Blutwurz steht auch bei der Schlangenwurz die Gerbstoffwirkung im Vordergrund. Der in der Wurzel vorhandene verhältnismäßig hohe Stärkeanteil ergibt mit dem Gerbstoff zusammen eine vorteilhafte Kombination, welche die Verträglichkeit und Wirkung erheblich verbessert. Bei den durch Katarrhen entzündeten Schleimhäuten kommt es zur Abschwächung des Entzündungsreizes sowie der Schmerzempfindung, zur Aufsaugung von Sekreten (z. B. im Darm) und damit zu einer erheblichen Reizmilderung. Die stopfende Wirkung wird ebenfalls durch die Gerbstoffstärkekombination erhöht.

Anwendung: Innerlich: Auf Grund der genannten Eigenschaften ist die Schlangenwurz zur Behandlung von entzündlichen Erkrankungen des Magens und Darmkanals mit Durchfällen hervorragend geeignet. – Äußerlich: Schlangenwurzbereitungen können als Gurgelmittel und zu Spülungen bei Schleimhautentzündungen des Mund- und Rachenraumes sowie gegen Zahnfleischbluten angewandt werden.
Der Gebrauch der Schlangenwurz ist gegenwärtig etwas in Vergessenheit geraten.

Zubereitung und Dosierung: Tee: 2 Eßl. der zerschnittenen Droge übergießt man mit etwa 3 Tassen Wasser von Zimmertemperatur und läßt unter zeitweiligem Umrühren eine Stunde stehen. Dann wird abgeseiht. Diese Menge wird im Laufe eines Tages eßlöffelweise getrunken. Der gleiche Tee kann auch äußerlich zum Gurgeln oder zu Spülungen gebraucht werden.

Königskerze, Großblumige

Verbascum densiflorum BERTOL.
(Tafel 20)

Braunwurzgewächse – Scrophulariaceae JUSS.

Vorkommen: An Wegrändern, an sandigen Hängen, auf Kahlschlägen, an Bahndämmen.

Aussehen: 2jährige Pflanze; im 1. Jahr bildet sie nur eine Blattrosette mit großen gestielten verkehrteiförmigen, graugrünen, wollig behaarten Blättern. Im 2. Jahr treibt die Königskerze einen bis zu 3 m hohen Stengel mit wolligen, nach oben kleiner werdenden Blättern. Der Blütenstand ist kerzenförmig, die einzelnen 3–5 cm breiten Blüten sind gelb, trichterförmig, verwachsen kronblättrig und schwach unregelmäßig. Von den 5 Staubblättern sind 3 weißwollig.

Gesammelt werden die Blüten.

Sammelzeit: Juli bis August. Es werden die Blüten ohne Kelche gesammelt. Das Pflücken der Blüten sollte nur in den Mittags- oder frühen Nachmittagsstunden, d. h. wenn die Blütenteile nicht mehr taunaß sind, vorgenommen werden.

Trocknung: Die gesammelten Blüten werden möglichst sofort in dünner Schicht an einem schattigen Ort oder in einem geheizten Raum oder über dem Ofen getrocknet. Die getrockneten Blüten, die honigartig riechen, dürfen nicht bräunlich und runzelig aussehen.

Aufbewahrung: Da die getrockneten Blüten sehr leicht feucht werden, müssen diese in gut verschlossenen Gefäßen aufbewahrt werden. Es empfiehlt sich, die gelagerte Droge von Zeit zu Zeit zu überprüfen und gegebenenfalls nachzutrocknen.

Inhaltsstoffe: In der gesamten Pflanze, vor allem auch in den arzneilich gebrauchten Blüten reichlich Schleimstoffe. In den Blüten sind ferner Saponine, Zucker, Bitterstoff, gelbe Farbstoffe, wie Xanthophyll und Krozetin, und Spuren von ätherischem Öl enthalten.

Anwendung: Es ist nicht verwunderlich, daß sich der Mensch mit einer solch schönen und stattlichen Pflanze, wie die der Königskerze, schon frühzeitig beschäftigt hat. Er erfreute sich nicht nur an

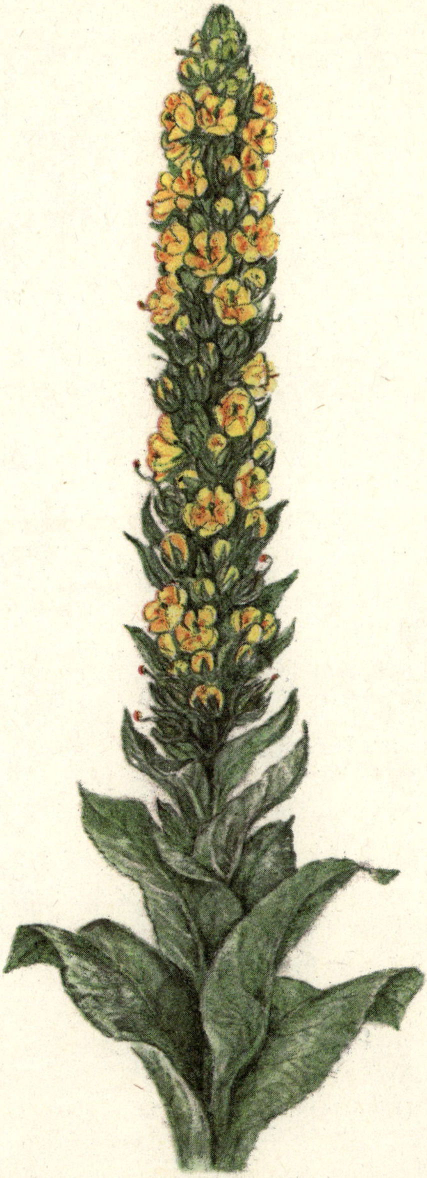

Königskerze · Verbascum
Tafel 20

ihrem schlanken Wuchs und an ihren leuchtenden Blüten, sondern er schätzte auch ihre heilkräftige Wirkung. Auf Grund ihres hohen Schleimgehalts sind die Königskerzenblüten zur Behandlung katarrhalischer und anderer Reizzustände der oberen Luftwege geeignet. Die enthaltenen Saponine wirken auswurffördernd, indem sie den in den Bronchien festsitzenden Schleim verflüssigen, so daß dieser leichter abgehustet werden kann.
Eine Abkochung von Königskerzenblüten in Milch soll bei Erkrankung der Lunge von ähnlichem Nutzen wie Lebertran sein. Dieser Effekt könnte durch das Vorhandensein des gelben Blütenfarbstoffes Xanthophyll, der in den Zellstoffwechsel eingreift und einen günstigen Einfluß auf den Regenerationnsprozeß (Heilungsprozeß) ausübt, erklärt werden. Die vorteilhafte Wirkung des gelben Farbstoffes auf die Wundheilung begründet auch die früher häufige und erfolgreiche Anwendung der Königskerzensalbe in der Wundbehandlung. In der Tiermedizin wird auch heute noch Königskerzensalbe, meist mit Lorbeersalbe gemischt, als Eutersalbe gebraucht. Königskerzenblüten gehören zu den Bestandteilen verschiedener Brust- und Hustenteemischungen, die als Gesundheitspflegemittel erhältlich sind.

Teebereitung und Dosierung: Bei trockenem und „bellendem" Husten, bei Heiserkeit, bei akutem und chronischem Bronchialkatarrh und bei asthmatischen Erkrankungen wird ein Teeaufguß verwendet. Dieser wird folgendermaßen bereitet: 1½ Eßl. der Blüten werden mit 1 Tasse kochendem Wasser oder auch kochender Milch übergossen. Man läßt 15 Min. stehen und seiht durch *ein Tuch* ab, dann süßt man reichlich mit Zucker oder Honig. Erwachsene trinken mindestens 2 solcher Portionen am Tage, Kinder die Hälfte.

Zur Beachtung: Es wird nochmals darauf hingeweisen, daß der Aufguß, ganz gleich ob mit Wasser oder Milch bereitet, durch ein Tuch geseiht werden muß, damit die den Blüten anhaftenden kleinen Härchen, die zu Reizerscheinungen führen können, zurückgehalten werden.
Neben der Großblumigen Königskerze gibt es noch die *Filzkönigskerze* (Verbascum phlomoides), die der Erstgenannten im Aussehen sehr ähnelt. Lediglich die filzige Behaarung ist gelblich, und die Stengelblätter laufen nicht bis zum nächstunteren herab. Wirkung und Anwendung sind die gleichen wie bei der großblumigen Königskerze.

Die Kleinblumige Königskerze (Verbascum thapsus), deren Blüten

nur halb so groß wie die der großblumigen Königskerze und hellgelb sind, wird ebenso wie das schwarze Wollkraut in der Heilkunde nicht gebraucht.
Das *Schwarze Wollkraut* (Verbascum nigrum), das etwa 1 m hoch wird, unterscheidet sich durch kleinere hellgelbe Blüten mit blutrotem Fleck im Grunde der Blumenkrone und violettwollige Staubfäden.

Kreuzdorn:

s. u. „Faulbaum", S. 57

Kümmel

Carum carvi L.

Doldenblütengewächse – Apiaceae LINDL.

Vorkommen: Auf Wiesen, an Feldrainen, häufig in Gärten und feldmäßig angebaut.

Aussehen: Kümmel ist eine 2jährige Pflanze. Im 1. Jahr entwickelt sich aus einer meist spindelförmigen Pfahlwurzel nur eine Blattrosette; im 2. Jahr ein bis 75 cm hoher, aufrechter, verästelter, kantiggefurchter Stengel. Die Blätter sind doppelt fiederteilig und deren Blättchen wieder fiederspaltig. Die Zipfel der Blättchen stehen quirlig, und das unterste Paar der Fiederblättchen ist kreuzweise angeordnet.
Der Blütenstand ist eine hüllenlose Doppeldolde. Die Blüten sind klein, weiß oder vereinzelt rosa. Die bräunliche Frucht zerfällt bei der Reife in je 2 bogen- oder sichelförmige, an beiden Enden sich verjüngende, charakteristisch riechende Einzelfrüchte, die etwa 5 mm lang und etwa 1 mm dick sind. Die Einzelfrüchte kommen unter der Bezeichnung Kümmel in den Handel.
Um Verwechslung mit anderen Doldengewächsen, die meist in großer Anzahl auf den Wiesen vorhanden sind, zu vermeiden, empfiehlt es sich, in Zweifelsfällen auf das für den Kümmel eigene Merkmal zu achten: das unterste Paar der Fiederblättchen eines jeden Blattes steht von den nächsten weit entfernt und sitzt fast am Stengel an, dabei ist es kreuzweise gestellt und sieht wie ein Ne-

benblatt aus. Kosten ist bei Umbelliferen nicht unbedingt zu empfehlen, da Vergiftungsgefahr besteht. Geerntet werden die Früchte. Der DDR-Bedarf wird durch Anbau gedeckt. Die Ernte erfolgt maschinell.

Erntezeit: Juni bis Juli. Man erntet den Kümmel noch vor der Vollreife, d. h. wenn die Körner sich braun zu färben beginnen. Man schneidet die Dolden ab und transportiert diese in einer Trage, die mit einem Tuch ausgelegt ist, damit abfallende Körner nicht verlorengehen. Die Dolden werden in einem luftigen, trockenen Raum auf eine ausgebreitete Plane ausgelegt und getrocknet. Nach dem Trocknen werden die Körner von den Dolden abgestreift und in gut verschlossenen Behältern aufbewahrt.

Inhaltsstoffe: Ätherisches Öl, etwa 5%, ferner kleine Mengen von Gerbstoff, Harz sowie 16% fettes Öl und 20% Eiweiß. Das ätherische Öl enthält als Hauptbestandteil Carvon.

Allgemeines: Die Anwendung des Kümmels als Gewürz und Heilpflanze ist uralt; davon zeugen die im Laufe der Geschichte gemachten Funde und Aufzeichnungen. Die Ursachen der Wertschätzung, die der Kümmel durch die Jahrhunderte bis auf den heutigen Tag genießt, liegen darin, daß er nicht nur eine geschmacksverbessernde Wirkung ausübt, sondern daß er auch die schwerverdaulichen, Kolikschmerzen verursachenden Speisen bekömmlicher macht. Diese Wirkung kommt durch die verdauungsfördernden, krampflösenden und blähungstreibenden Eigenschaften des ätherischen Öles zustande.

Anwendung: Innerlich werden Kümmelzubereitungen als krampflösendes Mittel bei Krampfzuständen im Magen und Darmkanal und als blähungstreibendes Mittel bei Gasansammlung und Gärungserscheinungen, als Magenmittel bei Appetitlosigkeit und schlechter Verdauung angewandt. Außerdem wird der Kümmel zur Förderung der Milchsekretion (Milchausscheidung) bei stillenden Müttern gebraucht.
Große Mengen Kümmel werden in der Lebens- und Genußmittelindustrie als Aromaticum verarbeitet.
Kümmel kommt auch mit Baldrian, Kamille und Pfefferminzblätter zusammen als blähungstreibender Tee und, mit Kalmus, Kamille, Pfefferminzblättern und Wermut gemischt, als Magentee sowie als Gesundheitspflegemittel unter der Bezeichnung Kümmel-Extrakt, einem alkoholisch-wäßrigen Auszug aus Kümmelfrüchten, zur Anwendung. Äußerlich werden mit Oliven- oder Erdnußöl her-

gestellte Kümmelauszüge als Einreibemittel bei Erkrankungen der Atmungsorgane, bei Rheumatismus und Rippenfellentzündung sowie bei Blähungen angewandt.

Zubereitung und Dosierung: Zur Herstellung des Kümmeltees übergießt man 1 Teel. der gequetschten oder zerstoßenen Kümmelkörner mit einer Tasse siedendem Wasser, läßt 10 Min. im bedeckten Gefäß stehen und seiht dann ab. Diese Menge wird schluckweise im Laufe eines Tages getrunken.
Zur äußerlichen Anwendung bestimmte ölige Kümmelauszüge kauft man zweckmäßig in der Apotheke. Dort werden diese öligen Kümmelauszüge teils durch Auskochen von zerstoßenem Kümmel mit fettem Öl (Oliven-Erdnuß-Raps-Öl) im Verhältnis 10:100, teils durch Mischen von ätherischem Kümmelöl mit fettem Öl hergestellt.
Bei der äußerlichen Anwendung reibt man einige Tropfen dieser öligen Kümmelauszüge in die Haut der zu behandelnden Körperpartien ein.

Lein, Saat- (Flachs)

Linum usitatissimum L. (Tafel 21)

Leingewächse – Linaceae S. F. GRAY.

Vorkommen: Als Öl-, Faser- und Futterpflanze angebaut, gelegentlich verwildert.

Aussehen: Saat-Lein oder Flachs ist eine 40–70 cm hohe, zierliche, 1jährige Pflanze. Aus einer dünnen Pfahlwurzel entwickelt sich ein runder, aufrechter Stengel, der sich im oberen Teil oft trugdoldenartig verzweigt. Die Blätter sind wechselständig, schmal lanzettlich, spitz und kahl. Die Blüten haben 5 eiförmige, drüsenlos gewimperte Kelchblätter und große abgerundete, himmelblaue, selten weiße Kronblätter. Die Früchte bilden 10fächrige kugelartige Kapseln. Jedes Fach enthält einen braunen glänzenden, länglich-eiförmigen, flachen Samen.

Gesammelt werden die Früchte (Samen). Die zu medizinischen Zwecken verwendeten Samen müssen voll ausgereift sein.

Sammelzeit (Ernte): Juli bis September.

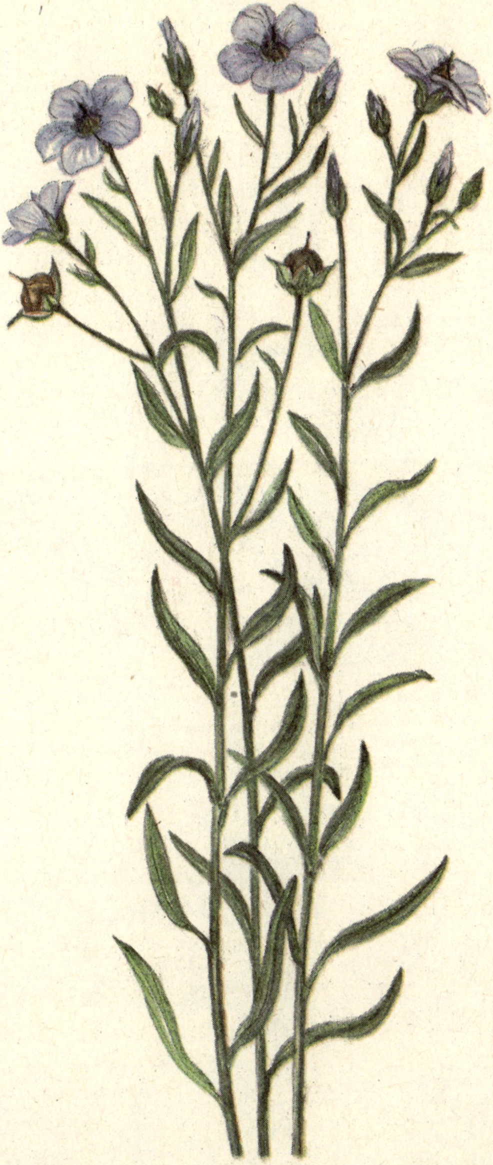

Lein, Saat- (Flachs) · Linum usitatissimum L.
Tafel 21

Inhaltsstoffe: Etwa 20% Schleimstoffe, 5% Pektin, 30–40% fettes Öl, etwa 25% Eiweiß, ferner 0,1–0,3% Glykoside (u.a. Linamarin) welche Blausäure abspalten.

Allgemeines: Saat-Lein oder Flachs ist eine uralte Kulturpflanze. Schon seit Jahrtausenden brauchte der Mensch deren Faser zur Herstellung von Geweben. Flachskulturen gab es nicht nur in Germanien, sondern auch in Kleinasien, Griechenland und Ägypten. Die Verwendung des Leinsamens in der Heilkunde läßt sich bis ins 4. Jahrtausend vor unserer Zeitrechnung verfolgen. Katarrhe, Durchfall und Unterleibsstörungen waren damals die Anwendungsgebiete für Leinsamen. Der Leinsamen liefert außerdem ein sehr geschätztes Öl, das sowohl zur Herstellung von Firnissen als auch zu Speisezwecken und in der Heilkunde gebraucht wird.

Wirkung: Leinsamen, innerlich verabreicht, hat eine abführende Wirkung, die mechanisch bedingt ist und durch das Quellungsvermögen des Leinsamens im Darm zustande kommt. Der dadurch ausgeübte Dehnungsreiz fördert die Peristaltik. Das Abführen des Darminhaltes wird noch unterstützt durch die Gleitmittelwirkung des Leinsamenschleimes und -öles. Leinsamen ist also ein ideales Gleit- und Abführmittel, das, im Gegensatz zu den üblichen Abführmitteln, die bei Miß- und Dauergebrauch zu Störungen des Mineralhaushaltes sowie zur chronischen Reizung des Darmes führen können, unbedenklich über lange Zeit eingenommen werden kann. Gleichzeitig kommt dem Leinsamen, besonders bei der zerkleinerten Droge ein desodoriender Effekt zu. Diese Wirkung ist wahrscheinlich so zu erklären, daß die bei der Spaltung des Linamarins frei werdende Blausäure das Wachstum von Fäulniserregern hemmt. Der Gehalt der Droge an blausäurehaltigen Glykosiden ist verhältnismäßig gering, so daß bei der üblichen Dosierung gesundheitsschädigende Wirkungen oder gar Vergiftungen bisher in keinem Fall beobachtet worden sind.

Anwendung: Bei chronischer Verstopfung werden von den ganzen oder frischgeschroteten Leinsamen 3mal täglich 1–2 Eßl. mit reichlich Flüssigkeit eingenommen. Die stuhlregulierende Wirkung tritt nach etwa 2–3 Tagen ein, danach geht man mit der Dosierung auf 1–2 Eßl. täglich zurück. Bei Schleimhautentzündung des Magens und Darms wird morgens und abends ½ Eßlöffel in warmer Milch verordnet.
Sollte geschroteter Leinsamen verwendet werden, so ist darauf zu

achten, daß dieser frisch ist, denn beim längeren Aufbewahren wird dieser bald ranzig und schmeckt bitter und kratzig.
Als Gesundheitspflegemittel steht Linugran (Leinsamen zerkleinert), bei Darmträgheit und Verstopfung anzuwenden, zur Verfügung. Äußerlich findet Leinsamen oder Leinsamenmehl in Form des Breiumschlages (Kataplasma) als erweichende Auflage bei entzündlichen Verhärtungen und Geschwüren Anwendung. Das in einem Tuch oder Leinenbeutel befindliche Leinsamenmehl wird mit heißem Wasser überbrüht, leicht ausgedrückt und auf die zu behandelnde Stelle gelegt.
Leinöl mit etwa 20% ungesättigten Fettsäuren, findet als Speiseöl und in der Apotheke vorwiegend zur Herstellung von Pasta exsiccans (= austrocknende Paste), die zur Behandlung von Hauterkrankungen (nässende und in feuchten Hautfalten sitzende Ekzeme, Wundsein usw.) dient, Anwendung.
Wenn alte Herde einer Schuppenflechte, speziell an den Ellenbeugen und Kniekehlen bestehen, so wird von WEISS empfohlen, diese Stellen mit Leinöl zu bestreichen.

Liebstöckel

Levisticum officinale KOCH

Doldenblütengewächse – Apiceae LINDL.

Vorkommen: In Gärten und feldmäßig angebaut, vereinzelt verwildert.

Aussehen: Liebstöckel ist eine ausdauernde 1–2 m hohe Pflanze. Aus einer bis über 20 cm langen, 2–3 cm dicken, spindelförmigen, nur wenig verästelten, außen rötlichgelben, innen gelblichweißen Wurzel entwickelt sich ein gestreifter röhriger Stengel mit dunkelgrünen, glänzenden Blättern. Die unteren Blätter sind doppelt, die oberen einfach gefiedert; die Teilblättchen breit-verkehrt-eiförmig, am Grunde keilig, meist eingeschnitten. Die vielstrahligen Dolden besitzen zahlreiche lanzettlich zurückgeschlagene Hüll- und Hüllchenblätter. Die Farbe der Blüten ist blaßgelb. Die etwas zusammengedrückten, gelbbraunen 5–7 mm langen Teilfrüchte haben geflügelte Rippen. Den Blättern und Wurzeln ist ein stark aromatischer, an Fleischwürze erinnernder Geruch eigen.

Verwendete Pflanzenteile: Blätter und Wurzeln.

Sammelzeit: Mai bis September, Wurzeln: September bis Oktober.

Trocknung: Die Blätter werden in dünner Schicht ausgebreitet und im Schatten getrocknet.
Die im September bis Oktober des 2. oder 3. Jahres gegrabenen Wurzeln spült man mit Wasser ab und hängt sie zum Trocknen am besten in einem geheizten Raum auf.

Aufbewahrung: Da die Wurzeldroge leicht Feuchtigkeit anzieht und von Insektenlarven befallen wird, muß diese in gut verschlossenen Gefäßen aufbewahrt werden. Diese Aufbewahrung gilt auch für die Blätter.

Inhaltsstoffe: In allen Organen ätherisches Öl, vor allem in der Wurzel, weniger in den Blättern.
Der Gehalt an ätherischem Öl (0,5–1%) ist im Frühjahr am höchsten und nimmt im Laufe des Sommers ab. Es besteht zum größten Teil aus Phthaliden, darunter Ligustilid als Aromaträger. Es enthält auch Terpineol und an nichtflüchtigen Bestandteilen die Furocumarine Psoralen und Bergapten.
Weitere Inhaltsstoffe der Liebstöckelwurzel: Harz, Angelika-, Chlorogen-, Kaffee- und Apfelsäure sowie Stärke und Zucker.

Allgemeines: Der Orient ist wahrscheinlich die Heimat dieser alten Heil- und Gewürzpflanze. Im 9. Jahrhundert wurde diese alte Droge vermutlich von Mönchen aus Oberitalien nach Deutschland gebracht und zunächst in Klostergärten, später in Bauerngärten angepflanzt. Wie aus zahlreichen alten Medizin- und Kräuterbüchern hervorgeht, erfreute sich Liebstöckel großer Beliebtheit und fand vielseitige Verwendung. Die verdauungsfördernde Eigenschaft dieser Droge wird erwähnt. Auch die harntreibende und menstruationsfördernde Wirkung war schon bekannt. Ferner sollte sie gegen den Biß giftiger Tiere helfen. Als Gewürz war Liebstöckel ebenfalls sehr geschätzt. In manchen Gegenden wurde Liebstöckelsamen an Stelle von Pfeffer den Speisen zugesetzt.
Der Name Liebstöckel ist durch Umbildung des lateinischen Wortes Levisticum entstanden. Levisticum selbst ist letztlich aus Ligusticum = ligurisch entstanden, weil man früher annahm, daß die oberitalienische Landschaft Ligurien die Heimat der Pflanze gewesen sei.

Wirkung: Bei Liebstöckel steht die harntreibende Wirkung im Vordergrund. Die appetitanregende und verdauungsfördernde Eigenschaft kommt bei der Anwendung als Gewürz zur Geltung. Ihre menstruationsfördernde Wirkung ist auf die gesteigerte Durchblutung der Organe des kleinen Beckens zurückzuführen.

Anwendung: Die getrocknete Liebstöckelwurzel oder eine Mischung aus Liebstöckel-, Petersilien-, Brennesselwurzel, Birkenblätter, Schafgarbe- und Heidekraut, Süßholzwurzel und Wacholderbeeren, unter der Bezeichnung „Harntreibender Tee" (Species diureticae) wird in Form eines Aufgusses als harntreibendes Mittel bei Harnverhaltung, Ödemen und zur Förderung des Stoffwechsels angewendet.

Zubereitung und Dosierung: Ein Eßlöffel der zerkleinerten Wurzeln oder ein Eßlöffel der Teemischung wird zunächst mit wenig Wasser über Nacht eingeweicht und am nächsten Morgen mit etwa 2 Tassen kochendem Wasser überbrüht. Nach 10 Min. wird abgeseiht. Die erhaltene Menge wird im Laufe eines Tages getrunken.
Als Gewürz und als Vitamin-C-Spender werden vor allem die frischen Blätter, aber auch die getrockneten Wurzeln verwendet. Sie verleihen den Speisen einen angenehm würzig-aromatischen Geruch und Geschmack. Im Winter lassen sich dazu die getrockneten oder die im Sommer eingesalzenen Liebstöckelblätter verwenden. Liebstöckel ist auch in Pulverform in Spezial-Gewürzläden erhältlich.

Linde

Tilia L. (Tafel 22)

Sommer-Linde = Tilia platyphyllos SCOP.
Winter-Linde = Tilia cordata MILL.

Lindengewächse – Tiliaceae JUSS.

Vorkommen: In Laubwäldern, besonders in Flußauen, häufig an Straßen und auf Plätzen angepflanzt.

Aussehen: Beide Lindenarten haben schiefherzförmige, am Rande gesägte Blätter.
Die Blätter der Sommer-Linde sind oberseits kurzhaarig, in den Aderwinkeln weißlich-bärtig, beiderseits meist hellgrün. Die Zahl der Blüten in einem Blütenstand beträgt 2–8. Die kugeligen Früchte sind scharfkantig und mit einer holzigen Schale versehen. Die Blätter der Winter-Linde sind beiderseits kahl, unterseits blau-

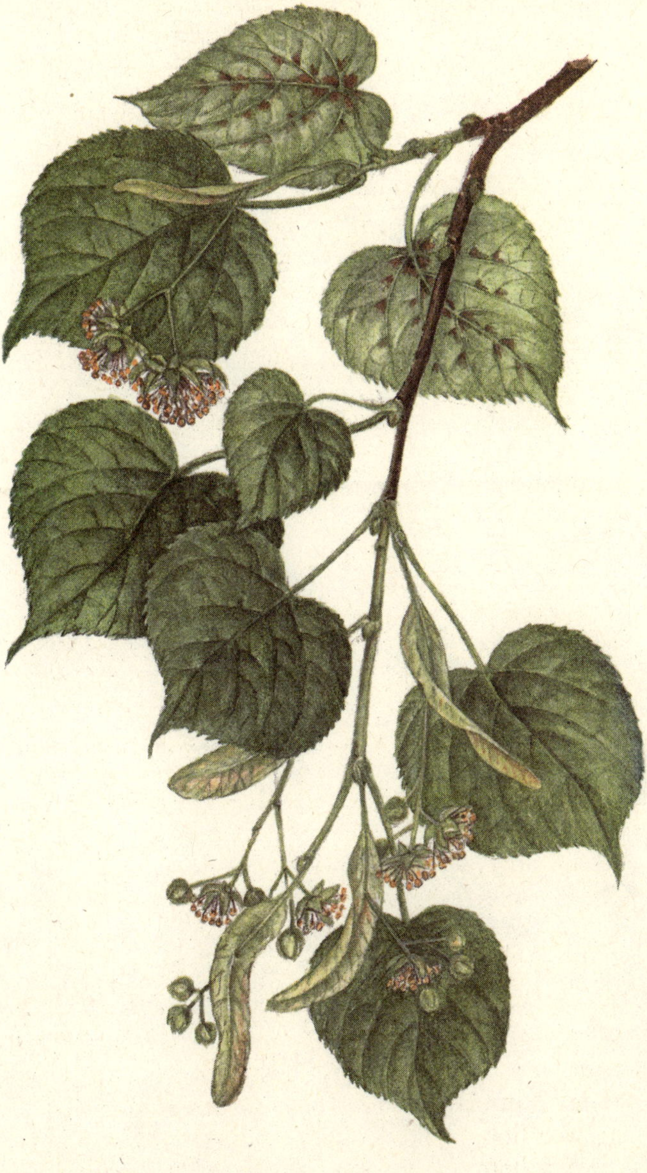

Linde (Winter-Linde) · Tilia cordata MILL.
Tafel 22

grün. Sie haben in den Winkeln der Blattnerven rostfarbene „Bärtchen“. Der Blütenstand hat 5–15 Einzelblüten. Diese sind kleiner als bei der Sommer-Linde und die Früchte undeutlich kantig, dünnschaliger und zerbrechlicher. Die Winter-Linde unterscheidet sich von der Sommer-Linde außerdem noch durch die etwa 2–3 Wochen später beginnende Blütezeit.

Verwechslungsmöglichkeiten: Die Blüten der Silber-Linde (Tilia tomentosa MOENCH) können wegen ihres unangenehmen Geschmackes nicht zur Teebereitung verwendet werden. Man erkennt die Silber-Linde leicht an den unterseits weißfilzigen, in den Nervenwinkeln nicht bärtigen Blätter.

Gesammelt werden Blüten (die ganzen Blütenstände mit den Hochblättern) der Sommer- und Winter-Linde.

Sammelzeit: Juni bis Juli.

Trocknung Die gesammelten Blüten werden in dünner Schicht ausgebreitet und unter zeitweiligem Wenden getrocknet.

Inhaltsstoffe: Viel Schleimstoffe, wenig Gerbstoffe, in geringen Mengen ätherisches Öl. Es enthält Farnesol, das den angenehmen Duft der Lindenblüten bewirkt. Lindenblüten enthalten außerdem Flavonglykoside sowie Cumarin-, Kaffee- und Chlorogensäure.

Allgemeines: Die Linden, die zu unseren widerstandsfähigsten Bäumen gehören, sind schon von alters her beliebt und spielten in der deutschen Geschichte eine bedeutende Rolle. Die Germanen hatten die Linde Frigga, der Göttin der Fruchtbarkeit, geweiht. Man glaubte auch, daß der Linde weissagende und heilende Kräfte innewohnten. Unter den alten Dorflinden kam man früher zusammen, um Recht zu sprechen, um sich zu unterhalten und um Spiel und Tanz zu treiben. Der Bast der Linde wurde zur Anfertigung von Stricken, Flechtwerk und in Südosteuropa auch zur Herstellung von Schuhwerk verwendet. Arzneilich wird die Linde wahrscheinlich erst seit dem 17. Jahrhundert gebraucht.

Wirkung: Im Vordergrund steht die schweißtreibende Wirkung der Lindenblüten, die vorwiegend dem ätherischen Öl und den Flavonglykosiden zugeschrieben wird. Die Steigerung der Stoffwechseltätigkeit der Haut, durch Erregung der Schweißdrüsen bewirkt, spielt bei der Bekämpfung von Erkältungskrankheiten, wie beginnende Grippe, Schnupfen, Katarrhe der Atemwege, eine wichtige Rolle. Die Lindenblüten, wie auch die Holunderblüten (s. dort), vermögen

die Abwehrkräfte des Körpers zu steigern. Sie geben dem Tee gleichzeitig einen angenehmen Geschmack; dadurch ist es erst möglich, daß der Mensch verhältnismäßig große Mengen heißer Flüssigkeit aufnehmen kann. Dies ist wichtig, weil auch der Wärmegehalt der Getränke an der Schweißbildung beteiligt ist.
Bei fieberhaftem Krankheitsbeginn (insbesondere mit Gliederschmerzen und Angina) sollte stets der Arzt konsultiert werden.
Den Lindenblüten ist außerdem eine harntreibende, schleimlösende und krampfmildernde Wirkung eigen.

Anwendung: Lindenblütentee wird vorwiegend zur Behandlung von Erkältungskrankheiten, Grippe, Katarrhen der Luftwege, Husten und Heiserkeit angewandt.
Als schweißtreibender Tee können Lindenblüten für sich oder mit Holunderblüten gemischt verabreicht werden. Als sehr wirksam hat sich die Mischung von 1 Eßl. Lindenblüten, 1 Eßl. Holunderblüten und 1 Eßl. Kamillenblüten, ausreichend zur Herstellung von ½ l Tee, erwiesen.
Schweißtreibende Tees als Fertigpräparate, die neben anderen Drogen ausnahmslos Holunder- und Lindenblüten enthalten, gibt es in Apotheken, Drogerien und Reformhäusern.
Jedoch sollte bei Empfangnahme des Fertigpräparates auf die Haltbarkeitsdauer von 18 Monaten geachtet werden.

Teebereitung: 3 Eßl. Lindenblüten oder die oben angegebene Mischung übergießt man mit ½ l kochendem Wasser, läßt etwa 10 Min. stehen und seiht ab. Der mit Zucker oder Honig gesüßte Tee wird möglichst vor dem Zubettgehen oder während der Bettruhe getrunken. Sollte nach Verabreichung der angegebenen Teemenge die Schweißbildung noch nicht eingetreten sein, so wird die gleiche Menge wiederholt getrunken.
Als Kosmetikum, zur Beseitigung von Hautrunzeln und Sommersprossen dient ein wäßriger Kaltauszug aus Lindenblüten. 3–4 Eßl. werden mit 1 l kaltem Wasser angesetzt und unter wiederholtem Umrühren einige Stunden stehengelassen. Dann wird der Auszug abgeseiht und zu Waschungen der Haut verwendet. Als Fertigpräparat steht das Lindenblüten-Gesichtswasser „extra“ sowie eine lindenblütenextrakthaltige Creme und Seife zur Verfügung.

Lindenkohle: Früher wurde größtenteils die Lindenkohle, die nach dem Meilerverfahren gewonnen wurde, zur Herstellung der in der Heilkunde viel gebrauchten Holzkohle verwendet.

Die Holzkohle eignet sich zur Behandlung von Magen- und Darminfektionen, die häufig mit Gärungserscheinungen und Durchfall einhergehen.
Die Wirkung besteht darin, daß die Kohle beim Durchgang durch den Magen und Darmkanal die Fäulnis- und Gärungsprodukte sowie die Bakteriengifte bindet und dadurch unschädlich macht.

Löwenzahn

Taraxacum officinale WIGGERS

Korbblütengewächse – Asteraceae DUM.

Vorkommen: Auf Wiesen, Triften, an Wegrändern und Böschungen.

Aussehen: Löwenzahn ist ein milchsaftführendes Kraut. Aus einem kurzen Wurzelstock und einer fleischigen, tief in den Erdboden eindringenden Pfahlwurzel entwickelt sich im zeitigen Frühjahr eine grundständige Rosette mit länglichen oder lanzettlichen, großzähnigen, saftiggrünen Blättern. Die röhrigen Stengel, aus den Blattachsen wachsend, tragen am Ende große gelbe, aus etwa 200 zwittrigen Zungenblüten bestehende, einköpfige Blütenstände, die sich abends und bei trübem Wetter schließen. Die Früchte tragen auf langem Schnabel eine Haarkrone. Der gesamte Fruchtstand bildet eine Federkugel, die auch als Pusteblume oder als Laternchen bezeichnet wird.

Gesammelt werden 1. die ganze Pflanze ohne Blüten, 2. die Blätter, 3. die Wurzeln.

Sammelzeit: 1. die ganze Pflanze April und Mai, 2. die Blätter April bis August, 3. Wurzeln April bis August.
Zu 1: Vor Entfaltung der Blüte wird die ganze Pflanze samt der Wurzel gestochen.
Die Pflanzen werden zunächst in einem luftigen Raum vorgetrocknet, dann in der Nähe eines oder über einem Ofen fertig getrocknet.
Zu 2: Die gezupften Blätter werden, möglichst nicht gedrückt, in dünner Schicht zum Trocknen ausgelegt. Eine vorschriftsmäßig getrocknete Droge sieht nahezu frischgrün aus.
Zu 3: Sollen nur die Wurzeln getrocknet werden, so entfernt man von den gestochenen Pflanzen die Blätter und Faserwurzeln, rei-

nigt die Wurzeln durch Abspülen mit Wasser und trocknet diese mit künstlicher Wärme (evtl. über dem Ofen). Die Trockentemperatur soll jedoch 70 Grad nicht überschreiten.

Inhaltsstoffe: In der gesamten Pflanze, besonders reichlich in den Wurzeln, kommen Bitterstoffe (Sesquiterpenlactone, Laktucopicrin) vor. Der Bitterstoffgehalt unterliegt großen Schwankungen. Die Blätter haben im Frühjahr, die Wurzeln im Juli und August den höchsten Gehalt.
Als weitere Inhaltsstoffe der Wurzel sind Inulin, Gerbstoffe, Schleim, Cholin, Fruktose, Karotinoide, Vitamine, besonders B_2, Enzyme, antibiotisch wirksame Substanzen, zu nennen.
In den Blättern kommen außer den Bitterstoffen, Xanthophylle, Vitamine, besonders C und Provitamin A vor.
Die Xanthophylle der Blüten bestehen aus etwa 40% Lutein und etwa 60% Taraxanthin.
Im Milchsaft sind Bitterstoffe, Cerylalkohol, Laktucerol, Kautschuk, Cholin und Inosit enthalten.

Allgemeines: Löwenzahn, in Europa, Vorderasien, Indien, Nordafrika und Nordamerika vorkommend, gehört zu jenen Pflanzen, die vielerlei Namen haben. Einige von den etwa 500 im deutschen Sprachgebrauch existierenden Namen sind: Butterblume, Pusteblume, Kettenblume, Kuhblume, Saustock, Hunnenblume, Melkdistel, Milchbusch, Wiesenlattich.
Die Anwendung des Löwenzahns in der deutschen Heilkunde läßt sich bis in das 13. Jahrhundert verfolgen. Wegen seiner gelben Blüten wurde er, entsprechend der Signaturenlehre, gegen Gelbsucht angewandt. Ein aus Kraut und Wurzeln hergestelltes Wasser wurde zur Gesichtspflege benutzt. Auch als Fiebermittel wurde diese Droge lange Zeit gebraucht. Mit Löwenzahn wurden Gallenleiden, Leberschwellung und Wassersucht behandelt. Die Verwendung von jungen Löwenzahnblättern in Form eines Salates zu Frühjahrskuren kam im 19. Jahrhundert auf. Nachdem der Löwenzahn in den letzten 80 Jahren vorübergehend als Heilpflanze an Bedeutung verloren hatte, fand er auf Grund neuerer Untersuchungen jetzt wieder stärkere Beachtung und Anwendung.

Wirkung und Anwendung: Mehrere Wirkungen, die die Funktion lebenswichtiger Organe und ihre Tätigkeit unterstützen, zeichnen den Löwenzahn aus und machen ihn für uns, besonders in der vorbeugenden Gesundheitspflege, wertvoll.
Löwenzahn regt die Tätigkeit aller großen Ausscheidungsdrüsen

an, vor allem die der Leber und Nieren, aber auch die Sekretion des Magens und der Bauchspeicheldrüse wird gesteigert.
Für Löwenzahn ergeben sich folgende Anwendungsmöglichkeiten: Als gallensekretionsförderndes Mittel ist Löwenzahn geeignet, die Behandlung von Leber- und Gallenbeschwerden zu unterstützen. Die Steigerung der Harnausscheidung durch Löwenzahn wird genutzt zum Durchspülen der Nieren bei Neigung zur Nierensteinbildung und zur Förderung der Abtreibung von Harnleitersteinen sowie zur Beseitigung von Flüssigkeitsansammlungen, die durch Stauungen im Pfortadergebiet bedingt sind. Die moderne Pflanzenheilkunde hält Löwenzahn wegen seiner stoffwechselfördernden Eigenschaften und seines Einflusses auf das Bindegewebe – als Tee oder Frischsaft kurmäßig verabreicht – für Rheumatiker als ein besonders geeignetes Mittel. WEISS empfiehlt die Anwendung von Löwenzahn bei Neigung zu Gelenkerkrankungen mit vorzeitigen Abnutzungserscheinungen an den Kniegelenken oder an den Bandscheiben der Wirbelsäule; auch eine Anwendung bei chronischen Gelenkleiden mit Knorpelschäden (Arthrosen) soll sich günstig auswirken.

Zubereitung und Dosierung: T e e : 3 Eßl. Löwenzahn übergießt man mit 3 Tassen kochendem Wasser, läßt 15 Minuten unter gelegentlichem Umrühren stehen und seiht dann ab. Diese Teemenge wird im Laufe eines Tages am besten vor den Mahlzeiten getrunken. Die Trinkkur wird etwa 6 Wochen lang durchgeführt, indem jeweils nach 4 Tagen eine Pause von 2 Tagen eingelegt wird. – L ö w e n z a h n s a l a t : Die gesammelten, jungen, zarten Löwenzahnblätter werden gründlich gewaschen, klein zerschnitten und mit wenig Salz und Zucker sowie mit Zwiebel, Essig und Öl angerichtet. Dem Salat können Rapünzchen oder Staudensalat oder auch in geringen Mengen Schafgarbe oder junge Brennesselblätter zugegeben werden. Nach Möglichkeit soll von diesem Frühlingssalat, der auch zu Frühjahrskuren Verwendung findet, eine Kompottschüssel voll täglich gegessen werden. Die Kur wird etwa einen Monat lang durchgeführt.
Als Gesundheitspflegemittel steht Löwenzahn in Form eines alkoholisch-wäßrigen Auszuges zur Verfügung.

Anmerkung: Eltern sollten darauf achten, daß Kinder nicht den Milchsaft der Blütenstengel (beim Spielen) aussaugen, da es danach u. U. zu Übelkeit, Erbrechen und Durchfall sowie zu Herzrhythmusstörungen kommen kann.

Lungenkraut, Echtes

Pulmonaria officinalis L. (Tafel 23)

Borretschgewächse – Boraginaceae JUSS.

Vorkommen: In Laubwäldern, unter Gebüschen.

Aussehen: 10–25 cm hohes Kraut mit schwachkantigen Stengeln und sitzenden, länglich-eiförmigen, borstig beharten Blättern; die nach der Blüte erscheinenden Blätter sind langgestielt, herz-eiförmig, oft weiß gefleckt. Die 4–5 doldentraubig angeordneten Blüten mit 5teiligem Saum sind erst rosa, dann blauviolett gefärbt. Sie blühen bereits im März und April.

Sammelzeit: Mai bis Juli.

Gesammelt werden die Blätter. Beim Sammeln ist darauf zu achten, daß die Blätter nicht gedrückt werden.

Trocknung: In dünner Schicht werden die Blätter in einem luftigen Raum oder an einer schattigen Stelle ausgebreitet.

Inhaltsstoffe: Schleimstoffe, wechselnde Mengen wasserlöslicher Kieselsäure und unlöslicher Kieselsäure, Gerbstoffe, Saponin, Allantoin, Zucker.

Allgemeines und Anwendung: Vor etwa 500 Jahren wurde das Lungenkraut, auch Kuckucks- oder Osterblume genannt, erstmals in einem Kräuterbuch erwähnt. Wie aus der Beschreibung hervorgeht, ist es damals gegen Lungenleiden und Blutspeien angewandt worden. In den folgenden Jahrhunderten nahm der Verbrauch der Blätter immer mehr zu, und ihre Verwendung wurde vielseitiger. Man bereitete aus ihnen Tee oder schnitt sie in die Suppe bzw. verbackte sie in Eierkuchen. Auch heute fehlt das Lungenkraut in keiner Hustenteemischung. Lungenkraut wird angewandt bei katarrhalischen Entzündungen des Rachens, des Kehlkopfes und der Luftröhre, bei Bronchitis; bei Verschleimung der Atemwege, bei Husten und Heiserkeit. Auch gegen Durchfall ist Lungenkraut wirksam. Die stopfende Wirkung wird einerseits durch den verhältnismäßig hohen Gerbstoffgehalt (10%), andererseits durch den Schleimgehalt hervorgerufen.

Zubereitung und Dosierung: 1 Eßl. des geschnittenen Lungenkrautes wird mit 1 Tasse Wasser angesetzt und bis zum Sieden erhitzt.

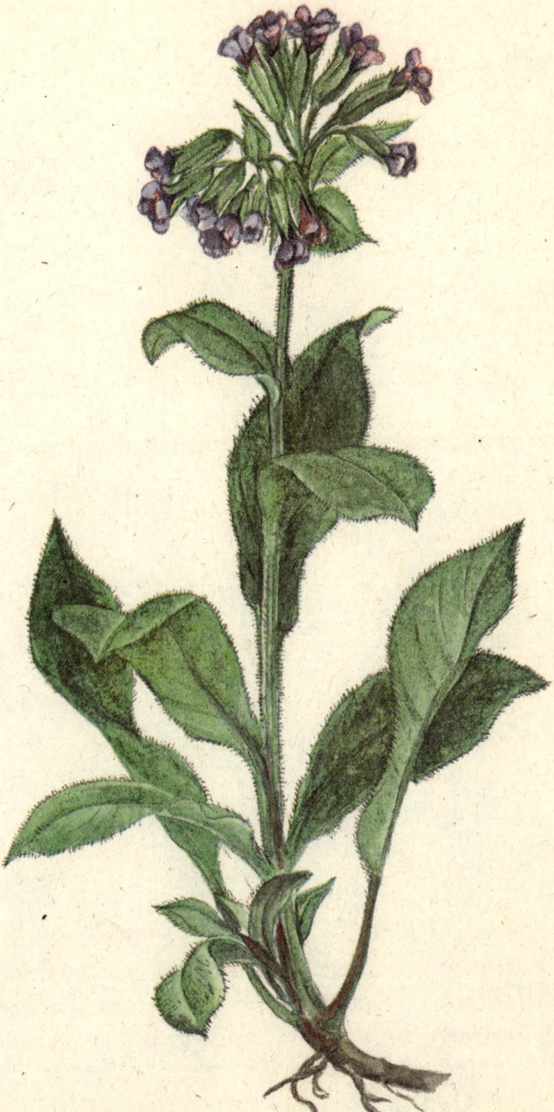

Lungenkraut, Echtes · Pulmonaria officinalis L.
Tafel 23

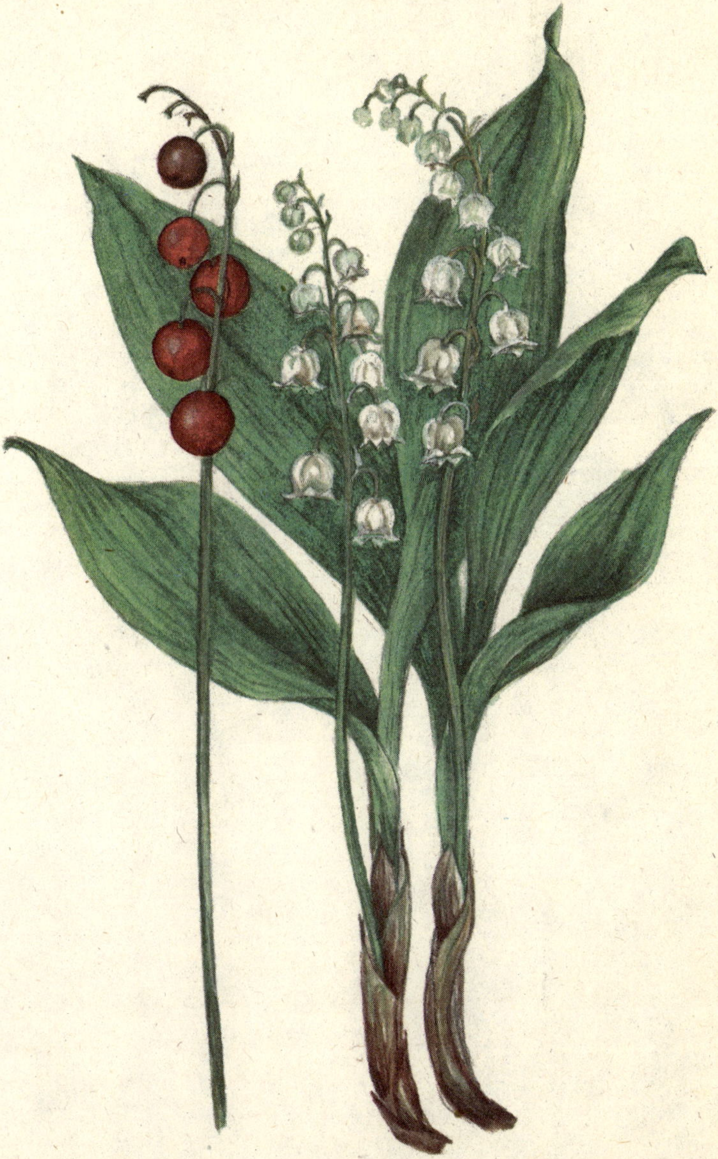

Maiglöckchen · Convallaria majalis L. (naturgeschützt)
Tafel 24

Nach dem Abseihen wird mit Zucker oder Honig gesüßt und heiß getrunken. 2–3 solcher Portionen werden im Laufe eines Tages eingenommen.

Maiglöckchen

Convallaria majalis L. naturgeschützt! (Tafel 24)

Liliengewächse – Liliaceae JUSS.

Vorkommen: In Laub- und Mischwäldern, meist in großen Mengen; in Gärten angepflanzt.

Aussehen: Das Maiglöckchen ist ein bis 30 cm hohes Kraut. Am weiterwachsenden Ende des ausdauernden, waagerecht im Boden kriechenden, mit dicken Faserwurzeln und Schuppenblättern besetzten Wurzelstockes entwickeln sich im Mai meist 2 elliptische lanzettliche, spitze, langgestielte, grüne, längsnervige Blätter und ein Blütenschaft. Der glatte, blattlose Blütenstiel trägt in einseitswendiger Traube nickende, glockenförmige, mit 6zipfeligem Rand versehene weiße, angenehm duftende Blüten. Die Frucht ist eine kugelrunde, 3fächrige, rote giftige Beere, deren Samen weißlich oder blau sind.

Gesammelt werden das blühende Kraut (giftig), die Blüten (sehr giftig), die Blätter (giftig).

Inhaltsstoffe: Etwa 30 Glykoside, als Hauptglykoside gelten Convallotoxol und Convallotoxin, das beim Trocknen der Droge aus Convallosid entsteht.

Allgemeines: Bei unseren Vorfahren war das Maiglöckchen als Sinnbild der erdgebundenen Schönheit der Frühlingsgöttin Ostara geweiht. Die Jugend schmückte sich damals bei den Frühlingsfesten mit dieser schönen, duftenden Blume. Noch heute spielt das Maiglöckchen in dieser Beziehung in manchen Ländern eine Rolle. In Paris ist der 1. Mai der Tag der Maiglöckchen. An diesem Tage tragen dort die jungen Mädchen diese Blume. In Schweden verwendet man die Maiglöckchen zum Binden von Maikränzen und zum Schmücken der Maistangen oder nimmt sie, wie es auch bei uns Brauch ist, zum Ausschmücken der Zimmer.
Im 16. Jahrhundert, wo das Maiglöckchen als Heilpflanze großes Ansehen genoß, wurde es geradezu das Symbol des Arztes. Auf

manchen Ärztebildern oder Wappen findet man es dargestellt. So zeigt z. B. ein aus dem Jahre 1541 stammender Holzschnitt KOPERNIKUS, der in Padua Medizin studiert hat, mit einem Maiglöckchen in der Hand.

Wirkung: Die Hauptwirkstoffe haben Digitaliswirkung (siehe unter „Digitalis“). Sie regulieren die Herztätigkeit, verbessern den Blutkreislauf, beseitigen Ödeme. Die Wirkung der Maiglöckchenglykoside tritt ziemlich rasch ein, hält aber andererseits, da sie schnell im Körper abgebaut werden, nur kurze Zeit an. Von Nachteil ist, daß die durch den Mund zugeführten Maiglöckchenzubereitungen verhältnismäßig schlecht aufgenommen werden und die Magenschleimhaut reizen. Dies aber kann unter Umständen zu Übelkeit und Erbrechen führen.

Anwendung: Wie bei Digitalis. Vorwiegend in Form der Reinglykoside Convallotoxin oder Convallotoxol oder als standardisierte Drogenauszüge. In der DDR werden gegenwärtig anstelle der Maiglöckchenpräparate vorwiegend die Wirkstoffe der beiden Fingerhutarten Digoxin (Dilanacin) und Digitoxin zur Behandlung von Herzerkrankungen eingesetzt.

Zur Beachtung: Zur Vermeidung von Vergiftungen achte man darauf, daß Kinder weder an den giftigen Blättern noch an den weit giftigeren Blüten lutschen. Auch die roten Früchte sind, besonders für Kinder, gefährlich. Ebenso sollte man Maiglöckchensträuße nicht in Krankenzimmer stellen; denn Vergiftungen, sogar mit tödlichem Ausgang, sind dadurch entstanden, daß die oft sehr durstigen Patienten das Wasser aus den Vasen getrunken hatten.

Majoran:

s. u. „Gewürzpflanzen“, S. 163

Meerrettich:

s. u. „Gewürzpflanzen“, S. 163

Melisse (Zitronen-Melisse)

Melissa officinalis L.

Lippenblütengewächse – Lamiaceae LINDL.

Vorkommen: Selten verwildert, meist in Gärten angepflanzt.

Aussehen: Ausdauerndes bis ½ m hohes Kraut mit einem kurzen kräftigen Wurzelstock, der unterirdische Ausläufer treibt. Die aus dem Wurzelstock sich entwickelnden Stengel sind 4kantig, oft stark verästelt. Sie tragen kreuzweise gegenständige, langgestielte, ei- oder herzförmige, am Rande gekerbte, oberseits dunkelgrüne, unterseits hellere, schwach behaarte Blätter. In den Achseln der oberen Laubblätter stehen meist 3–6 weiße Lippenblüten, deren Unterlippen 3lappig sind.

Gesammelt werden die Blätter.

Sammelzeit: Juni bis Anfang Juli. Es ist darauf zu achten, daß die Blätter vor Blühbeginn gesammelt werden, da sie zu dieser Zeit einen angenehmen zitronenartigen Geruch besitzen. Während und nach der Blütezeit treten chemische Umsetzungen in den Blättern auf. Der Geruch wird dann unangenehm, wanzenartig. Beim Ernten der Melissenblätter schneidet man am vorteilhaftesten die Stengel mit der Schere ab und streift die Blätter herunter.

Trocknung: Die Blätter werden in einem luftigen Raum in dünner Schicht ausgebreitet und unter häufigem Wenden getrocknet.

Inhaltsstoffe: Ätherisches Öl (0,01–0,30%), Gerbstoff (etwa 4%), Bitterstoff, Schleim, Flavonoide (Luteolin, Rhamnazin), Hydroxytriterpensäure, Kaffeesäure, Protocatechusäure, Rosmarinsäure.
Das ätherische Öl enthält als Geruchsträger Zitral und Zitronellal, ferner Geraniol, Linalool und Aldehyde.

Allgemeines: Die Melisse ist eine in den Mittelmeerländern beheimatete Pflanze. Im Mittelalter wurde sie nach Deutschland gebracht und zunächst in den Klostergärten, später in den Bauerngärten angebaut. Wegen ihrer krampflösenden Wirkung wurde sie speziell von den Frauen als Mittel gegen Menstruationsbeschwerden angewandt; ebenso war schon damals die nervenberuhigende und verdauungsfördernde Wirkung der Droge bekannt. Der auch heute noch beliebte und viel gekaufte Melissen- oder Karmelitergeist wurde im Jahre 1611 erstmalig von französischen Mönchen als Geheimmittel angepriesen; möglicherweise war der damals in den Handel gebrachte Melissengeist ein Auszug oder ein Destillat aus der Melisse. Heute gibt es je nach pharmazeutischem Betrieb oder Land für die Herstellung von Melissengeist unterschiedliche Rezepturen. In der DDR ist Melissengeist als Gesundheitspflegemittel registriert. Dieses Präparat ist ein alkoholisch-wäßriges Destillat, vorwiegend aus Melissenblättern sowie Salbei-, Rosmarin-, Thymianblättern, Zimtrinde, Angelikawurzel, Muskatsamen und Nelken mit einem Zusatz von Zitronenöl und Menthol.

Anwendung: Da die Melisse eine Droge von milder Wirkung ist, ist deren Anwendung vor allem dann angezeigt, wenn es sich um leichtere Störungen des Wohlbefindens handelt oder wenn empfindlichen Personen, wie zarten Frauen und Kindern, ein indifferentes und mildes Mittel bei nervösen Magen- und Darmbeschwerden, leichteren Darmkatarrhen und Blähungskoliken sowie bei Brechreiz gegeben werden soll. Melisse kann allein oder auch in Mischungen mit Baldrian und Hopfen gegen Unruhe, Schlaflosigkeit sowie gegen Krampfzustände im Bereich des kleinen Beckens angewandt werden. Äußerlich fanden früher Melissenblätteraufgüsse zu Umschlägen und Bädern bei offenen Wunden, Geschwüren sowie neuralgischen Schmerzen und Rheumatismus Anwendung.
Ein öliger Melissenblätterauszug ist neben anderen Bestandteilen im Bioplant-Kinderöl, welches zur Wund- und Kinderpflege sowie zur Massage dient, enthalten.
Als Gewürz werden Melissenblätter wegen ihres guten Aromas Salaten und Rohkostgerichten in kleinen Mengen zugegeben.

Zubereitung und Dosierung: 1 Eßl. der zerschnittenen Droge wird mit einer Tasse (= 150 ml) kochendem Wasser übergossen. Nachdem der Aufguß einige Minuten gestanden hat, seiht man ab und süßt. Zwei solcher Portionen werden im Laufe eines Tages getrunken. Bei Verdauungsstörungen wird zum Süßen des Teeaufgusses anstatt Zucker Süßstoff verwendet.
Vom Gesundheitspflegemittel Melissengeist nehmen bei Magenbeschwerden Erwachsene mehrmals täglich 20–30 Tr. mit Tee oder Wasser.

Mistel

Viscum album L. (Tafel 25)

Mistelgewächse – Loranthaceae JUSS.

Vorkommen: Als Halbschmarotzer auf Laubbäumen.

Aussehen: Die Mistel ist ein 2häusiger, gabelästiger, immergrüner, kugelförmiger Strauch. Aus einem kurzen dicken Stamm wachsen grüne Äste mit immergrünen, lanzettlich-spatelig, gegenständigen, lederartigen Laubblättern, die an der Spitze der Sprosse sitzen. Im März und April entwickeln sich in den Gabeln der Zweige unscheinbare, gelblichgrüne Blüten. Die Frucht bildet eine kugelige weiße Beere und klebrig-schleimigem Fleisch.

Gesammelt wird die gesamte Pflanze.

Sammelzeit: Wintermonate. Soweit erreichbar, sollten die brüchigen Mistelzweige mit langen Stangen abgeschlagen werden.

Trocknung: Die Trocknung des zerkleinerten Sammelgutes erfolgt bei Zimmertemperatur unter Fernhaltung direkter Sonnenbestrahlung oder sogar im Dunkeln.

Inhaltsstoffe: Viscotoxinproteine A_2, A_3 und B, Lectine, Azetylcholin, Histamin, Ursolsäure, Oleanolsäure, Gamma-Aminobuttersäure und eine histonähnliche Proteinfraktion.

Allgemeines: Die Mistel ist eine interessante Pflanze. Ihr ungewöhnliches Aussehen, das besonders im Spätherbst und Winter, wenn die Bäume entlaubt sind, in Erscheinung tritt, mag der Anlaß für die Menschen gewesen sein, sich mit dieser Pflanze zu beschäftigen. Bei den Kelten und Germanen genoß sie große Verehrung und spielte im Volksglauben und im kultischen Leben eine besondere Rolle. Im Mittelalter wurden Mistelzweige in der Wohnung oder im Haus befestigt, um sich vor bösen Geistern und Hexen zu schützen. Noch heute ist es besonders in England Brauch, zur Weihnachtszeit einen Mistelzweig an der Zimmerdecke oder über der Wohnungstür aufzuhängen.

Als Heilmittel wurde die Mistel ebenfalls schon frühzeitig bei sehr vielen Krankheiten angewandt. Epilepsie, Schwindelanfälle, Koliken, Periodenstörungen und andere Krankheiten wurden mit Mistelzubereitungen behandelt.

Die weißen Früchte der Mistel werden in Italien zur Herstellung des Vogelleimes benutzt. Mit diesem Leim werden Zweige bestrichen. Setzen sich Vögel auf solche Zweige, so bleiben sie kleben und können auf diese Weise leicht gefangen werden. Man führt solche Fänge besonders dann durch, wenn die Zugvögel in großen Scharen von Afrika nach Europa zurückkehren.

Wirkung und Anwendung: In den letzten 50 Jahren hat sich die Wissenschaft eingehend mit der Mistel beschäftigt, und zahlreiche Untersuchungen wurden durchgeführt. Trotzdem konnte bisher nicht geklärt werden, ob und wie die blutdrucksenkende Wirkung zustande kommt, bzw. welcher Inhaltsstoff bei Einnahme diesen Effekt auslöst. Offenbar ist die in den letzten Jahren in der Mistel gefundene Gamma-Aminobuttersäure an der blutdrucksenkenden Wirkung beteiligt. Außerdem besitzt diese Substanz einen erregbarkeitsmindernden Effekt auf das Zentralnervensystem. Damit würde sich die Wirkung der Mistel bei Angst- und Unruhezuständen und vermutlich auch die früher gebräuchliche und sicher nicht ganz erfolglose Anwendung bei Epilepsie erklären lassen. Seit einigen Jahren ist anstelle der Mistel die Droge Rauwolfia serpentina, die Schlangenwurz getreten. Es ist eine uralte indische Heilpflanze, die wild an den Hängen des Himalaja wächst. Die Inhaltsstoffe dieser Droge, vor allem das Reserpin, wirken blutdrucksenkend. In der DDR stehen dem Arzt zur Behandlung des Bluthochdruckes, neben einer großen Zahl synthetischer Präparate, verschiedene Rauwolfia- und Rauwolfiakombinationspräparate, die mit Abstand vor den anderen blutdrucksenkenden Präparaten gegenwärtig am meisten verordnet werden, zur Verfügung.
Die Mistel wird auch weiterhin als Mittel zur unterstützenden Behandlung des Bluthochdruckes und den damit verbundenen Beschwerden, wie Schwindel, Kopfdruck, Kopfschmerz, Angstzustände und Herzbeklemmung, angewandt.

Zubereitung und Dosierung: Bei Verwendung der Droge bereitet man einen Aufguß. 1 Eßl. der zerkleinerten Mistel übergießt man mit einer Tasse kochendem Wasser, läßt etwa 20 Min. stehen und seiht ab. Dieser Teeaufguß wird morgens nüchtern oder 2 Stunden nach dem Frühstück getrunken, oder man verwendet das in der Apotheke erhältliche Fertigpräparat Viscophyll, ein Auszug aus der Mistel und aus dem Blasentang. Von diesem Präparat werden, falls vom Arzt nicht anders verordnet, 3mal täglich 30 Tr. eingenommen. Als Gesundheitspflegemittel stehen noch weitere Mistelpräparate, teils in Form äthanolischer oder wäßriger Auszüge, teils als

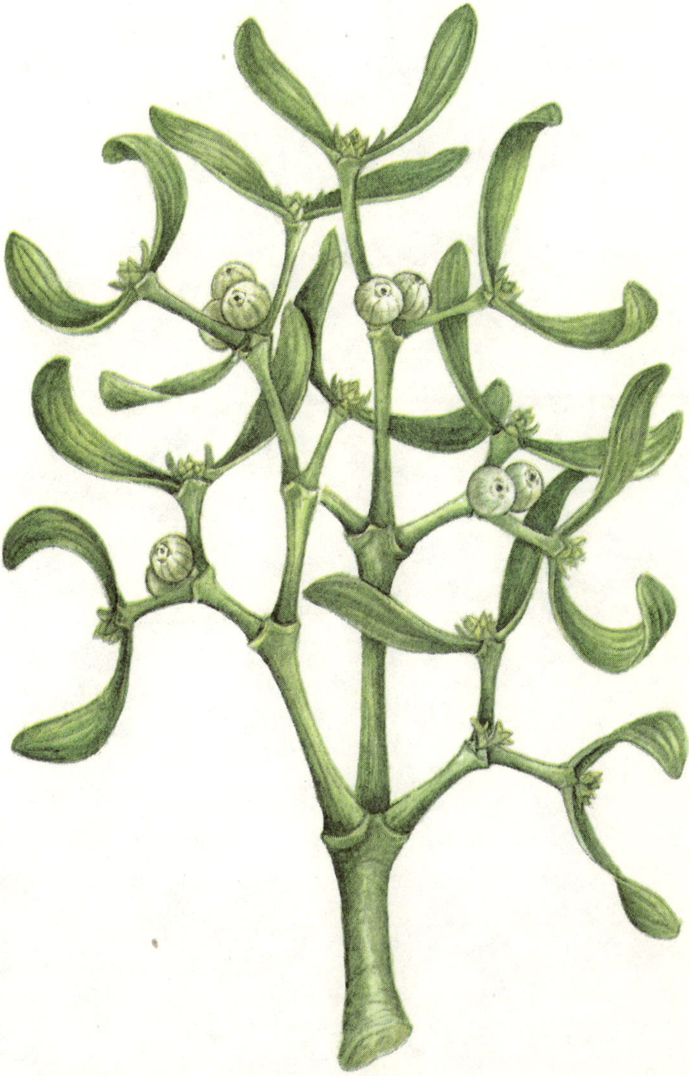

Mistel · Viscum album L.
Tafel 25

Perlen, die die gepulverte Droge enthalten sowie als Bestandteil von Teemischungen gegen Altersbeschwerden, zur Verfügung. Mistelpräparate werden, falls nicht anders verordnet, über längere Zeit eingenommen.

Mohn (Schlaf-Mohn)

Papaver (Schlafmohn = Papaver somniferum L. Tafel 26)

Mohngewächse – Papaveraceae JUSS.

Vorkommen: Feldmäßig angebaut, vereinzelt verwildert.

Aussehen: Der Schlafmohn, auch Gartenmohn genannt, ist ein in allen Organen milchsaftführendes, 1jähriges Kraut. Aus einer Pfahlwurzel entwickelt sich ein aufrechter, einfacher, selten verzweigter runder Stengel. Die unterseits blaugrün bereiften Stengelblätter sind kahl, ungeteilt, länglich, ungleich gezähnt, am Stengelgrunde in einem kurzen Stiel verschmälert, alle übrigen sitzend, stengelumfassend. Die endständigen Blüten sitzen einzeln auf meist abstehend-steifhaarigen Stielen, vor der Entfaltung hängend, aufgeblüht aufrecht. Beim Aufblühen fallen die 2 grünen Kelchblätter, die die 4 ebenfalls leicht abfallenden Kronenblätter umgeben, ab. Die Kronenblätter sind entweder weiß, am Grunde lila oder bläuchlichrot oder purpurn und am Grunde schwärzlich. Der vielfächerige Fruchtknoten entwickelt sich bei der Reife zu einer länglichen oder breitkugeligen Kapsel, die bei den heutigen Kulturformen geschlossen bleibt und weiße Samen enthält. Bei der auf Schuttplätzen vorkommenden Unterart öffnen sich zur Zeit der Samenreife die kleinen Klappen unter der strahligen Narbenplatte der Kapsel, die graubraune oder violettschwarze Samen birgt.

Gesammelt werden:

1. die reifen Samen der Fruchtkapseln (Mohnköpfe).

Inhaltsstoffe: Fettes Öl, Eiweiß, Schleim und Lezithin.

2. der aus den unreifen Mohnkapseln gewonnene, an der Luft unter Braunfärbung geronnene und eingedickte Milchsaft.

Inhaltsstoffe: Rohopium mit zahlreichen Alkaloiden, Kautschuk, Harze, Fette und Schleimstoffe.

Allgemeines: Der Anbau des Mohns wird seit ältesten Zeiten betrieben, in Mitteleuropa vor allem zur Samen- und Ölgewinnung und in vielen Ländern der Welt, besonders in Indien, der Türkei, der UdSSR, China und Jugoslawien zur Opiumgewinnung für arzneiliche Zwecke. Die Weltproduktion beträgt nach TEUSCHER jährlich 1500 Tonnen Opium. Etwa die gleiche Menge, aus dem illegalen Anbau kommend, wird mißbräuchlich verwendet, entweder als Rauchopium (Tschandu) oder in Form des aus Opium isolierten Morphins oder des zu Heroin verarbeiteten Morphins.

Wirkung und Anwendung: Die Wirkung des Opiums war schon in der altägyptischen Heilkunde und im griechischen Altertum bekannt. In Mitteleuropa erlangte das Opium als Arzneimittel durch den berühmten Arzt PARACELSUS an Bedeutung. Bis ins 19. Jahrhundert blieb Opium das einzig wirksame Linderungsmittel gegen starke Schmerzen.
Das Opium ist keine einheitliche Substanz, sondern enthält zahlreiche Wirkstoffe. Die wichtigsten sind Morphin, Kodein und Papaverin. Nachdem 1805 der Apotheker SERTÜRNER das Morphin aus Opium isoliert hatte, trat anstelle des Opiums als schmerzstillendes Mittel das Morphin, da dieser Opiuminhaltsstoff in erster Linie den schmerzstillenden Effekt bewirkt. Es übertrifft die schmerzstillende Wirkung des Opiums um etwa das Zehnfache.
Morphin wird auch heute neben bestimmten synthetischen Präparaten zur Schmerzbekämpfung (Tumorschmerzen, Schmerzen nach Operationen und Unfällen u. a.) eingesetzt. Da Morphin zugleich eine beruhigende und euphorisierende Wirkung ausübt, wird es auch Sterbenden und Patienten in Todesangst verabreicht.
Das aus dem Opium isolierte Kodein hat eine bedeutend geringere schmerzstillende Wirkung. Es wird vorwiegend wegen seiner hustenreizstillenden Wirkung in Form von Tabletten oder Tropfen angewendet. Außerdem dient es zur Verstärkung der Wirkung schmerzstillender Pulver und Tabletten. Beispielsweise ist es in „Gelonida“ und „Titretta analgica“ enthalten.
Das Papaverin zeichnet sich durch seine krampflösende Wirkung aus. Es wird bei Krampfzuständen und Koliken des Magen- und Darmtraktes, der Gallenwege und der Bronchien entweder allein oder häufig auch mit Tollkirschen- (Belladonna-) zubereitungen kombiniert, verordnet.
Opium selbst, das schmerzstillend, beruhigend, krampflösend und stopfend wirkt, wird heute nur noch in geringem Umfang zur Ru-

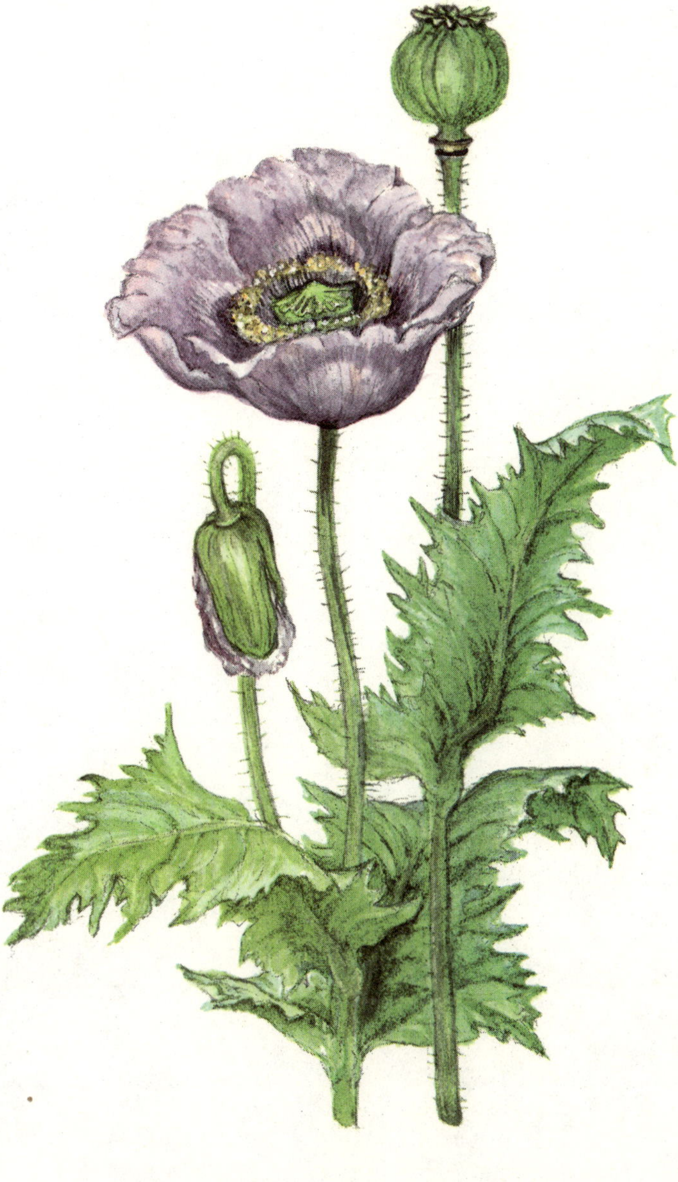

Mohn (Schlaf-Mohn) · Papaver somniferum L.
Tafel 26

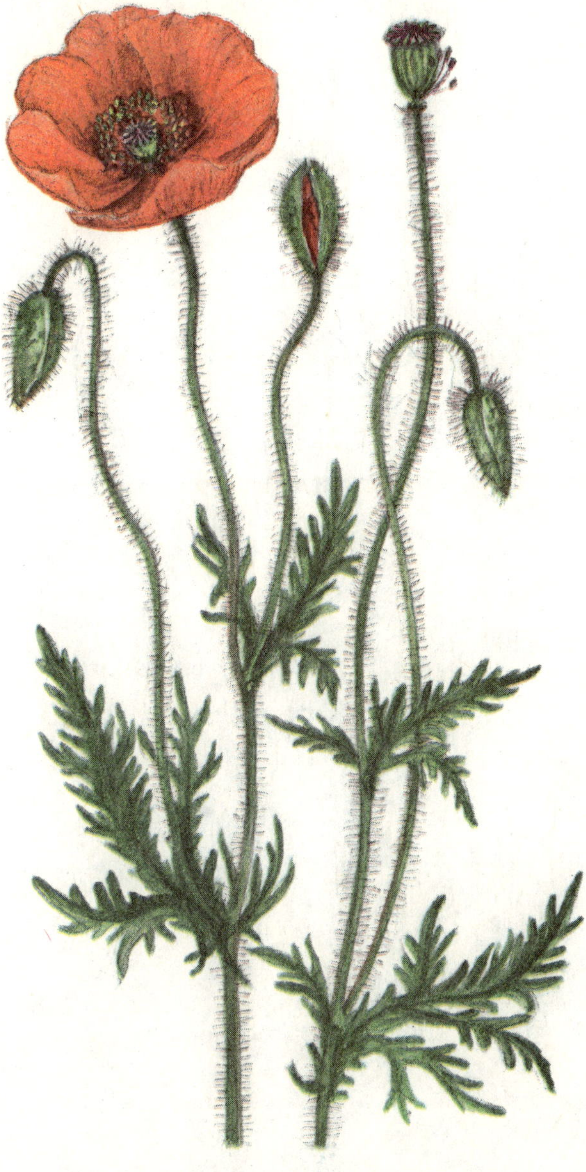

Mohn (Klatsch-Mohn) · Papaver rhoeas L.
Tafel 27

higstellung des Darmes bei Durchfällen sowie gelegentlich bei Depressionszuständen verordnet.
Jede öfter sich wiederholende Anwendung von Opium oder Morphin (aber nicht die von Kodein und Papaverin) birgt die Gefahr des Süchtigwerdens in sich; denn nach der Anwendung von Opium oder Morphin werden nicht nur der Schmerz, sondern auch andere unangenehme Gefühle, wie Unbehagen, Müdigkeit und Depressionen, beseitigt, ja es tritt bei der Verabreichung von kleinen Dosen sogar eine gesteigerte geistige Leistungsfähigkeit und ein angenehmes Gefühl der Ruhe und Ausgeglichenheit ein. Dieser rauschartige Zustand, in dem der Mensch mit sich und der Welt zufrieden ist, bildet die Ursache für die Sucht. Bei jeder Gelegenheit greift der auf Grund einer längeren Behandlung mit Morphin oder Opium süchtig gewordene Mensch nach diesen Mitteln oder versucht, sie zu beschaffen. Da der Organismus sich im Laufe der Zeit immer mehr an dieses Gift gewöhnt, werden immer größere Mengen davon gebraucht, um in den ersehnten rauschartigen Zustand zu gelangen. Allmählich treten bei den Morphinisten Appetitlosigkeit, Verstopfung, Abnahme des Körpergewichts, Schlaflosigkeit und schließlich fortschreitender Verfall der körperlichen und geistigen Kräfte ein.
Um den Kranken vor dieser Suchtgefahr zu schützen, dürfen Morphin- und Opiumpräparate nur in bestimmten Fällen und über einen begrenzten Zeitraum bei akuten Schmerzzuständen (Schmerzen nach Operationen oder Unfällen) oder bei chronischen Schmerzzuständen (Tumorschmerzen) auf einem bestimmten Rezept, dem sogenannten Suchtmittelrezept, verordnet werden.

Ackermohn oder Klatschmohn – Papaver rhoeas (Tafel 27), der auf Getreidefeldern sowie alten Kleeäckern wächst und uns mit seinen prächtigen scharlachroten Blüten erfreut, genoß früher in der Heilkunde ein gewisses Ansehen. Ein aus den getrockneten Blütenblättern bereiteter Sirup wurde vorwiegend Kindern gegen Schlaflosigkeit, Reiz- und Keuchhusten verabreicht. Heute werden die getrockneten Blütenblätter lediglich verschiedenen Hustenteemischungen zugesetzt, um diesen ein etwas farbenfreudigeres Aussehen zu verleihen sowie dem daraus bereiteten Teeaufguß eine ansprechende rote Farbe zu geben.

Odermennig

Agrimonia eupatoria L. (Tafel 28)

Rosengewächse – Rosaceae JUSS.

Vorkommen: Auf Wiesen, an Wegrändern, Zäunen, Hügeln, in trokkenen Wäldern.

Aussehen: Odermennig ist eine etwa 30–90 cm hohe Pflanze. Aus einem Wurzelstock entwickelt sich ein aufrechter, rauhhaariger, im unteren Teil beblätterter, oberwärts verzweigter Stengel. Die Blätter sind unterbrochen gefiedert, grob gezähnt, oberseits dunkelgrün, unterseits hellgrün, rauhhaarig und mit Nebenblättern versehen. Die kleinen, kurzgestielten Blüten, die in einer einfachen oder unten verzweigten, ährenförmigen Traube angeordnet sind, haben 5 gelbe Kronenblätter. Der Kelchbecher, der anfangs weiche, später starre, vorn hakig eingebogene Stacheln trägt, umschließt die Frucht klettenartig. Das Kraut riecht besonders beim Zerreiben stark aromatisch.

Gesammelt wird das gesamte Kraut (sobald die Pflanze Früchte trägt, dürfen nur noch die Blätter gesammelt werden).

Sammelzeit: Mai bis Juli.

Trocknung: Das abgeschnittene Kraut wird in dünner Schicht ausgebreitet und an einer schattigen Stelle oder in einem luftigen Raum getrocknet.

Inhaltsstoffe: Vorwiegend Catechingerbstoffe, ätherisches Öl, Bitterstoffe, Flavonoide, Ursolsäure, Leucoanthocyane, Nikotinsäureamid, mineralische Substanzen, vor allem Siliziumverbindungen sowie Substanzen mit antimikrobieller Wirkung.

Wirkung und Anwendung: Odermennig gehört zu jenen Kräutern, die in vergangenen Zeiten hochgeschätzt waren. Es galt als Heilmittel bei Lungentuberkulose, bei chronischen Hautleiden, bei Leber- und Gallenleiden. Äußerlich fand er zu Umschlägen bei schlecht heilenden Wunden, zu Spülungen der Nase bei starkem Schnupfen und als Gurgelmittel bei Entzündungen des Mund- und Rachenraumes Anwendung.
Heute wir Odermennig bei uns kaum noch arzneilich verwendet, obgleich seine Inhaltsstoffe Wirkungen erwarten lassen, die seine frühere Bedeutung rechtfertigen. Auf Grund der Anwesenheit von

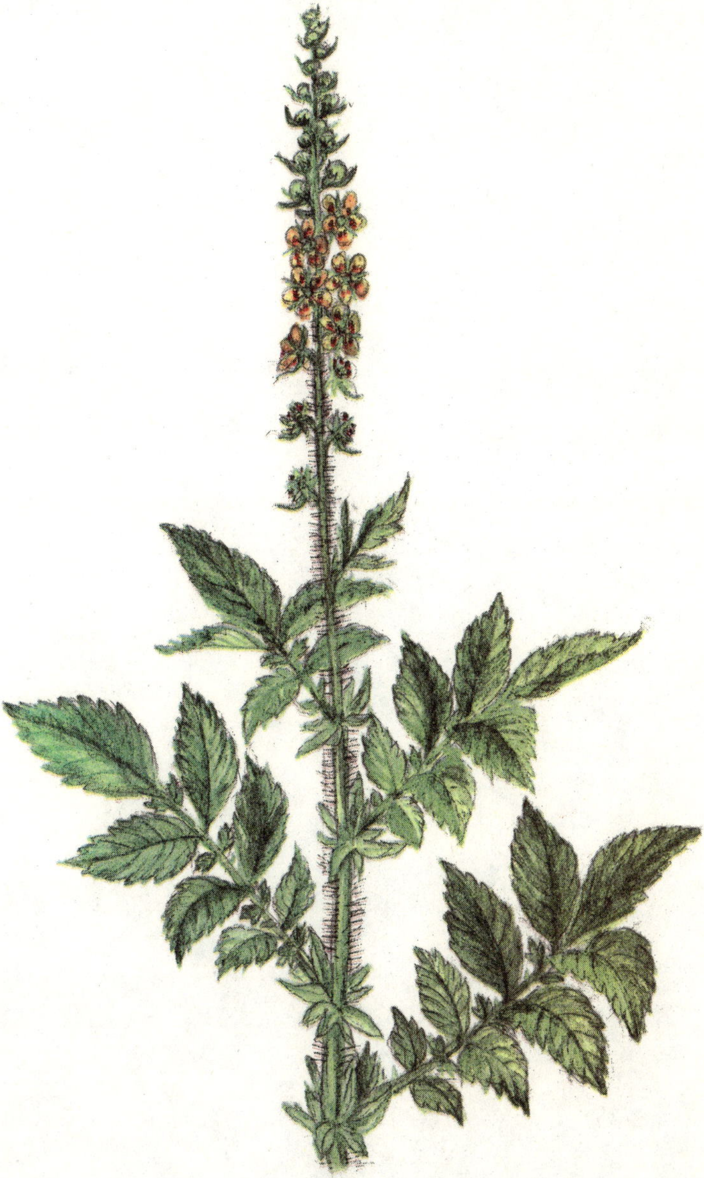

Odermennig · Agrimonia eupatoria L.
Tafel 28

Stoffen mit antimikrobiellen Eigenschaften sowie der vorteilhaften Kombination von Gerbstoff und ätherischem Öl, die entzündungswidrig, antibakteriell und stopfend wirkt, wäre Odermennig durchaus zur Behandlung von katarrhalischen Erkrankungen des Magens und Darmkanales sowie bei Entzündungen der Schleimhäute des Mundes und des Rachens geeignet. Der in der Droge vorhandene Bitterstoff beeinflußt auf Grund seiner sekretionsfördernden Wirkung den gesamten Verdauungsapparat günstig.

Dosierung: Als Gurgelmittel wird ein Aufguß verwendet, der durch Übergießen von 5 Eßl. des getrockneten und zerschnittenen Odermennigs mit 2 Tassen kochendem Wasser hergestellt wird. Nachdem der Aufguß etwa 10 Min. gestanden hat, wird abgeseiht und damit möglichst oft gegurgelt. Derselbe Aufguß kann auch zur Behandlung von Durchfällen, indem man diese Menge im Laufe eines Tages in kleinen Portionen trinkt, angewandt werden.
Bei Verdauungsstörungen und als appetitanregendes Mittel verabreicht man während eines Tages einen Aufguß von 2 Eßl. Odermennig mit etwa 3 Tassen kochendem Wasser.

Petersilie:

s. u. „Gewürzpflanzen“, S. 164

Pfefferminze

Mentha piperita L. (Tafel 29)

Lippenblütengewächse – Lamiaceae LINDL.

Vorkommen: In Gärten und feldmäßig angebaut, vereinzelt verwildert.

Aussehen: Pfefferminze ist ein Bastard der grünen Minze (Metha spicata) und der Wasserminze (Mentha aquatica). Die aufrechten, ästigen, ausläuferreichen, 4kantigen, oft rotviolett gefärbten bis ½ m hohen Stengel tragen gestielte, kreuzweise-gegenständige, längliche oder länglich-eiförmige, gesägte, starkrippige, dunkelgrüne Blätter von angenehmen, charakteristisch aromatischem Geruch. Die rötlich-violetten Blüten mit 4spaltigem Saum und kurzer

Röhre mit 4 Staubblättern sind am Ende der Zweige in einem ährenartigen Blütenstand vereinigt.

Verwechslungsmöglichkeiten: Beim Sammeln der wildwachsenden Pfefferminze besteht die Möglichkeit der Verwechslung mit wilden Minzenarten. Am besten lassen sich diese an dem andersartigen Geruch erkennen. Zum anderen sind die oberen Blätter der echten Pfefferminze mit einem 0,5–1 cm langen Stiel versehen, während die anderen Minzenarten größtenteils ungestielt sind.

Gesammelt werden die Blätter.

Sammelzeit (Ernte): Juni bis Juli.

Vor Blühbeginn, dem Zeitpunkt, da der Gehalt an ätherischem Öl am höchsten ist, wird die Pfefferminze geschnitten, und die Blätter werden mit der Hand von den Stengeln abgestreift und in einem trockenen, luftigen Raum in dünner Schicht ausgebreitet.

Trocknung: Das Trocknen der Droge in der Sonne oder mit Wärme führt durch Verlust an ätherischem Öl zur Wertminderung der Droge.

Inhaltsstoffe: Ätherisches Öl 1–3%, Gerbstoffe, Bitterstoffe. Das ätherische Öl der Pfefferminze = Oleum Menthae piperitae enthält vor allem Menthol und Mentholester, die den angenehmen Geruch bedingen und weitere Bestandteile wie Menthon, Cineol, Limonen, Pulegon und Menthofuran. Ein hoher Menthofurangehalt führt zu einer Qualitätsverschlechterung des Öles, da dessen Geschmack dann unangenehm bitter wird.

Allgemeines: Die Pfefferminze gehört zu den am häufigsten verwendeten Heilkräutern. In der Heilkunde spielt nicht nur die Droge, sondern auch das Pfefferminzöl, ihr Hauptinhaltsstoff, und das aus dem ätherischen Öl gewonnene Menthol eine bedeutende Rolle.

Wirkung: An der Gesamtwirkung der Pfefferminzblätterzubereitungen sind vorwiegend das ätherische Öl und in geringem Umfang der Gerbstoff sowie der Bitterstoff beteiligt. Der Wirkungsbereich der Pfefferminze erstreckt sich in erster Linie auf das Magen- und Darmgebiet sowie auf die Galle. Durch das isolierte Menthol wird der Wirkungsbereich bei innerlicher Anwendung auf die Schleimhäute der Nase, des Mundes und Rachens sowie der Bronchien und bei äußerlicher Anwendung auf die Haut erweitert. Das Pfefferminzöl beseitigt auf Grund seiner spasmolytischen Wirkung

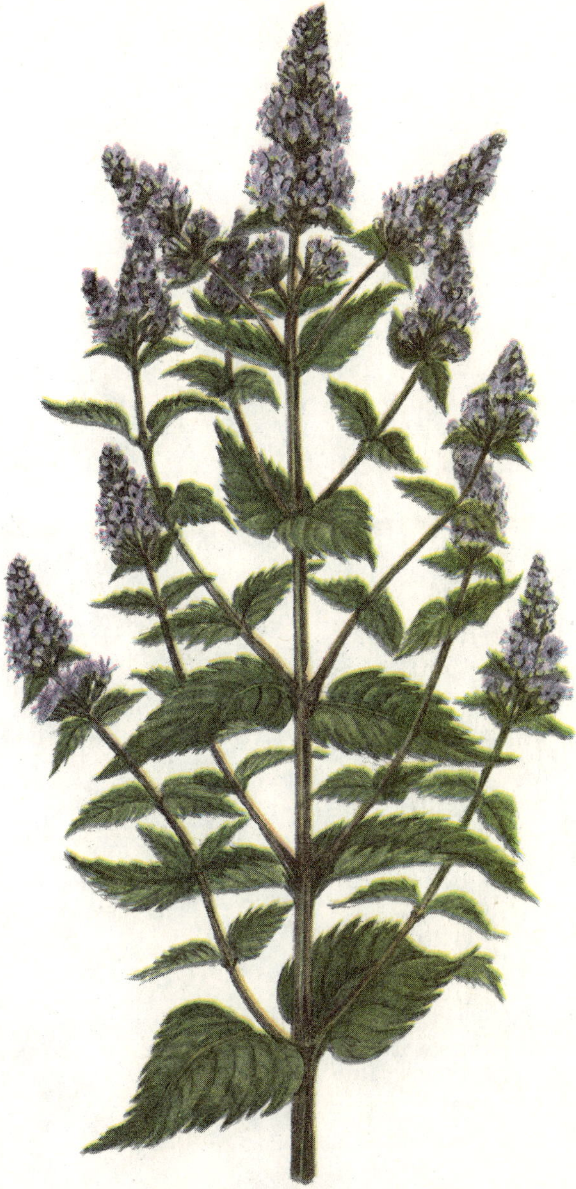

Pfefferminze · Mentha piperita L.
Tafel 29

krampfartige Zustände der Magen- und Darmmuskulatur sowie auf Grund seiner desinfizierenden Eigenschaft anormale Bakterien, die die Ursache für Gärungserscheinungen und Ansammlungen von Gasen bilden; damit aber verhindert Pfefferminzöl das Auftreten von Blähungen bzw. beseitigt dieselben. Außerdem übt das Pfefferminzöl eine verhältnismäßig intensive Wirkung auf die Gallensekretion aus; gleichzeitig ist bei ausreichenden Mengen eine Desinfektion der Galle und der Gallenwege möglich.
Dem Gerbstoff und dem Pfefferminzöl verdankt die Droge ihre stopfende Wirkung bei leichteren Durchfällen.
Pfefferminzzubereitungen haben brechreizherabsetzende, beruhigende, leicht schmerzstillende Eigenschaften; die Gallensaftproduktion wird erhöht, die Magensaftproduktion vermindert, die Entleerung des Magens beschleunigt. Diese Eigenschaften machen die Droge zur unterstützenden Behandlung von Magenschleimhautentzündungen geeignet.
Der kristalline Bestandteil des Pfefferminzöls – das Menthol selbst –, das zu Inhalationen oder in Form von Salben, Alkoholen und Migränestiften angewendet wird, besitzt anästhesierende, desinfizierende und auswurffördernde Eigenschaften.

Anwendung: Innerlich werden Pfefferminzzubereitungen wie Teeaufguß, Pfefferminztinktur, Pfefferminzspiritus oder Dreierlei-Tropfen (s. S. 120) als Magenmittel bei Magenverstimmungen und Katarrhen jeglicher Art, als krampflösendes Mittel bei Koliken im Magen und Darmkanal sowie der Gallenwege, als blähungstreibendes Mittel bei Gärungserscheinungen und Gasansammlung im Magen und Darmkanal, als stopfendes Mittel bei Durchfällen angewandt.
Weiterhin kann Pfefferminze bei Erbrechen sowie bei leichten Schlafstörungen verabreicht werden, auch in Form eines Mischtees, der die Bezeichnung „Beruhigender Tee“ trägt und folgende Zusammensetzung hat: Baldrian 50 g, Melissenblätter 25 g, Pfefferminze 25 g. Bei Störungen der Gallensekretion werden seitens des Arztes pfefferminzhaltige Zubereitungen, wie z. B. Divalol, verordnet. Äußerlich werden Pfefferminzaufgüsse als Zusätze zu erfrischenden, belebenden Bädern gebraucht. Pfefferminzöl oder Menthol werden als geschmacks- oder geruchsverbessernde, gleichzeitige desinfizierende Zusätze zu Mund- und Gurgelwässern, Zahnpulvern und -pasten gegeben. Menthol, 1–2 % in Spiritus gelöst, wird zum Betupfen der Haut sowohl zur Linderung des Juckreizes als auch zur Desinfektion angewendet. Menthol gehört u. a.

zu den Bestandteilen von Schnupfpulvern und Salben sowie von Balsamen gegen Rheuma und Nervenschmerzen.

Zubereitung und Dosierung: 1 Eßl. der geschnittenen Pfefferminzblätter übergießt man mit einer Tasse kochendem Wasser, läßt einige Minuten im geschlossenen Gefäß stehen und seiht dann ab. Kochen führt zur Wertminderung des Tees, da der wirksame Bestandteil, Pfefferminzöl, wasserdampfflüchtig ist.
Bei Magen- und Darmkatarrhen wird der Tee ungesüßt gegeben; am Tage werden davon mehrere Tassen getrunken. Von dem in der Apotheke erhältlichen Pfefferminzspiritus oder der Pfefferminztinktur werden gegen Erbrechen und Schlucken 14–20 Tr. mit Wasser oder Tee eingenommen.
Vom Pfefferminzöl gibt man innerlich bei Übelkeit 1–2 Tr. auf Zucker oder zur Inhalation bei Erkältungskrankheiten 10–15 Tr. in kochendes Wasser.
Von den Dreierlei-Tropfen, einer Mischung von Pfefferminzspiritus, Baldriantropfen und Ätherspiritus, als Magenmittel angewendet, werden mehrmals täglich 15–30 Tr. mit wenig Wasser oder Tee eingenommen.

Rainfarn

Tanacetum vulgare L. (Tafel 30)

Korbblütengewächse – Asteraceae DUM.

Vorkommen: An Bahndämmen, an Wegrändern, auf Schutt- und Ödland.

Aussehen: Rainfarn, ein bis über 1 m Höhe erreichendes Kraut, gehört zur Familie der Korbblütler. Seine aufrechten, oberwärts verzweigten Stengel sind mit doppelt fiederteiligen Blättern reich besetzt und tragen von Juli bis September endständige, dichte Doldentrauben mit goldgelben, knopfartigen, abgeplatteten Blütenköpfchen, die zahlreiche kleine Röhrenblüten enthalten.

Gesammelt wurden früher Blüten und Kraut. Rainfarn, eine häufig vorkommende und gelegentlich noch in der Volksmedizin angewandte Pflanze, sollte wegen der unter „Wirkung“ beschriebenen Gefahren weder gesammelt noch in der Heilkunde angewendet werden.

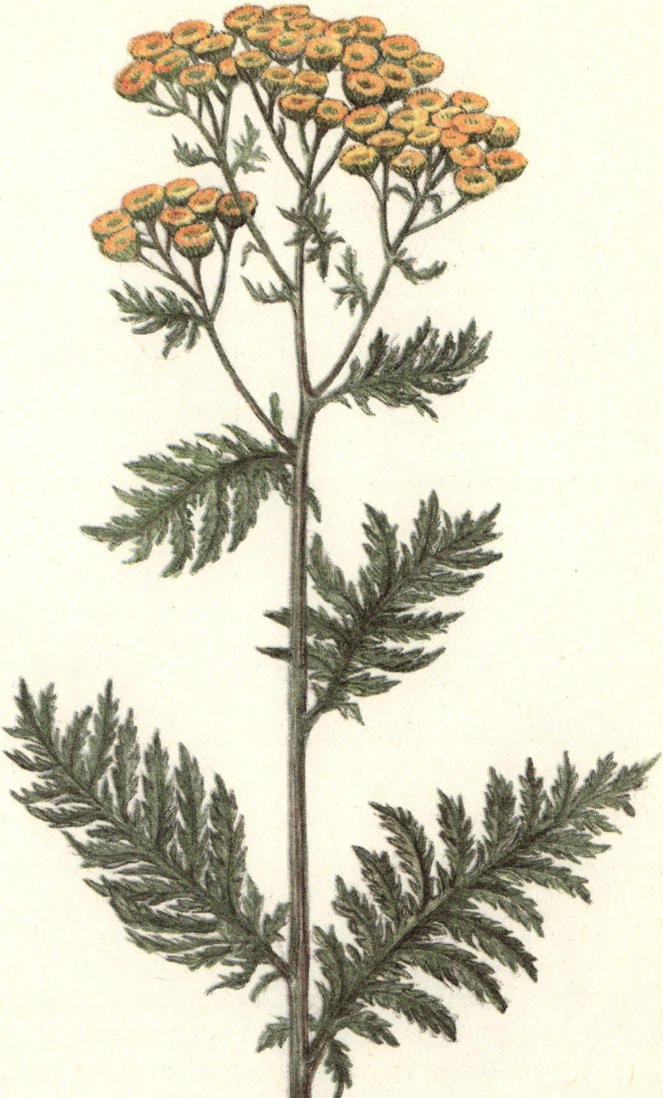

Rainfarn · Tanacetum vulgare L.
Tafel 30

Inhaltsstoffe: Ätherisches Öl, das bis zu 70% Thujon enthält, ferner Bitterstoffe.

Wirkung: An der Wirkung des Rainfarns ist in erster Linie das im ätherischen Öl enthaltene Thujon beteiligt. Thujon ist eine sehr stark wirksame Verbindung, die zu schweren Stoffwechselstörungen und schwersten Leber- und Nierenschädigungen führen kann. Der Gehalt an ätherischem Öl ist je nach Standort und Witterung sehr unterschiedlich. Es kommt vor, daß Rainfarnzubereitungen, die mitunter heute noch als wurmtreibendes Mittel Anwendung finden, ohne Schaden vertragen werden. Es kann aber andererseits geschehen, daß schon kleine Gaben zur Vergiftung führen. Auf Grund der Tatsache, daß die Anwendung von Rainfarnzubereitungen eine unsichere und unter Umständen gefährliche Angelegenheit ist, sollte diese unterbleiben, zumal es bei weitem wirksamere und harmlosere Wurmmittel gibt.

Rettich:

s. u. „Gewürzpflanzen“, S. 165

Ringelblume (Garten-Ringelblume)

Calendula officinalis L. (Tafel 31)

Korbblütengewächse – Asteraceae DUM.

Vorkommen: In Gärten und auf Äckern angepflanzt, vereinzelt verwildert.

Aussehen: Die Ringelblume gehört zur Familie der Korbblütler. An den 30–40 cm hohen aufrechten, stark verästelten, kantigen, meist etwas filzig behaarten Stengeln sitzen wechselständige stengelumfassende Blätter. Die untersten sind stielartig verschmälert, fast spatelförmig, die oberen länglich, verkehrt-eiförmig bis spatelförmig. Die großen, strahlenden, orangeroten Blütenköpfchen haben einen halbkugligen Hüllkelch. Die zungenförmigen Randblüten stehen in 2–3 Reihen. Sie sind weiblich und fruchtbar, die zwittrigen Scheibenblüten durch Verkümmerung des Fruchtknotens unfruchtbar. Die äußeren Früchte sind lineare, gerade, geschnabelt, die mittleren kahnförmig, die inneren kreisförmig eingerollt.

Gesammelt werden Zungenblüten.

Sammelzeit: Juni bis August.

Trocknung: Die mit der Schere abgeschnittenen Blütenköpfchen werden in dünner Schicht zum Trocknen in einem vor Sonne geschützten Raum ausgebreitet. Nach dem Trocknen werden die zungenförmigen Randblüten gezupft. Nur diese werden arzneilich verwendet.

Inhaltsstoffe: 0,02% ätherisches Öl, Flavonglykoside, gelbe Farbstoffe (Karotin, Lykopin, Xanthophyll u. a.), Bitterstoff Kalendin, Oleanolsäure, geringe Mengen Salicylsäure, Schleimstoffe, Phytosterol, Triterpenalkohole, Triterpensaponine, Polyine.

Wirkung: Ringelblumenzubereitungen werden vorwiegend äußerlich angewendet. Sie wirken entzündungshemmend und wundheilfördernd, da die Bildung von Granulationsgewebe gefördert wird. Diese Wirkungen werden den Xanthophyllen, dem ätherischen Öl und den Polyinen zugeschrieben. Die zwar in geringen Mengen vorhandene Salicylsäure mit ihren bakteriziden (bakterienabtötenden) Eigenschaften dürfte den entzündungshemmenden und wundheilfördernden Effekt unterstützen. Die resorptionsfördernde Wirkung der Ringelblume soll ähnlich der der Arnika (-tinktur) sein. Sie wird bei Blutergüssen, wie sie nach Stoß, Quetschungen und Verstauchungen vorkommen, genutzt. Das aus den Gefäßen gedrückte, im Gewebe befindliche Blut, wird unter Einwirkung von verdünnter Ringelblumentinktur wieder aufgesogen.
Hautreizungen, wie sie gelegentlich bei Verwendung der Arnikatinktur auftreten können, sind beim Gebrauch von Ringelblumenzubereitungen nicht zu befürchten.

Anwendung: Ringelblumen kommen in Form eines Aufgusses, als Tinktur und als Salbe zur Anwendung. Das Anwendungsgebiet – bezüglich des äußeren Gebrauches – entspricht etwa dem der Arnika. Ringelblumenzubereitungen werden bei schlecht heilenden Wunden, Unterschenkelgeschwüren, Quetschungen, Muskel- und Sehnenzerrungen, Frostschäden sowie Zahnfleischentzündungen eingesetzt.

Zubereitung und Dosierung: Ringelblumentinktur: Die in der Apotheke erhältliche Ringelblumentinktur (Tct. Calendulae) wird zu Umschlägen und feuchten Verbänden in der Weise verdünnt, daß man 2 Eßl. der Tinktur auf ¼ l Wasser (2 Tassen) gibt. Mit dieser Mischung tränkt man Mull- oder Wattekompressen und

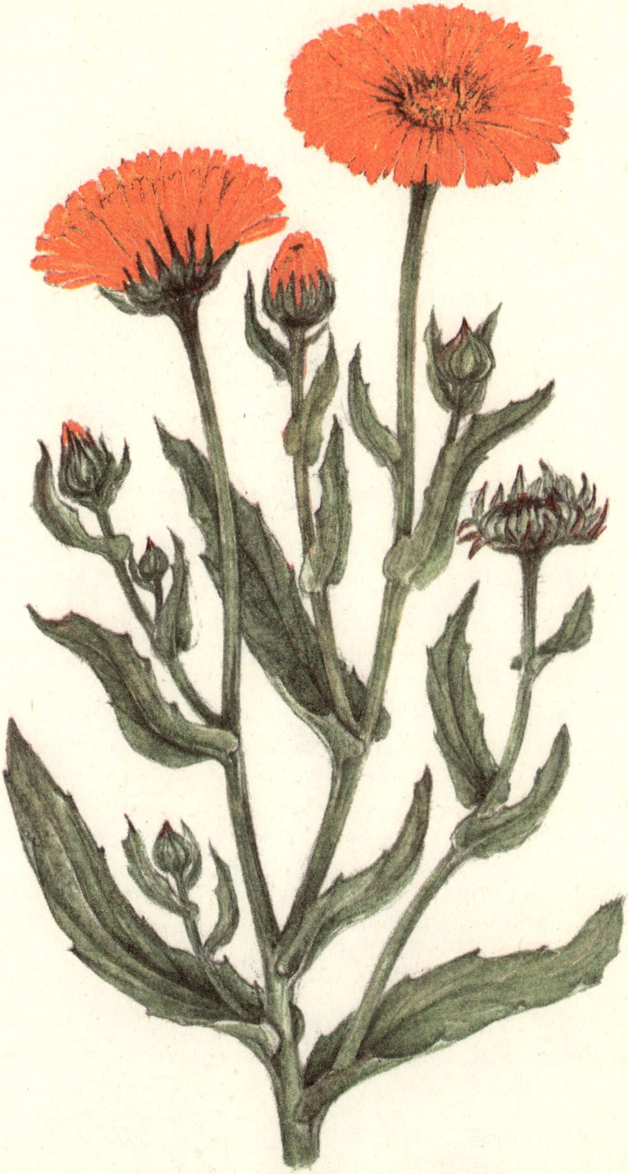

Ringelblume (Garten-Ringelblume) · Calendula officinalis L.
Tafel 31

legt diese auf die zu behandelnden Stellen. – S a l b e: Die zur Wundbehandlung verwendete Ringelblumensalbe kann man in der Apotheke herstellen lassen.
Das Rezept lautet: Tinctura Calendulae (oder Calendula Urtinktur) 5 g, Unguentum Alcoholum Lanae 45 g. Sollte die Herstellung der Salbe nicht möglich sein, so kann dafür Arniflor-Salbe verwendet werden.
Ringelblumenblütenauszüge sind im Bioplant-Kinderöl und in verschiedenen Kosmetika (z. B. Florena-Bio-Kosmetik) enthalten.

Rose, Hunds- (Hagebutte)

Rosa canina L. (Tafel 32)

Rosengewächse – Rosaceae JUSS.

Im Herbst, etwa Oktober, können wir die leuchtend roten Scheinfrüchte der Hunds- oder Hecken-Rose, die sogenannten Hagebutten, pflücken.
Nachdem aus den Hagebutten die Kerne entfernt worden sind, werden die Früchte in dünner Schicht ausgebreitet und bei künstlicher Wärme (über dem Ofen) getrocknet oder in frischem Zustand zu Marmelade, Mus oder Most verarbeitet.
Die Hagebuttenschalen zeichnen sich durch einen hohen Vitamin-C-Gehalt aus. In 100 g der getrockneten Droge sind 0,5–1,7 g enthalten (die in der Apotheke vorrätigen Vitamin-C-Tabletten haben einen Ascorbinsäuregehalt von 0,05 g und 0,200 g je Tablette). Als weitere Inhaltsstoffe sind die karotinoiden Farbstoffe (Karotin, Lykopin, Xanthophyll); sowie in geringen Mengen die Vitamine A, B_1, B_2, E und K_1, reichlich Pektin, Zucker, Gerbstoffe, Flavone, Apfel- und Zitronensäure und reichlich Mineralstoffe zu nennen.
Die Hagebutte hat für uns in erster Linie als Vitamin-C-Spender Bedeutung. Vitamin C, auch Askorbinsäure genannt, ist eine ähnliche (sauer schmeckende) Substanz wie die Zitronensäure. Dieses Vitamin kommt in vielen Früchten vor und ist besonders reichlich in den schon genannten Hagebutten (0,5–1,7 %), den Sanddornfrüchten (0,2–0,9 %), den schwarzen Johannisbeeren (0,1–0,15 %), den Citrusfrüchten (0,04–0,1 %) sowie den roten Johannisbeeren (0,03–0,05 %) vorhanden. Die Kartoffel, die hauptsächlich als Vitamin-C-Spender für uns in Frage kommt, enthält je 100 g etwa 30 mg. Bei einer Lagerzeit von 6–8 Monaten nimmt der Askorbin-

säuregehalt etwa $\frac{2}{3}$ ab. Bei den anderen askorbinsäurehaltigen Pflanzen (auch Gemüse) ist ein ähnliches Absinken des Vitamin-C-Gehaltes festzustellen.
So ist es möglich, daß im Laufe des Winters und des Frühjahrs bei einseitiger Ernährung, ungenügender Zufuhr von Obst und Gemüse, ein Vitamin-C-Mangel eintreten kann. Normalerweise beträgt der Vitamin-C-Bedarf des Menschen 1 mg/kg, also etwa 70 mg je Tag. Bei Krankheiten, speziell bei Erkältungskrankheiten, in der Schwangerschaft und bei erhöhten körperlichen und geistigen Anstrengungen ist der Bedarf größer.
Der Mensch ist auf eine Vitamin-C-Zufuhr von außen angewiesen. Er vermag dieses Vitamin nicht, wie es bei den meisten Pflanzen und Tieren der Fall ist, im Körper selbst aufzubauen. Ebensowenig ist es ihm möglich, Vitamin C in beachtlichen Mengen zu speichern.
Vitamin C ist für den Zellstoffwechsel aller Organe notwendig, besonders aber für die Funktion der innersekretorischen Drüsen (Nebenniere, Bauchspeicheldrüse, Schilddrüse usw.), der Leber, der Milz, des Gehirns und des Herzens. Außerdem spielt die Askorbinsäure bei der Gewebsatmung eine wesentliche Rolle. Sie beeinflußt ferner gewisse Fermentreaktionen sowie die Blutgerinnung und fördert die antivirale Wirkung des von den Zellen gebildeten Schutzstoffes Interferon.
Vitamin-C-Mangel kann sich durch Auftreten von Ermüdungserscheinungen (Frühjahrsmüdigkeit), Muskel- und Herzschwäche, Blutungen, insbesondere Zahnfleischblutungen und Lockerung der Schleimhäute in der Umgebung der Zähne sowie in verschlechterter Wundheilung äußern. Darüber hinaus ist die Widerstandskraft des Körpers gegen Infektionskrankheiten herabgesetzt.
Um einem Vitamin-C-Mangel vorzubeugen, ist besonders im Winter und Frühjahr eine ausreichende Vitamin-C-Zufuhr notwendig. Neben einer abwechslungsreichen Ernährung mit viel Obst und Gemüse, sollten zusätzlich Fruchtsäfte, Hagebutten in Teeform oder als Hagebuttenkonzentrat sowie mit Vitamin C angereicherte Zubereitungen (Instantgetränke) oder reine Vitamin-C-Präparate wie Ascorvit, verabreicht werden. Befürchtungen, daß man dem Körper durch einen Überschuß von Askorbinsäure schadet, sind nicht am Platz, da diese völlig ungiftig ist. Das überflüssige Vitamin C wird mit dem Harn wieder ausgeschieden.
Eine Möglichkeit zur zusätzlichen Vitamin-C-Versorgung in Form einer Hagebuttenzubereitung besteht darin, daß man sich der Mühe unterzieht, die in überreicher Menge vorhandenen Hagebut-

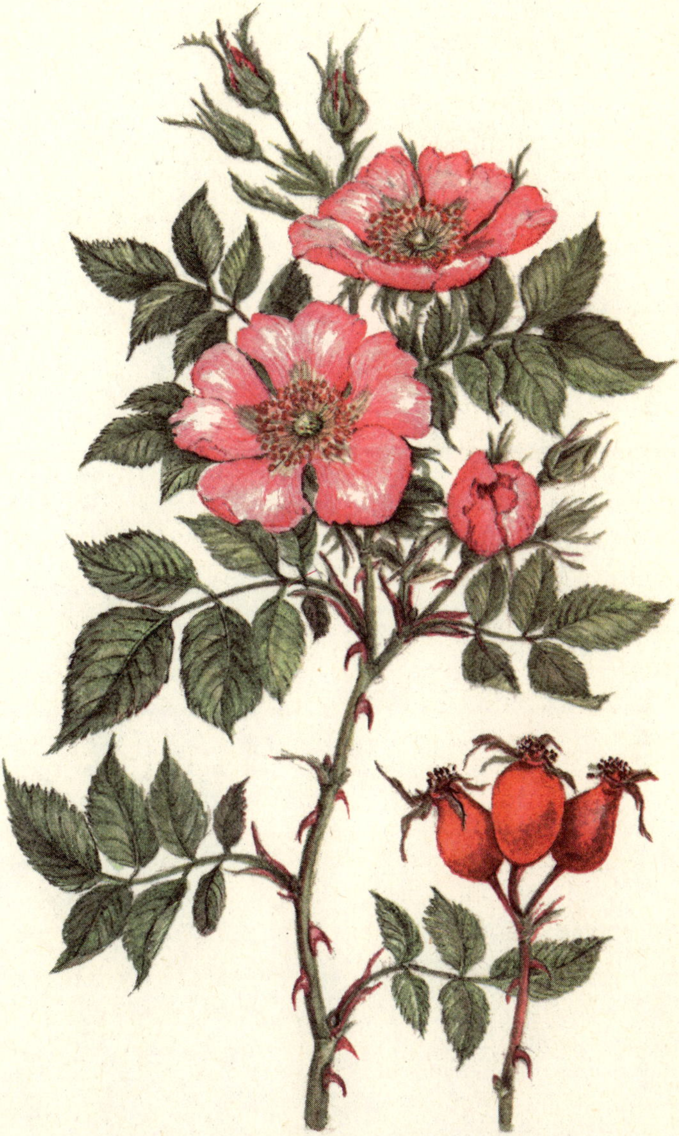

Rose, Hunds- (Hecken-Rose, Hagebutte) · Rosa canina L.
Tafel 32

ten zu sammeln. Nach dem Entkernen werden diese am zweckmäßigsten zur Erhaltung des Vitamin-C-Gehaltes auf folgende Weise konserviert:
Man zerkleinert mittels Wiegemesser oder Fleischwolf die Hagebuttenschalen, kocht diese mit der erforderlichen Wassermenge weich und treibt sie durch eine Passiermaschine oder ein Sieb. Das so erhaltene Hagebuttenmark versetzt man mit der gleichen Menge Zucker, etwas Zitronenschale und erhitzt so lange, bis sich der Zucker gelöst hat.
Von diesem Konzentrat nimmt man 2–3mal tägl. einen Teelöffel. Neben der Anwendung der Hagebutte als Haus- und Erfrischungsgetränk (s. auch unter Kräuter für den Haustee) sowie zur zusätzlichen Vitamin-C-Versorgung, findet Hagebutte allein oder als Mischtee unter der Bezeichnung „Schweißtreibender Tee" zur Unterstützung der Behandlung von Erkältungskrankheiten Anwendung.

Roßkastanie

Aesculus hippocastanum L. (Tafel 33)

Roßkastaniengewächse – Hippocastanaceae D.C.

Vorkommen: Beheimatet und natürlich vorkommend in den Gebirgsschluchten von Albanien, Nordgriechenland. Seit dem 16. Jahrhundert hat sich die Roßkastanie in ganz Europa eingebürgert und wird als Park- und Alleebaum kultiviert.

Aussehen: Bis etwa 30 m hoher, sommergrüner Baum. Seine Borke ist anfangs bräunlichgrau und glatt, später rissig, von grauschwarzer Färbung und blättert schuppig ab. Die Knospen, die schon im Herbst durch ihre Größe aufallen, sind kegelförmig und klebrig. Die Laubblätter haben etwa 20 cm lange, rinnige Stiele. Sie sind fünf- bis siebenzählig, ihre Blättchen sind etwa 20 cm lang, keilförmig bis verkehrt eiförmig, kurz zugespitzt, am Rande kerbig gesägt, etwas faltig, die äußersten kleiner. Die kerzenförmigen, aufrechten Blütenstände haben zahlreiche Blüten. Staubblätter sind es meist sieben; Kronblätter am Rande wellig, weiß, gelb und hellpurpurn gefleckt. Aus den fein samtigen und stieldrüsigen Fruchtknoten entwickelt sich eine kugelige, stachlige gelbgrüne Kapsel, die den glänzend braunen Samen mit dem hellen Nabelfleck enthält. Gesammelt werden die frischen, glänzend braunen Samen, die Kastanien. Die Kastanien werden entweder sofort zu den Sammelstellen gebracht oder zunächst in der Sonne oder in gut durchlüfteten Räumen vorgetrocknet. In den Aufbereitungs- bzw. Verarbeitungsbetrieben werden die Kastanien zur Vermeidung von Schimmelpilzbefall in Trockenanlagen bei einer Temperatur von 50–60° vollständig nachgetrocknet.

Sammelzeit: September, Oktober.

Inhaltsstoffe: Im Samen sind zahlreiche Saponine vom Triterpentyp, darunter auch das Saponingemisch Äszin sowie geringe Mengen Flavonglykoside, Purinderivate, etwa 30% Stärke, 5% Öl und 6% Eiweiß enthalten. In der Samenschale kommen im besonderen Catechin und Catechingerbstoffe vor.

Allgemeines: Die frischen Kastanien, mit ihren glänzend braunen Schalen, sind nicht nur beliebte Sammel- und Spielobjekte für Kinder, sondern sie dienen wegen ihres Gehaltes an Stärke, Fett und Eiweiß als Futtermittel für das Wild. Darüber hinaus sind in unserer gewöhnlichen Kastanie noch einige Inhaltsstoffe, die für ihre Anwendung als Heilmittel von Bedeutung geworden sind. Die Früchte der Echten Kastanie (Castanea sativa MILL.), die man Marone nennt und die in Italien gern in geröstetem Zustand gegessen wird, besitzen dagegen derartige Wirkstoffe nicht.

Wirkung: Roßkastanienpräparate führen oft die Bezeichnung Venentonika. Diese Bezeichnung weist auf Anwendungsbereich und Wirkung hin. Die Inhaltsstoffe der Roßkastanien entfalten ihre Wirkung am Gefäßsystem. Sie wirken venentonisierend und permeabilitätsregulierend. Venentonisierend bedeutet venenkräftigend, wobei der Muskeltonus, der Spannungszustand der Muskeln der venösen Gefäßwände erhöht wird, als Folge tritt eine Verbesserugn der Durchblutung ein.
Die Permeabilitätsregulierung, die Regulierung der Durchlässigkeit der Gefäßwände vermag eine Ödembildung (eine Füssigkeitsanreicherung im Gewebe) zu hemmen oder bei bestehenden Ödemen die Abflutung der um die kleinen Gefäße liegenden Flüssigkeit zu beschleunigen.
Aufgrund dieser Eigenschaften der Roßkastanienwirkstoffe ergeben sich bestimmte Anwendungsgebiete, also in erster Linie bei Gefäßerkrankungen, die mit einem Tonusverlust und einer Permeabilitätserhöhung verbunden sind, wie beispielsweise Krampfadern. Krampfadern oder Varizen genannt, sind ja nichts anderes als er-

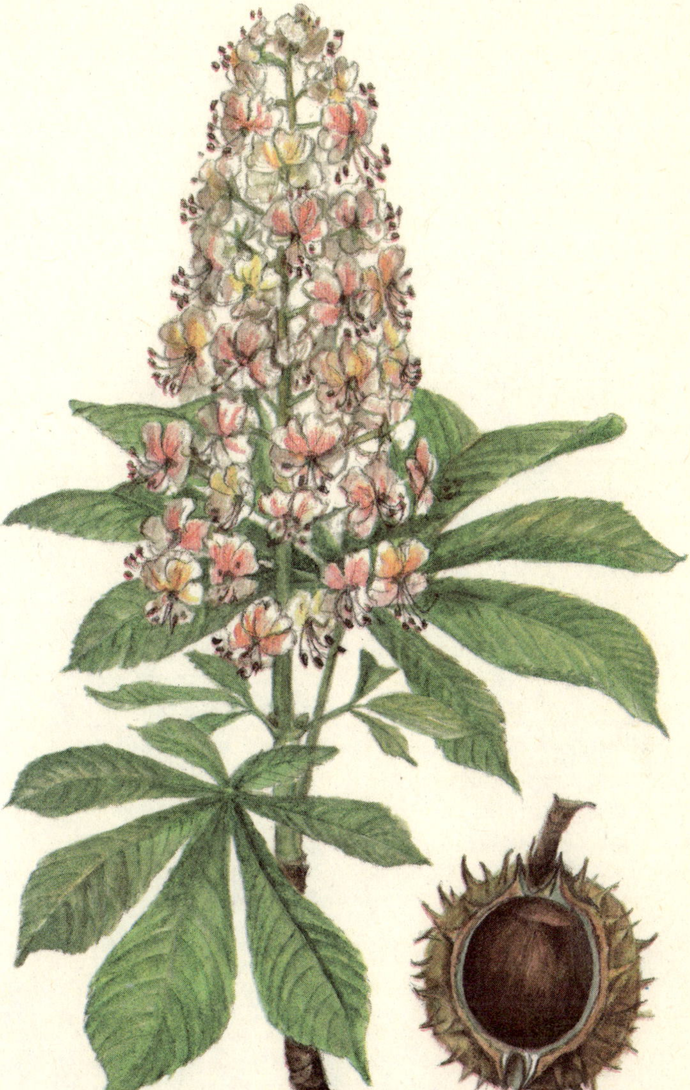

Roßkastanie · Aesculus hippocastanum L.
Tafel 33

weiterte und erschlaffte Venen. Die Beschwerden werden dadurch erträglicher oder verschwinden. Die Krampfadern bleiben jedoch unverändert.
Auch Hämorrhoiden, Verdickungen des Venenringes am After, können durch Anwendung von Kastanienpräparaten behandelt werden.
Der antiödematöse Effekt der Roßkastanienpräparate spielt bei der Behandlung von Schwellungen (Frakturödemen und -hämatomen) wie sie nach Knochenbrüchen oder nach Unfällen mit Quetschungen und Prellungen auftreten können, eine Rolle.
Den Roßkastanienpräparaten wird außerdem eine entzündungshemmende Wirkung, die wahrscheinlich durch Einwirkung auf die Nebennierenrinde zustande kommt, zugeschrieben. Sie wird bei der Behandlung von Venenentzündungen genutzt. Zur Wirkungssteigerung werden Roßkastanienpräparaten Vitamin B_1 und einigen noch ein Auszug aus den Blättern der virginischen Zaubernuß (Hamamelis) zugesetzt.

Anwendung: Die Zubereitungen aus dem Samen der Kastanie sind unter dem Namen Aescusan als Arzneimittel registriert. Sie stehen in Form eines alkoholischen Auszuges, als Kapseln, Dragées, Salben, Zäpfchen und Ampullen sowie unter dem Namen Hoevenol-Bad als Bäderzusatz zur Verfügung. Sie werden vom Arzt zur Behandlung von Thrombosen, Krampfadern, Venenentzündungen, Hämorrhoiden, Unterschenkelgeschwüren, peripheren Durchblutungsstörungen, Rheuma, Frostschäden und Stumpfbeschwerden sowie bei Migräne eingesetzt.
Bei Anwendung der Kastanienpräparate sind Hinweise seitens des Arztes oder die auf der Verpackung angebene Gebrauchsanweisung genau zu beachten.

Salbei, Echter (Garten-Salbei)

Salvia officinalis L. (Tafel 34)

Lippenblütengewächse – Lamiaceae LINDL.

Vorkommen: Meist als Arznei- und Gewürzpflanze kultiviert, in wärmeren Gegenden (Albanien, Italien) verwildert.

Aussehen: Blauviolette Lippenblüten, Stengel 4kantig, am Grunde verholzt, Blätter länglich, eiförmig bis lanzettlich, am Grunde verschmälert, fein gekerbt, runzlig, besonders im Jugendzustand weißlich-graufilzig, unterseits mit Öldrüsen besetzt.

Trocknung: Möglichst rasch im Schatten, indem man die Blätter in dünner Schicht auf dem Boden ausbreitet.

Sammelzeit: Mai, Juni (vor der Entfaltung der Blüten) oder August, September (nach der Blütezeit). Tageszeit 12–16 Uhr.

Gesammelt werden die Blätter.

Inhaltsstoffe: 1,5–2,5% ätherisches Öl (Thujon, Zineol, Kampfer, Borneol), Gerbstoffe, Bitterstoffe (Carnosolsäure, Pikrosalvin), Flavone, Harz, Nikotinsäureamid.

Allgemeines: Salbei, von salvare = heilen abgeleitet, wird schon seit Jahrtausenden als Heilpflanze verwendet. Ein altes sizilianisches Sprichwort lautet: „Salbei erhält gesund." In England ist das Sprichwort verbreitet: „Wer ewig leben will, muß Salbei im Mai essen."

Wirkung: Salbei zeichnet sich besonders durch seine hemmende Wirkung auf die Schweißabsonderung aus. Dieser Effekt tritt durch Beeinflussung des Wärmeregulationszentrum im Zwischenhirn verhältnismäßig rasch nach der Einnahme von Salbeizubereitungen ein und hält mehrere Tage an. Die Behandlung erhöhter und über längere Zeit anhaltender Schweißbildung ist wichtig, da dieser Zustand quälend und ermattend wirkt und Anlaß für Erkältungskrankheiten sein kann.
Salbei wirkt außerdem hemmend auf die Milchausscheidung. Aus diesem Grunde wird er beim Abstillen empfohlen.
Von Bedeutung ist auch die entzündungshemmende Wirkung von Salbeizubereitungen. An dieser Wirkung sind das ätherische Öl und die Carnosolsäure, die beide bakterizide Eigenschaften haben sowie die Gerbstoffe – mit ihrer adstringierenden Wirkung – beteiligt. Das ätherische Öl des Salbeis hat auch krampflösende Eigenschaften.

Anwendung: Innerlich: Salbeizubereitungen werden zur Behandlung der Nachtschweiße der Lungenkranken, Rheumatiker, Nervösen, Genesenden und der Frauen im Klimakterium verordnet. In diesen Fällen sowie zum Abstillen und zur Unterstützung der Behandlung von Schweißekzemen wird ein Teefaufguß verwendet, der wie folgt zubereitet wird:
1 Eßl. der getrockneten Salbeiblätter übergießt man mit 1 Tasse ko-

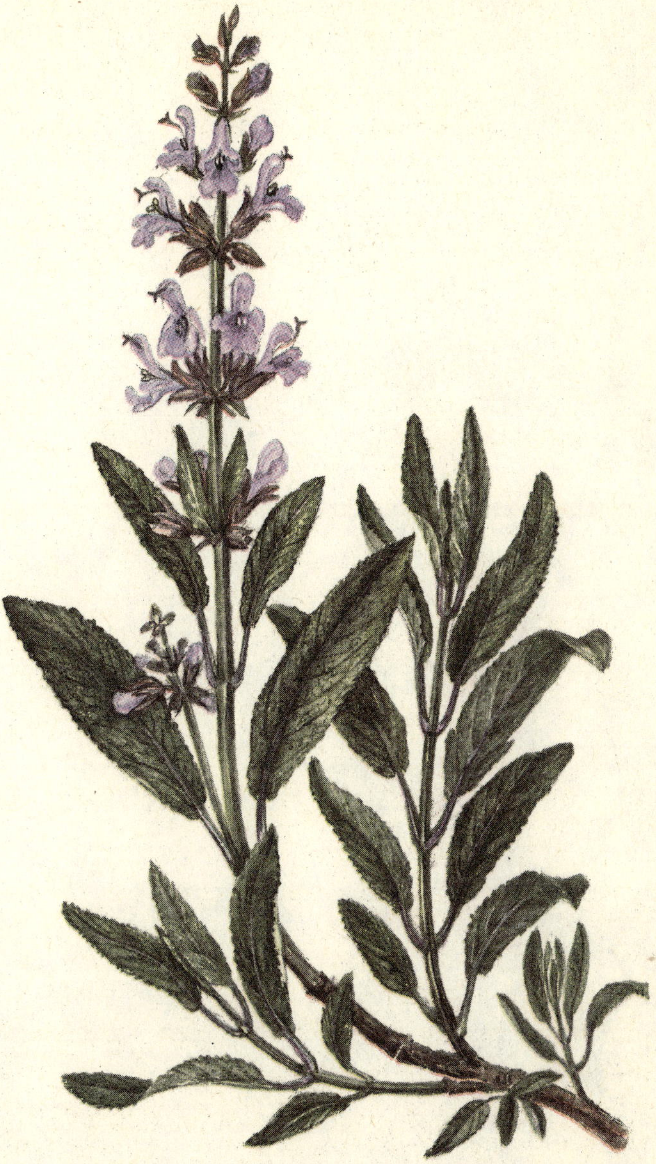

Salbei, Echter (Garten-Salbei) · Salvia officinalis L.
Tafel 34

chendem Wasser, läßt etwa 15 Min. stehen und seiht ab. Von diesem Aufguß trinkt man 2–3mal täglich, vor allem aber abends etwa 2 Stunden vor dem Schlafengehen, 1 Tasse.
Anstelle von Salbeitee kann Salvysat, ein äthanolisch-wäßriger Auszug aus Salbeiblättern verwendet werden.
Zur Behandlung von entzündlichen Erkrankungen des Magens und Darmkanals sowie als krampflösendes und blähungstreibendes Mittel wird der Tee nicht so konzentriert zubereitet. Man verwendet nur 1 Teel. Salbei auf 1 Tasse Wasser.
Äußerlich: Die entzündungswidrige Wirkung des Salbeis wird zur Behandlung von Erkrankungen der Mund- und Rachenhöhle ausgenutzt. Bei Entzündung des Zahnfleisches, der Mundschleimhaut und des Rachens sowie als Mundpflegemittel gurgelt oder spült man mehrmals täglich den Mund mit einem Aufguß (1 Eßl. Salbei auf 2 Tassen Wasser) oder man nimmt ½ Teel. Salvysat auf ein Glas Wasser. Zum Pinseln oder Einmassieren des Zahnfleisches wird unverdünntes Salvysat verwendet.
Salbeiauszüge sind neben anderen pflanzlichen Bestandteilen in verschiedenen Präparaten enthalten, so z. B. in dem Gurgelmittel „Gargarisma Chamomillae compositum“ (bei Entzündungen des Mund- und Rachenraumes), im Parodontal F 5 (Entzündungen des Zahnfleisches und der Mundhöhle) sowie im Odala, einem auch als schmerzlindernden Zahnungsmittel dienenden Präparat (Einreiben des Zahnfleisches).
S a l b e i als K ü c h e n g e w ü r z (s. auch Kap. „Gewürzpflanzen, S. 161).
In der Schweiz und auch zum Teil in Thüringen wird Salbei wie der Majoran den Blutwürsten zugesetzt. Anderenorts sind z. B. in Omelettenteig gebackene Salbeiblätter als gesunde und nahrhafte Speise beliebt. Ein alter Professor der Medizin in Leipzig rühmte als vorzügliche Speise einen in Salbeiblättern gebackenen Aal. In der Tat verleiht Salbei, meist mit anderen Gewürzen, wie Thymian, Beifuß und Zwiebeln vermengt, weichlichem Fleisch, wie Kaninchen und Lamm, einen herzhaften Geschmack.

Anmerkung: Der Wiesen-Salbei (Salvia pratensis L.), welcher auf trockenen Wiesen, an Wegrändern und an Hügeln wächst, sowie der in Bergwäldern gedeihende Klebrige Salbei (Salvia glutinosa L.) werden in der Heilkunde nicht verwendet.

Schachtelhalm (Acker-Schachtelhalm)

Equisetum arvense L. (Tafel 35)

Schachtelhalmgewächse – Equisetaceae L. C. RICHARD.

Vorkommen: Auf Äckern, in Gärten, auf lehmigen Sandböden.

Aussehen: Im Frühjahr erscheint zunächst der Fruchtsproß, ein 5–30 cm hoher, bleichrötlicher, astloser, bald welkender Stengel mit braunen gezähnten Blattschneiden und einem endständigen ährigen Sporenstand.
Nach dem Absterben des Fruchtsprosses wächst ein tannenbaumähnlicher, quirlig verzweigter, grüner, unfruchtbarer 10–40 cm hoher Sproß hervor.

Gesammelt wird das Kraut.

Sammelzeit: Juni bis September.
Acker-Schachtelhalm wird am vorteilhaftesten in den Mittags- oder Nachmittagsstunden, also wenn die Pflanze nicht mehr taunaß ist, gesammelt; um Verwechslungen mit anderen Schachtelhalmarten, wie dem Wiesen-, Sumpf- und Wald-Schachtelhalm, die arzneilich nicht verwendbar sind, zu vermeiden, suche man den Acker-Schachtelhalm nur auf Äckern oder in Gärten, nicht aber im Wald oder an Waldrändern, auf feuchten Wiesen oder Sümpfen.
Beim giftigen Sumpf-Schachtelhalm (Equisetum palustre) ist das erste Glied des quirlig abstehenden Seitensprosses kürzer als die dazugehörige, kronenähnliche Scheide der Hauptachse. Die Scheiden haben Zähne mit breiten, weißlichen Hauträndern.

Trocknung: Das von unansehnlichen Teilen befreite Kraut wird unter häufigem Wenden getrocknet.
Die Droge soll graugrün, etwa wie die lebende Pflanze, aussehen. Von Schimmelpilzen befallene Droge ist zu verwerfen.

Inhaltsstoffe: Etwa 7% Kieselsäure; zum geringen Teil in wasserlöslicher Form, zum größten Teil in wasserunlöslicher Form. Acker-Schachtelhalm enthält außerdem etwa 5% des Saponins Equisetonin, Flavonglykoside (Aglyka Quercetin, Luteolin, Kampferöl), Alkaloide in geringen Mengen Nikotin, Equisetin, Methoxypyridin, ferner Dimethylsulfon, Harz, organische Säuren (Aconit-, Äpfel-, Oxalsäure), Aluminium- und Kaliumverbindungen.

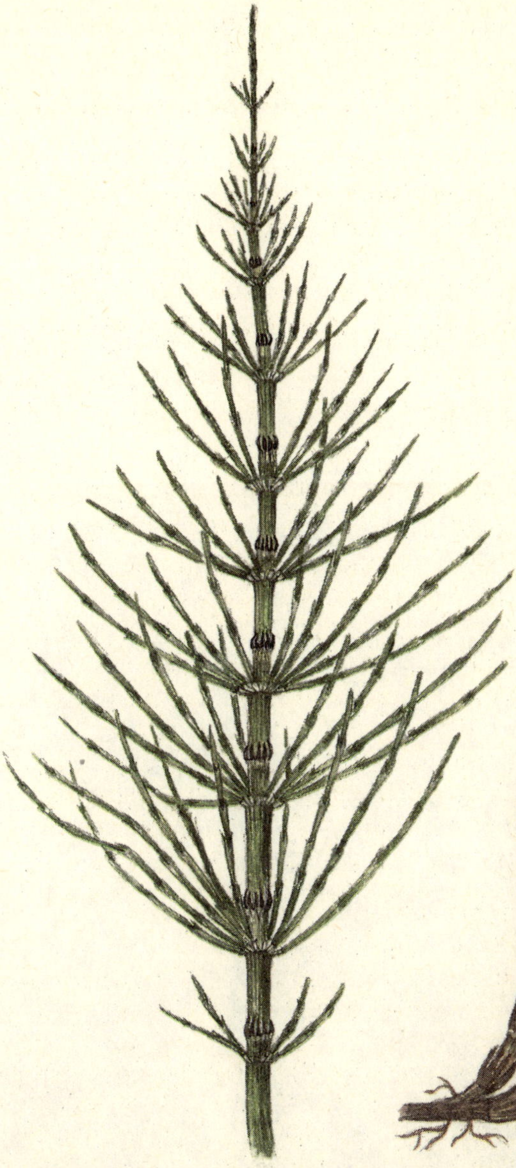

Schachtelhalm (Acker-Schachtelhalm) · Equisetum arvense L.
Tafel 35

Allgemeines und Anwendung: Der Name Zinn- und Scheuerkraut, der häufig für die Schachtelhalme gebraucht wird, stammt aus den Zeiten, wo man Schachtelhalm zum Reinigen bzw. Scheuern von zinnernen Gefäßen benutzte.
In der Heilkunde wurde der Acker-Schachtelhalm während mancher Zeitabschnitte der Geschichte mehr, während anderer weniger gebraucht. Vor allem wurde seine blutstillende Wirkung geschätzt. Heute ist diese in gewissen Umfang auch wissenschaftlich bestätigt worden. Außerdem wurde dem Acker-Schachtelhalm eine günstige Wirkung bei entzündlichen Prozessen zugeschrieben. Der verhältnismäßig hohe Kieselsäuregehalt sollte nicht nur die Vermehrung der weißen Blutkörperchen, die bei der Bekämpfung von Infektionskrankheiten von Bedeutung sind, anregen, sondern auch die natürlichen Heilungsvorgänge bei Lungenerkrankungen unterstützen. Eine spezifische Wirkung gegenüber Tuberkelbazillen besteht jedoch keinesfalls. Darüber hinaus wirkt Acker-Schachtelhalm durch seinen Saponin- und Flavongehalt diuretisch, d. h. harntreibend. Der harntreibenden Wirkung bedient man sich bei gewissen Stoffwechselerkrankungen (Rheumatismus) sowie bei Erkrankungen der Harnorgane (Harnverhaltung, Harngrieß, Blasensteine).
Äußerlich wurden früher Schachtelhalmabkochungen zu Umschlägen bei schlecht heilenden Wunden, zum Mundspülen und zum Gurgeln bei Mund- und Rachenerkrankungen benutzt.

Teebereitung und Dosierung: 3 Eßl. der Droge werden mit 3 Tassen kochendem Wasser übergossen, man läßt diese 15 Min. unter gelegentlichem Rühren stehen und seiht ab.
Diese Menge wird als Tagesration getrunken.

Schafgarbe, Gemeine

Achillea millefolium L. (Tafel 36)

Korbblütengewächse – Asteraceae DUM.

Vorkommen: Auf Wiesen, an Wegrändern, an Ackerrainen.

Aussehen: Kraut; Stengel aufrecht bis 40 cm hoch. Blätter, im Umriß lanzettlich bis lineal, behaart, fiederteilig; Fiederblättchen länglich lanzettlich, 2–3spaltig oder gefiedert 5spaltig. Blüten in einer

Trugdolde stehend, Blütenköpfchen klein mit 4–5 grauweißlichen bis rosafarbigen, zungenförmigen Randblüten und vielen schmutziggelben Scheibenblüten.

Gesammelt wird das blühende Kraut ohne Wurzeln.

Sammelzeit: Juni bis September.

Trocknung: Das Kraut wird in dünner Schicht ausgelegt oder gebündelt in einem trockenen Raum aufgehängt.

Inhaltsstoffe: 0,2–0,5% ätherisches Öl (Proazulen Matricin → Chamazulen, Zineol, Sabinen, Kampfer, Borneol, Isoartemisiaketon), Bitterstoff (Betonicin, früher Achillein), Achillin (Sesquiterpenlacton), Flavone (Apigenin, Apigeninglykosid, Luteolinglykosid), Gerbstoffe, Cholin und Polyine.

Allgemeines: Schafgarbe, auch Tausendblatt (millefolium), Soldatenkraut oder Bauchwehkraut genannt, ist fast auf der ganzen Welt verbreitet. Die Pflanze wurde als Heilmittel schon von alters her angewendet. Der Name Schafgarbe besagt, daß die Pflanze von Schafen gern gefressen oder bei Erkrankungen der Schafe verfüttert wird. Der Name Soldatenkraut läßt darauf schließen, daß zu Kriegszeiten bei Schnitt- und Stichverletzungen der Soldaten der Saft der Schafgarbe oder deren zerhackte Blätter angewandt wurden. Der Name Bauchwehkraut, der besonders in Österreich für Schafgarbe verwendet wird, ist darauf zurückzuführen, daß die Droge bei krampfartigen Durchfällen und auch bei schmerzhafter Menstruation gebraucht wurde.

Wirkung: Schafgarbe wirkt appetitanregend, verdauungsfördernd. Der Bitterstoff der Droge führt durch einen von den Geschmacksknospen der Zunge ausgehenden Reflex zu verstärkter Sekretion von Speichel, Magen- und Gallensaft. Schafgarbe hat auch krampflösende Eigenschaften und übt deshalb einen günstigen Einfluß bei Verkrampfungen und Verspannungen in der Muskulatur und im Bindegewebe aus. Die entzündungshemmende Wirkung ist nicht so ausgeprägt wie bei der Kamille. Durch eine Kombination mit Kamille wird sowohl die entzündungshemmende als auch die krampflösende Wirkung verstärkt.

Anwendung: Schafgarbe wird angewendet als Magenmittel bei Verdauungsstörungen, Appetitlosigkeit, Aufstoßen, Blähungen und Brechreiz, bei leichten krampfartigen Magenbeschwerden und Ko-

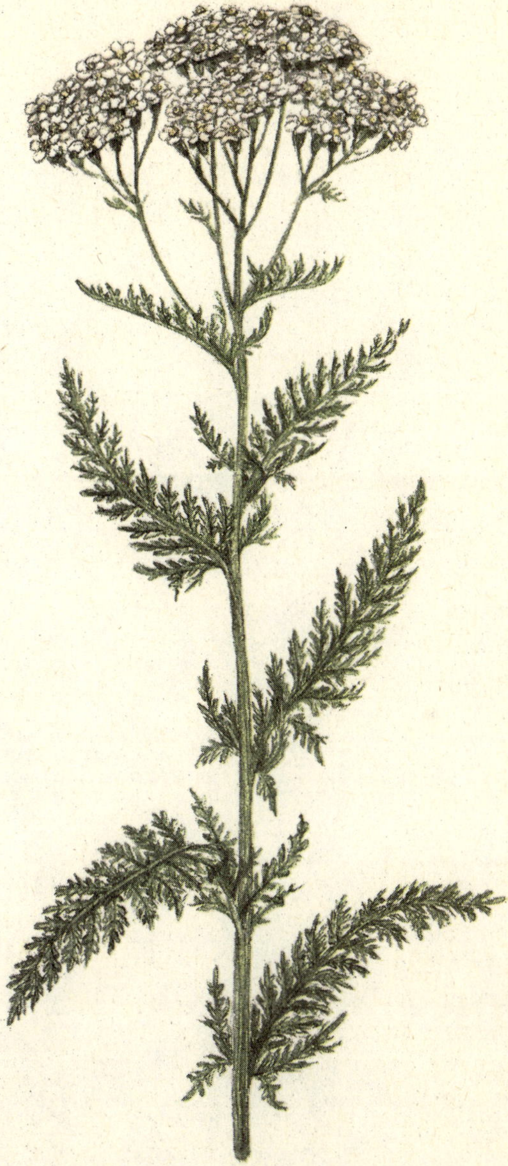

Schafgarbe, Gemeine · Achillea millefolium L.
Tafel 36

likschmerzen. Manche Frauen nehmen die Droge bei Menstruationsbeschwerden. Bei nervösbedingten, durch Aufregung oder Konfliktsituationen ausgelösten Verkrampfungen im Unterleib leistet eine Mischung aus gleichen Teilen Schafgarbe, Kamillenblüten, Melissenblätter und Baldrianwurzel gute Dienste, zumal wenn dieser Tee über längere Zeit und regelmäßig angewendet wird. Diese Teemischung wirkt vorwiegend krampflösend, entzündungshemmend und beruhigend, dabei bleibt die stimulierende leicht anregende Wirkung des in der Schafgarbe enthaltenen Bitterstoffes Betonicin voll erhalten.

Zur Beachtung: Es ist nicht empfehlenswert, Schafgarbenzubereitungen in zu konzentrierter Form und über längere Zeit einzunehmen, weil Unverträglichkeitserscheinungen und Hautausschläge auftreten können; gelegentlich entstehen schon nach Berühren mit dem Saft der Pflanze, wie es auf frischgemähten Wiesen vorkommen kann, bei empfindlichen Personen allergisch bedingte Hautausschläge mit Blasen und Bläschenbildung (Wiesendermatitis).

Zubereitung und Dosierung: Vom Schafgarbenkraut bzw. der angegebenen Teemischung bereitet man einen Aufguß von 3 Eßl. mit ½ l kochendem Wasser, den man unter häufigem Umrühren etwa 15 Min. stehen läßt. Im Laufe des Tages werden von dem ungesüßten Tee 1–2 Tassen getrunken.
Als Würzkraut oder Wildgemüse werden die frisch gesammelten, gut gewaschenen, feingewiegten, jungen Blätter als Belag für Butter- oder Quarkschnitten verwendet oder auch mit Essig, Öl, Salz, Zucker und Zwiebeln entweder allein oder mit Löwenzahn und Brennessel gemischt als Salat hergerichtet (siehe „Vorschläge zur Frühjahrskur").

Schlangenwurz (Wiesen-Knöterich)

s. u. Knöterich, Schlangen- S. 90

Schlüsselblume, Duftende

Primula veris L.; naturgeschützt (Tafel 37)

Primelgewächse – Primulaceae VENT.

Vorkommen: Trockene Wiesen, lichte Waldstellen.

Aussehen: Die Duftende Schlüsselblume wird auch Wiesen-Schlüsselblume, Himmelschlüsselchen, Primel oder Schlagkraut genannt, aus einem kurzen, kräftigen Wurzelstock entwickelt sich im Frühjahr eine Rosette runzeliger, länglich-eiförmiger, unterseits behaarter Blätter, die sich in einen Stiel verschmälern. Die jungen Blätter stehen senkrecht aufgerichtet und sind nach der Unterseite eingerollt. Die älteren schmiegen sich rosettenartig dem Boden an. Der 15–25 cm hohe Blütenschaft trägt eine Dolde wohlriechender, nikkender Blüten mit glockig erweitertem, weißlichem oder grünlichgelbem Kelch. Am Eingang der dottergelben Blumenkrone sind 5 orangefarbene Flecken sichtbar.
Die Duftende Schlüsselblume wird häufig mit der Hohen Schlüsselblume (Primula elatior L. Hill), auch Wald-Schlüsselblume oder Osterblume genannt, deren Blühbeginn etwa 14 Tage früher liegt, verwechselt. Sie kommt selten auf Wiesen vor und ist fast geruchlos. Außerdem sind die Blüten hellgelb. Der Kelch ist an den Kanten grün und besitzt lang zugespitzte Kelchzähne. Die Blumenkrone ist größer; am Schlund ist ein dottergelber Ring sichtbar. Die orangefarbenen Flecke, die bei der duftenden Schlüsselblume vorhanden sind, fehlen.
Hinsichtlich ihrer Wirkung sind beide Drogen praktisch gleich.

Gesammelt werden Blüten und Wurzeln.

Sammelzeit: Blüten: April bis Mai. Wurzeln: Spätherbst (naturgeschützt!).

Trocknung: Blüten: Die samt dem Kelch ausgezupften Blüten (abgeblühte entfernt man) werden auf einer Papierunterlage oder einem Leinentuch in dünner Schicht ausgebreitet und in einem schattigen Raum getrocknet. – Wurzeln: Das Ausgraben und Trocknen der Himmel-Schlüsselwurzeln, welches im Herbst vorgenommen werden müßte, ist bei uns in der DDR auf Grund des Naturschutzgesetzes verboten.

Inhaltsstoffe: In fast allen Organen, besonders in der Wurzel, Sapo-

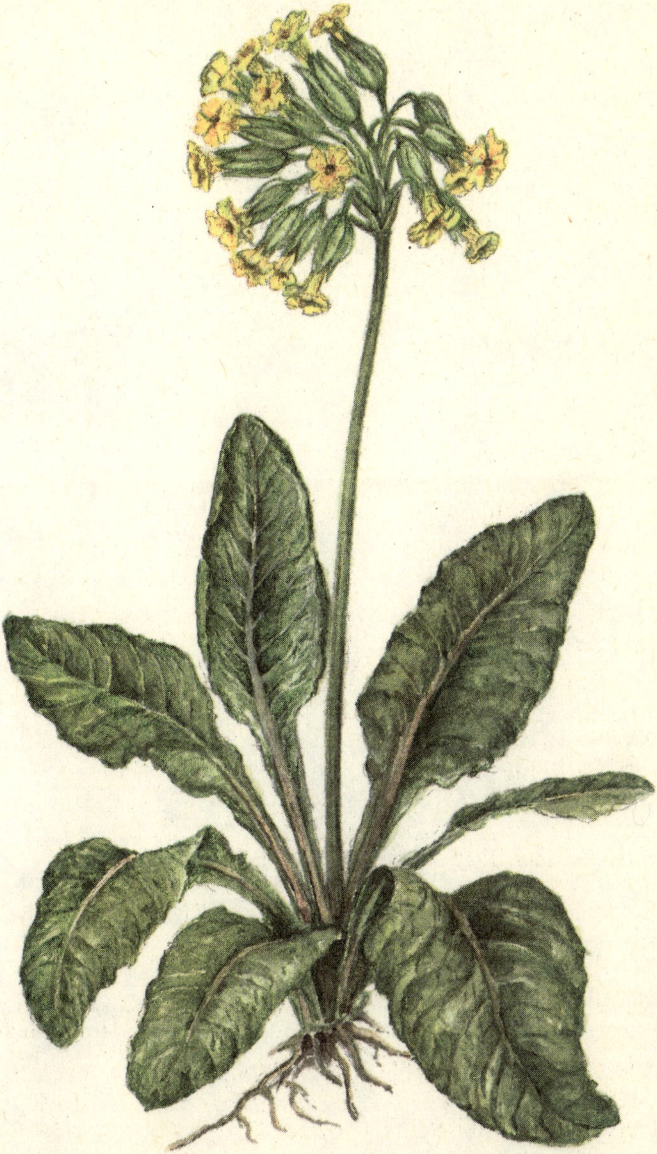

Schlüsselblume, Duftende · Primula veris L. (naturgeschützt)
Tafel 37

nine (vor allem Primulasäure), Phenolglykoside (vor allem Primulaverin), ätherisches Öl, Flavone und Kieselsäure.

Allgemeines: Die Schlüsselblume gehört mit zu den ersten Blütenpflanzen, die das große Erwachen in der Natur ankünden und uns auf schöne Tage hoffen lassen. Der Name Schlüsselblume ist auf die schlüsselbundähnliche Gestalt des Blütenstandes zurückzuführen. Der Name Schlagkraut, wie die Pflanze auch noch genannt wird, besagt, daß sie früher zur Heilung von Schlaganfällen und Lähmungen angewandt wurde. Als Heilmittel gegen Gicht oder als Schönheitsmittel, zur Entfernung von Sommersprossen, Mitessern und Runzeln wurde sie ebenfalls in vergangenen Jahrhunderten gebraucht. Die jungen Blätter der Schlüsselblume fanden als Salat in der Küche Verwendung. Die Blütenaufgüsse galten als Nervenberuhigungsmittel und als Mittel gegen Migräne.

Wirkung: An der Wirkung sind in erster Linie die Schlüsselblumensaponine beteiligt. Sie wirken sekretlösend und auswurffördernd. Die auswurffördernde Wirkung kommt einmal durch Verflüssigung des zähen Schleims, zum anderen durch Reizung der Magenschleimhaut zustande, die reflektorisch eine Auswurfsteigerung der Bronchien bewirkt. Die ödem- und entzündungshemmenden Eigenschaften der Primulasaponine sowie deren antibiotische Wirkung dürften gerade bei der Behandlung katarrhalischer Erkrankungen der Atemwege eine unterstützende Funktion ausüben. Bemerkenswert ist auch die bei neueren Untersuchungen festgestellte antimykotische (pilzabtötende) Wirkung der Primulasaponine, vor allem gegenüber Soorpilzen (Candida albicans).

Anwendung: Zubereitungen aus den Wurzeln oder Blüten der Schlüsselblume kommen bei Erkrankungen der Atemwege, bei Husten, vor allem bei sich lange hinziehenden Husten mit ungenügendem Auswurf, und bei chronischer Bronchitis zur Anwendung.

Zubereitung und Dosierung: 1 Teel. Schlüsselblumenwurzel wird mit 2 Tassen kaltem Wasser angesetzt und 10 Min. gekocht. Dann wird heiß abgeseiht und mit Zucker oder Honig gesüßt. Diese Menge trinkt man eßlöffelweise im Laufe von 1–2 Tagen.
Bei Verwendung von Schlüsselblumenblüten werden 2 Eßl. der Blüten mit 2 Tassen kochendem Wasser überbrüht und nach etwa 10 Min. abgeseiht.

Anmerkung: In diesem Zusammenhang sei auf die Giftprimel (Primula obconica) hingewiesen. Diese aus China stammende Zierpflanze, die im Äußeren unserer einheimischen Schlüsselblume ähnelt und rote oder blaßlilafarbene Blüten trägt, wird wegen ihrer langen Blütendauer sehr häufig als Zierpflanze verwendet. Diese Pflanze enthält in dem Sekret der Drüsenhaare ein Gift, das sogenannte Primin. Beim Berühren oder Beschneiden der Pflanze werden meist die kleinen Drüsenhaare verletzt. Geringe Mengen des gifthaltigen Sekretes treten aus. Diese Spuren genügen, falls sie mit der Haut in Kontakt kommen, um nach Stunden oder Tagen eine unangenehme Hautentzündung mit Juckreiz und Bläschenbildung (Primeldermatitis) hervorzurufen. Die Empfindlichkeit der Menschen gegenüber diesem Primelgift ist sehr unterschiedlich. Bei Ersteinwirkung muß nicht immer eine Hautentzündung entstehen. Bei wiederholter Berührung treten dagegen um so heftigere, über Wochen anhaltende Hautentzündungen mit starkem Juckreiz auf. Auch eine indirekte Berührung mit dem Primelgift, z. B. durch Kontakt mit der Schere, die man zum Beschneiden der Primel benutzt hat, kann die Ursache für solche Vergiftungen bilden. Auf Grund dieser Tatsache empfiehlt es sich, die Giftprimel als Zimmer- und Zierpflanze zu beseitigen.

Sellerie

s. u. „Gewürzpflanzen“, S. 160

Sonnentau, Rundblättriger

Drosera rotundifolia L. naturgeschützt! (Tafel 38)

Sonnentaugewächse – Droseraceae SALISB.

Vorkommen: Auf Mooren, auf sumpfig-torfigen Wiesen.

Aussehen: Ausdauernde Pflanze mit fasriger Wurzel. Aus einer grundständigen Rosette rotgrüner, löffelartiger Blätter, die unterseits glänzend grün, oberseits dicht mit langen, roten, gestielten Drüsen besetzt sind, erhebt sich ein 10–20 cm hoher Blütenschaft, welcher im Juli und August 7–8 kleine, weiße, 5zählige Blüten trägt.
Die Drüsen scheiden eine klebrige, fadenziehende, im Sonnenlicht wie Tau aussehende Flüssigkeit ab. Sobald ein kleines Insekt, vom

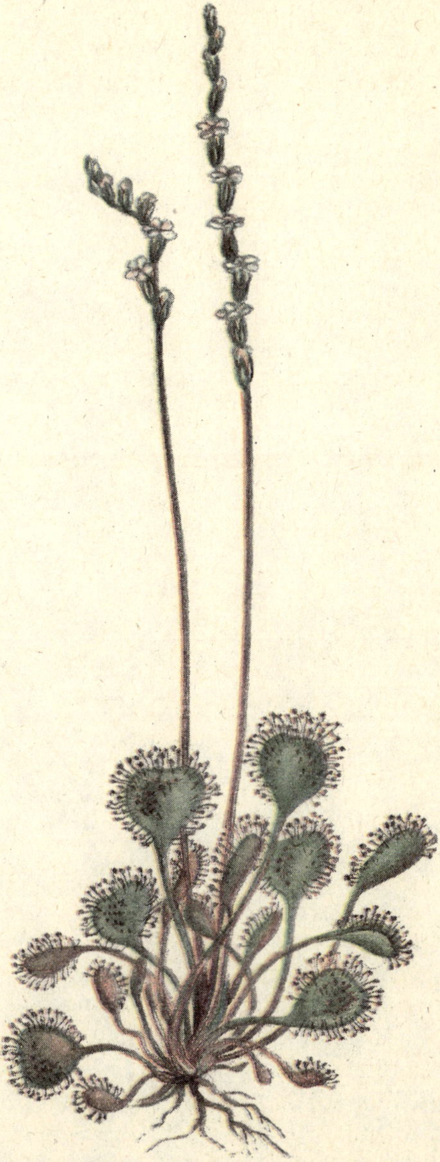

Sonnentau, Rundblättriger · Drosera rotundifolia L. (naturgeschützt)
Tafel 38

Glanz dieser Flüssigkeit angelockt, mit den roten Drüsenhaaren, auch Tentakeln genannt, in Berührung kommt, bleibt es an dem Sekret kleben, die Blattränder rollen sich zusammen, und das Tierchen wird schließlich von dem Blatt vollkommen umschlossen und bis auf einige Rückstände von den eiweißspaltenden Substanzen des Drüsensekretes, das ähnlich wie unser Magensaft wirkt, verdaut. Der Mangel des Moorbodens an stickstoffhaltigen Nährsalzen veranlaßte den Sonnentau, die Blätter in Fangorgane umzubilden und die Fähigkeit zu entwicklen, Eiweiß zu verdauen, um sich durch animalische Nahrungssuche ausreichend mit stickstoffhaltigen Verbindungen zu versorgen.
Da die einheimische Droge Drosera rotundifolia nicht ausreichend zur Verfügung steht, wird heute größtenteils die auf Madagaskar sowie in Ostafrika wachsende Droge Drosera ramentacea auch unter der Bezeichnung Herba Droserae longifoliae gehandelt und zur Arzneibereitung verwendet.

Inhaltsstoffe: Naphthochinonderivate (Ramentazeon, Ramenton, Plumbagin), Flavone (Quercetin u. a.), organische Säuren (Äpfel-, Benzoe-, Gerb-, Zitronensäure, Vitamin C).

Wirkung und Anwendung: Die Naphthochinonderivate des Sonnentaues wirken krampflösend und hustenreizstillend. Außerdem hemmt das Plumbagin das Wachstum verschiedener Bakterien (Staphylokokken, Streptokokken und Pneumokokken) in geringem Maße.
Auf Grund dieser Eigenschaften sind Sonnentauauszüge, oft mit Thymian kombiniert, in verschiedenen Hustensäften und -tropfen enthalten. Diese werden vorwiegend zur Behandlung von Entzündungen der Atemwege, bei Keuchhusten, Krampf- und Reizhusten sowie Bronchitis angewendet.
Von dem in Apotheken erhältlichen Präparat Drosithym werden, falls vom Arzt nicht anders verordnet, bei Säuglingen und Kleinkindern 3mal täglich 5–10 Tr., bei Kindern und Erwachsenen 3mal täglich 10–20 Tr. in Fencheltee oder schwach gesüßter Flüssigkeit verabreicht.

Anmerkung: Äußerlich wird gelegentlich noch das Sekret der Drüsenhaare gegen Warzen oder Hühneraugen verwendet.

Spitz-Wegerich

s. u. „Wegerich, Spitz-“, S. 149

Stechapfel

Datura stramonium L. (Tafel 39)

Nachtschattengewächse – Solanaceae JUSS.

Vorkommen: Auf Schutthaufen, Ödland, Gartenland; auch kultiviert.

Aussehen: Das gabelästige, 1jährige, aber kräftige Kraut wird bis 1 m hoch. Die Blätter sind groß (bis 20 cm), gestielt, eiförmig, zugespitzt, ungleich-buchtig-gezähnt, kahl, oben dunkelgrün, unten heller. Die einzelnen in den Blattachseln stehenden Blüten besitzen einen grünen, langröhrigen, kantigen, 5spaltigen Kelch und eine weiße, trichterförmige, 5zipflige, leicht welkende Blumenkrone. Die Frucht ist eine mit zahlreichen Stacheln besetzte eiförmige Kapsel, die bei der Reife mit 4 Fruchtlappen aufspringt und viele kleine braunschwarze, nierenförmige Samen ausstreut.

Verwendete Pflanzenteile: Blätter und Samen (sehr giftig!).

Inhaltsstoffe: Die Blätter und Samen enthalten als Hauptbestandteil l-Hyoszyamin, ferner Atropin und Skopolamin.

Wirkung und Anwendung: Der Stechapfel, hinsichtlich Inhaltsstoffe und Wirkung etwa der Tollkirsche und dem Bilsenkraut ähnlich, wurde 1762 durch den Wiener Arzt STÖRCK in den deutschen Arzneischatz aufgenommen. Die Blätter des Stechapfels werden heute kaum noch in der Heilkunde gebraucht. Gelegentlich werden diese in Form von Asthmazigaretten oder Asthmakräuter zum Räuchern angewendet. Durch das im Rauch enthaltene Atropin werden Bronchialspasmen (-krämpfe) gelöst. Ein alkoholischer Auszug aus Stechapfelkraut (Tinctura Stramonii), der, früher häufig verordnet, als krampflösendes Mittel bei Asthma, Krampf- und Keuchhusten diente, ist heute noch neben anderen Bestandteilen in verschiedenen Asthmarezepturen enthalten.

Vergiftungen: Nicht selten kommen, vor allem durch die braunschwarzen, nierenförmigen Samen aus den walnußgroßen, kasta-

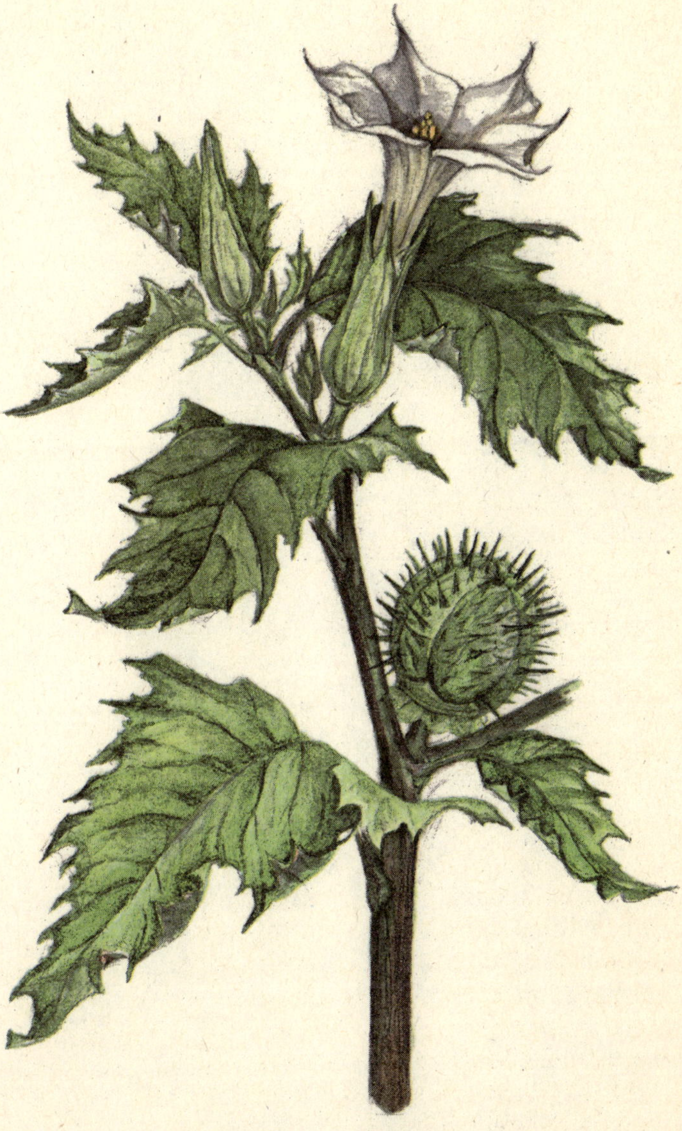

Stechapfel · Datura stramonium L.
Tafel 39

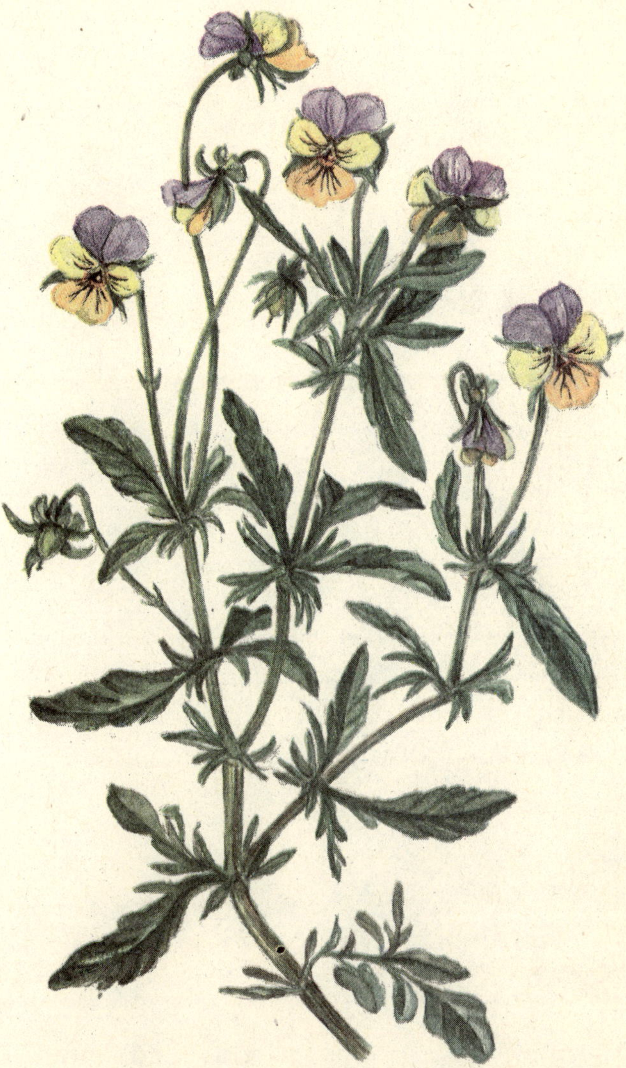

Stiefmütterchen, Wildes · Viola tricolor L.
Tafel 40

nienartigen Stechapfelfrüchten (Verwechslung mit Kümmel, Mohn usw.), Vergiftungen vor. Für Kinder können bereits 15–20 dieser Samen tödlich sein.
Auch durch Asthmakräuter, die nicht zum Einnehmen, sondern zum Rauchen und zum Inhalieren des Rauches bestimmt sind, gab es Vergiftungen, da diese versehentlich als Tee getrunken wurden.

Stiefmütterchen, Wildes (Feld-Stiefmütterchen)

Viola tricolor L. (Tafel 40)

Veilchengewächse – Violaceae BATSCH.

Vorkommen: Auf Äckern, auf Brachland, auf Stoppelfeldern, auf trockenen Hügeln.

Aussehen: 10–30 cm hohes Kraut mit niederliegendem oder aufsteigendem Stengel mit wechselständigen, gekerbten Blättern, die unteren herz-eiförmig, die oberen länglich-lanzettlich mit großen leierförmig-fiederspaltigen Nebenblättern. Die 2–3farbigen, entweder weißgelben oder weiß-blau-gelben, langgestielten Blüten sind unregelmäßig oder 2seitig-symmetrisch. Das untere Blumenblatt ist in einen Sporn ausgezogen.

Gesammelt wird das blühende Kraut.

Sammelzeit: Mai bis August.

Trocknung: Das ohne Wurzeln und ohne die unteren meist unansehnlichen Stengel gesammelte blühende Kraut wird im Schatten oder in einem luftigen Raume durch lockeres Auslegen getrocknet.

Inhaltsstoffe: Saponin, Violaquercitrin, ätherisches Öl, Salicylsäuremethylester-Glykosid, Farbstoffe, Gerbstoffe, Schleim, Zucker und mineralische Bestandteile.

Allgemeines: Feld-Stiefmütterchen ist auch unter den Namen Akker-Veilchen, Dreifaltigkeitsblume, Freisamkraut bekannt. Unter dem Namen freychenkrut = Freisamkraut taucht es im 15. Jahrhundert im Schrifttum auf. Diese Bezeichnung bezieht sich auf das Anwendungsgebiet. Das Stiefmütterchen wurde nämlich gegen „freychen oder fraisen“, so bezeichnete man zu jener Zeit epilepsieähnliche Anfälle, gebraucht.

Wirkung: Die auswurffördernde Wirkung der Droge wird einerseits durch die sekretlösenden, schleimverflüssigenden Eigenschaften der Saponine hervorgerufen, andererseits lösen die Saponine durch Reizung der Magenschleimhaut einen reflektorisch bedingten Hustenreiz aus, der den verflüssigten Schleim herausbefördert.
Der harntreibende Effekt des Feld-Stiefmütterchens wird teils durch die Saponine, teils durch die Flavone bewirkt.

Anwendung: Das Anwendungsgebiet des Stiefmütterchens ist heute ein anderes geworden. In erster Linie wird diese Droge als auswurfförderndes Mittel bei Erkrankungen der Luftwege, bei Verschleimung, Husten und Keuchhusten sowie als harntreibendes Mittel bei Harnbeschwerden und Blasenkatarrhen angewandt. Eine günstige Wirkung übt der Stiefmütterchentee auch bei gewissen Hautleiden und beim Milchschorf der Säuglinge aus. Weiterhin findet Stiefmütterchen entweder allein oder als Bestandteil von Blutreinigungstee zu Blutreinigungskuren Anwendung.

Teebereitung und Dosierung: Falls vom Arzt nicht anders verordnet wird, überbrüht man 1 Eßl. der Droge mit 1 Tasse kochendem Wasser. Nach 15 Min. wird durchgeseiht und gesüßt. Dieser Aufguß wird im Laufe des Tages, am besten jeweils nach den Mahlzeiten, getrunken.
Der gleiche Teeaufguß, jedoch ungesüßt, wird gegen Milchschorf der Säuglinge in Form von Umschlägen angewandt.

Zur Beachtung: Stiefmütterchentee darf nicht zu stark bereitet, nicht in zu großen Mengen und über längere Zeit getrunken werden, da er dann zu Reizerscheinungen im Magen und Darmkanal sowie zu frieselartigen Hautausschlägen führen kann.

Strahlenlose Kamille:

s. u. „Kamille“, S. 84

Sturmhut, Blauer:

s. u. „Eisenhut, Blauer“, S. 53

Tausendgüldenkraut, Echtes

Centaurium erythraea RAFN

Enziangewächse – Gentianaceae JUSS.

Vorkommen: Auf feuchten Wiesen, Waldschlägen, auf Äckern, an Feldrainen.

Aussehen: 1–2jähriges, zierliches Kraut. Aus einer hohen Pfahlwurzel bildet sich eine Rosette verkehrt-eiförmiger Blätter, und aus dieser erhebt sich ein 20–40 cm langer, kahler und kantiger Stengel, der kreuzweise sitzende, ganzrandige, länglich-eiförmige, spitze Blätter trägt und in Scheindolden rosafarbiger Blüten endet. Die Blüten haben einen 5zipfligen grünen Kelch und eine 5zipflige Blumenkrone.
Verwechslungsmöglichkeiten: 1. mit dem Strand-Tausendgüldenkraut (lineale Stengelblätter); 2. mit dem Zierlichen Tausendgüldenkraut (grundständige Rosette fehlt; Stengel von Grund aus gabelästig). Beide Arten werden medizinisch nicht verwendet.

Gesammelt wird das blühende Kraut.

Sammelzeit: Juli bis September.

Trocknung: Das in einer Länge von etwa 20 cm abgeschnittene Kraut wird gebündelt und in einem luftigen, schattigen Raum aufgehängt.

Inhaltsstoffe: Bitterstoffglykosid (Erythaurin) und Bitterstoffe (Erythrozentaurin, Erythramin), ferner geringe Mengen ätherisches Öl mit antibakteriellen Eigenschaften, Alkaloid Gentianin, Harz.

Wirkung: Siehe Wirkung der Bittermittel unter „Enzian, Gelber", S. 55.

Anwendung: Wie Gelber Enzian. Auf Grund des geringen Bitterwertes müssen vom Tausendgüldenkraut entsprechend größere Mengen gegeben werden.
In Ägypten wird Tausendgüldenkraut zur Behandlung des Bluthochdruckes und zur Beseitigung von Nieren- und Blasensteinen angewendet.

Zubereitung: 1 gehäuften Teel. der Droge übergießt man mit 1 Tasse siedendem Wasser und läßt unter wiederholtem Umrühren etwa 15 Min. stehen. Diese Menge soll, auf den Tag verteilt, jeweils ½–1 Std. vor den Mahlzeiten getrunken werden.

Thymian

Thymus L.
Echter Thymian = Thymus vulgaris L. (Tafel 41)
Feld-Thymian = Sand-Thymian = Thymus serpyllum L. (Tafel 42)
(Da sich beide Thymianarten, hinsichtlich ihrer Inhaltsstoffe und ihrer Wirkung sehr ähneln, sollen diese gemeinsam besprochen werden).

Lippenblütengewächse – Lamiaceae LINDL.

Vorkommen: Echter Thymian ein Halbstrauch, in Mittelmeerländern beheimatet, wird in Gärten und auch feldmäßig als Gewürz- und Heilpflanze angebaut.
Feld-Thymian, auch Quendel genannt, ein Halbstrauch, der an Wegrändern, trockenen Ackerrainen und auf Heiden wächst.

Aussehen: Echter Thymian: Aufrechter, 4kantiger bis 40 cm hoher Stengel, holzig, stark ästig, Blätter eiförmig bis lineal, am Rande eingerollt, Blüte 2lippig, rötlich, stark duftend. Der ganzen Pflanze entströmt ein angenehmer, stark aromatischer Duft.
Feld-Thymian: 5–20 cm hoher Halbstrauch in dichtem Rasen mit niederliegenden oder leicht aufsteigenden, runden oder kantigen, überall wurzelnden Stengeln. Die schmal eiförmigen Blätter duften stark würzig, wenn man diese zwischen den Fingern zerreibt. Der kopfförmig gedrängte Blütenstand trägt 7–9 rötliche oder rotviolette Lippenblüten von fast trichterartiger Form mit 4zipfligem Rand.

Gesammelt wird das blühende Kraut.

Sammelzeit: Mai bis September. Mit der Schere werden die aufsteigenden Blütentriebe geschnitten.

Trocknung: Das von Verunreinigungen und holzigen Teilen befreite Kraut wird in dünner Schicht ausgebreitet und im Schatten oder in luftigen Räumen getrocknet.

Inhaltsstoffe: Ätherisches Öl, welches in wechselnden Mengen Thymol und Cavacrol enthält. Das ätherische Öl des Feldthymians – von sehr unterschiedlicher Zusammensetzung – setzt sich überwiegend aus p-Cymol, Linalol und Thymol zusammen. Außerdem sind in beiden Thymianarten Gerbstoff, Bitterstoff und nicht flüchtige Substanzen mit antibakterieller und krampflösender Wirkung vorhanden.

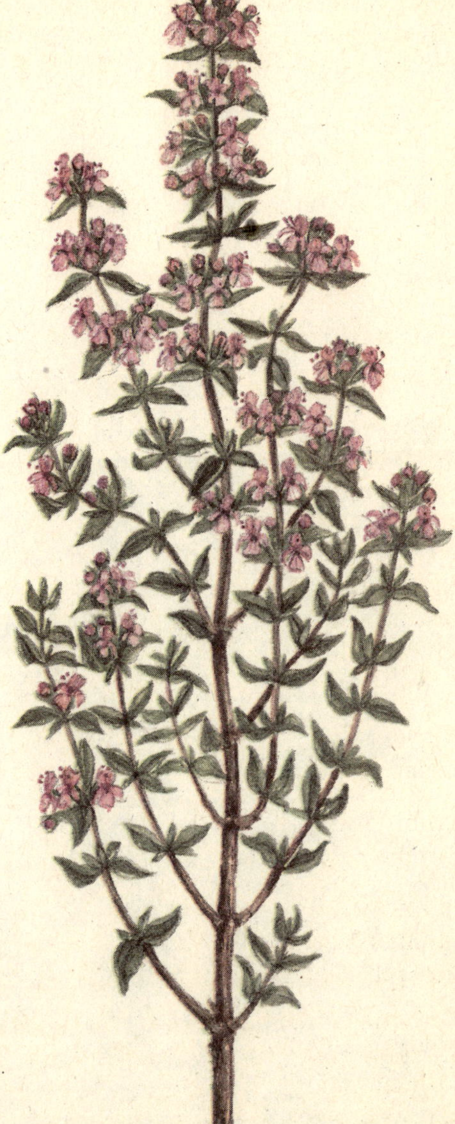

Thymian, Echter · Thymus vulgaris L.
Tafel 41

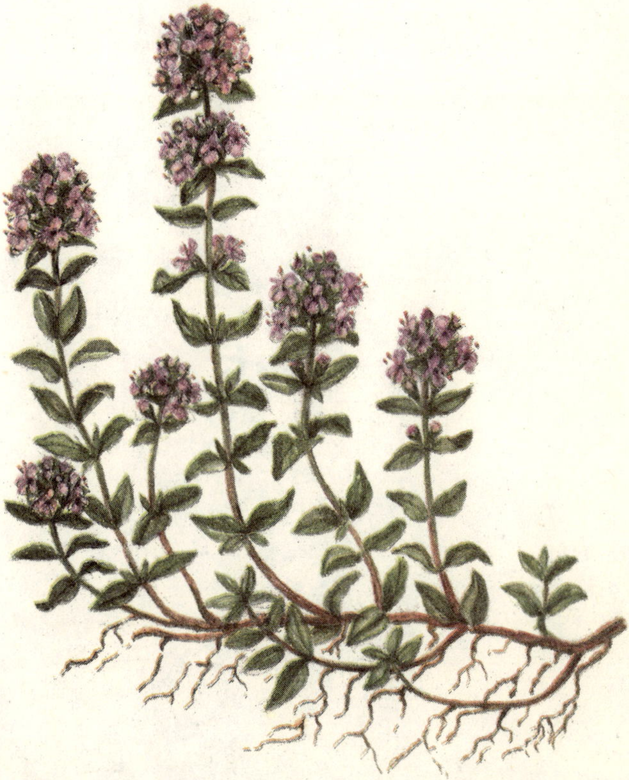

Thymian (Feld-Thymian, Sand-Thymian) · Thymus serpyllum L.
Tafel 42

Wirkung und Anwendung: Wie aus den Aufzeichnungen alter griechischer und römischer Schriftsteller hervorgeht, sind beide Thymianarten schon von alters her geschätzte Kräuter. Auch in unseren Tagen werden diese Drogen in der Heilkunde und in der Küche angewandt. Mehrere Inhaltsstoffe sind an der Wirkung des Thymians beteiligt. Außer den noch nicht isolierten Substanzen mit bakterienabtötender und krampflösender Wirkung sind es in erster Linie das ätherische Öl und der Gerbstoff sowie in geringerem Maß der Bitterstoff.
Das ätherische Öl, insbesondere das Thymol und Cavacrol üben einen fördernden Einfluß auf die Tätigkeit des Flimmerepithels der Atemwege aus und erleichtern das Abhusten des Sekretes. Die auswurfbeschleunigende Wirkung und die antibakteriellen Eigenschaften des Thymians begründen seine Anwendung als Hustenmittel, vor allem bei Keuchhusten, bei trockenem Husten und bei Bronchitis (Entzündung der Bronchialschleimhaut).
Die antibakterielle Wirkung des Thymians, die weitgend vom Thymolgehalt des ätherischen Öles abhängig ist, sowie die schwach adstringierende (zusammenziehende) Eigenschaft des Thymiangerbstoffes, spielen bei seiner Anwendung als Magenmittel, bei Verdauungsbeschwerden, Blähungen und Durchfall sowie auch bei seiner Verwendung als Gewürz eine Rolle.
Thymian verleiht, vorsichtig dosiert, nicht nur bestimmten Speisen oder Wurstsorten eine besondere geschmackliche Note, sondern macht sie auch bekömmlicher.
Äußerlich angewandt, dienten früher Thymian- und Quendelaufgüsse wegen ihrer entzündungswidrigen Eigenschaften als Mund- und Gurgelwasser bei Erkrankungen des Mund- und Rachenraumes und als Zusatz von Bädern.
Thymianöl und Thymol sind neben anderen ätherischen Ölen Bestandteile des häufig verordneten und bewährten Hustenbalsams Pulmotin, der bei katarrhalischen Erkrankungen der Luftwege zum Einreiben der Brust und des Rückens (oder zum Inhalieren) verordnet wird. In gleicher Weise werden die thymolhaltigen Balsame Pertussin und Tussidermil verwendet.
Für Kopfdampfbäder in Inhalationsform steht das Gesundheitspflegemittel „Thymianbad" zur Verfügung.

Teebereitung und Dosierung: Sofern vom Arzt nicht anders verordnet, übergießt man 1 Eßl. Thymian oder 2 Eßl. Quendel mit etwa 2 Tassen kochendem Wasser und läßt 10 Min. stehen. Dann seiht man ab und trinkt diesen Tee über den Tag verteilt. Dieser Aufguß kann

sowohl bei Erkrankungen der Atemwege als auch bei Magenstörungen sowie als Mund- und Gurgelwasser verwendet werden.
Wird ein thymianhaltiger Mischtee vorgezogen, so steht der Hustentee (Species tussiculares) zur Verfügung. Es ist eine Mischung, die neben Thymianblättern Eibischwurzel, Fenchelfrüchte, Isländisch Moos, Spitzwegerichkraut, Süßholz und Huflattich enthält.
Thymian in Sirupform steht als Gesundheitspflegemittel unter der Bezeichnung „Thymian-Sirup“ zur Verfügung. Darüber hinaus führt das Arzneimittelsortiment noch verschiedene rezeptfreie Thymianhustensäfte mit Zusätzen, wie beispielsweise Menthymin, Pertussin oder auch Hustentropfen, wie Drosithym oder Pertussin.

Tollkirsche

Atropa bella-donna L. (Tafel 43)

Nachtschattengewächse – Solanaceae JUSS.

Vorkommen: In schattigen Bergwäldern und auf Kahlschlägen.

Aussehen: Aus einem verzweigten, ausdauernden Wurzelstock mit einer bis zu 1 m langen, kräftigen Pfahlwurzel entwickelt sich im Frühjahr eine strauchartige Staude (bis $1\frac{1}{2}$ m). Der stark verzweigte Stengel trägt im unteren Teil einzelne, oberwärts paarweise angeordnete Blätter von unterschiedlicher Größe. Die Blätter selbst sind eiförmig, kurzgestielt, ganzrandig. Aus den Blattwinkeln wachsen im Juni bis August gestielte, überhängende violettbraune, glockige 5zipflige Blüten. Diese entwickeln kugelige, glänzend schwarze, sehr giftige Beeren, welche von einem grünen 5spaltigen Kelch umgeben sind.

Verwendete Teile: Blätter und Wurzeln (sehr giftig!).

Inhaltsstoffe: In allen Teilen der Pflanze sind die Alkaloide Hyoszyamin, Skopolamin, geringe Mengen Atropin, Belladonnin, Apoatropin und einige Nebenwirkstoffe vorhanden.

Allgemeines: Der deutsche Name Tollkirsche und die wissenschaftliche Bezeichnung Atropa belladonna weisen auf bestimmte Wirkungen dieser Pflanze hin. Sie ruft auf Grund ihrer Hauptinhaltsstoffe Hyoszyamin und Atropin, in bestimmten Mengen verabreicht, bei den Betreffenden Verwirrtheits- und Erregungszustände, ja sogar Tobsuchtsanfälle hervor. In den auftretenden Wahnvorstel-

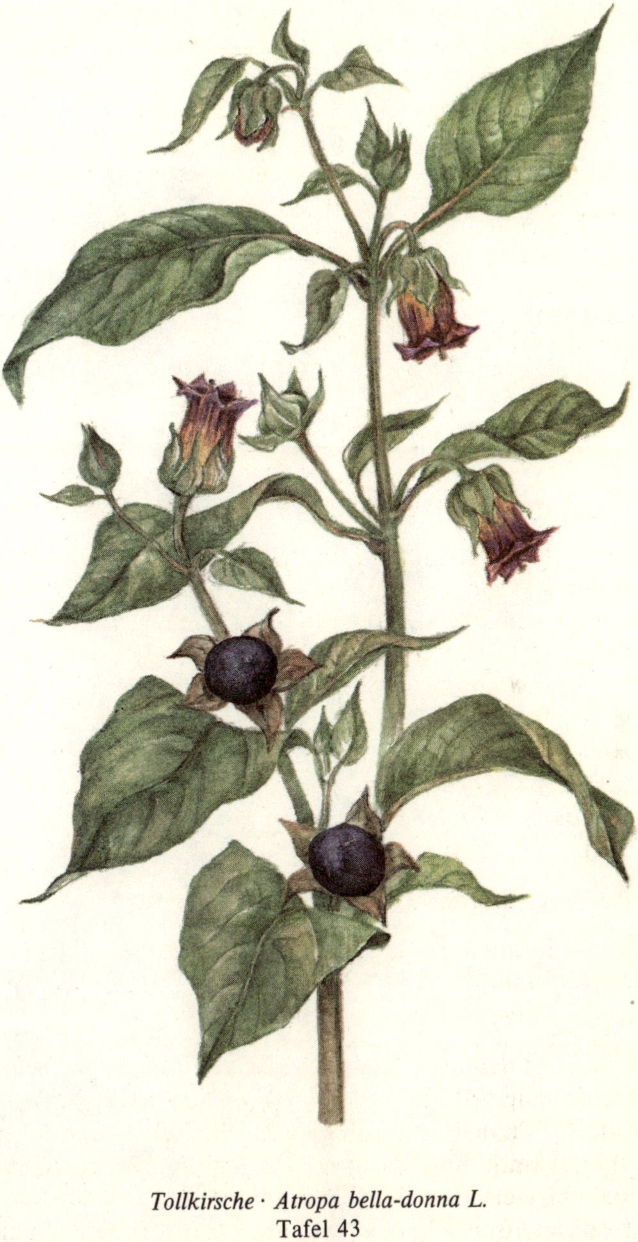

Tollkirsche · Atropa bella-donna L.
Tafel 43

lungen ist oft das erotische Moment besonders ausgeprägt. Diese Tatsache hat schließlich auch dazu geführt, daß die Tollkirsche früher häufig zur Bereitung von Liebesgetränken benutzt wurde.
Der Beiname Belladonna bedeutet „schöne Dame“. Diese Bezeichnung hängt mit der pupillenerweiternden Eigenschaft der Tollkirsche zusammen. Frauen bedienten sich des Pflanzensaftes und träufelten davon einige Tropfen in die Augen. Durch die bald einsetzende Pupillenerweiterung erhalten diese ein eigenartiges verführerisch wirkendes Aussehen.
Der Gattungsname Atropa wurde der Tollkirsche von dem großen schwedischen Naturforscher KARL VON LINNÉ gegeben. Die Bezeichnung weist auf die Giftwirkung der Pflanze hin. Atropa leitet sich vom griechischen átropos = unabwendbar ab. Atropos hieß eine der griechischen Schicksalsgöttinnen, die den Lebensfaden abschnitt. Auf die Tollkirsche bezogen bedeutet dies aber, daß man unabwendbar dem Tode verfallen ist, wenn man viel von ihr einnimmt.

T o l l k i r s c h e n v e r g i f t u n g: In diesem Zusammenhang sei auf die Vergiftung mit Tollkirschen hingewiesen. Tollkirschenvergiftungen und auch Vergiftungen mit anderen Nachtschattengewächsen (Stechapfel, Bilsenkraut) sind nicht selten. Schon aus dem 16. Jahrhundert sind uns solche Fälle, davon eine große Zahl mit tödlichem Ausgang, bekannt. Auch heute treten derartige Vergiftungen bei Erwachsenen, häufiger noch bei Kindern durch verzehrte Beeren, die mit Kirschen oder anderen Wildfrüchten verwechselt werden, auf. Von den kirschenähnlichen Früchten können nach LUDEWIG bereits 3–5 für Kinder, 15–20 für Erwachsene evtl. tödlich sein.
Als erstes Symptom ist bei den Vergifteten eine starke Pupillenerweiterung feststellbar; daneben entwickeln sich lang anhaltende Sehstörungen, wie Doppeltsehen, und in schweren Fällen vorübergehende völlige Blindheit. Es tritt Schwindel auf sowie Trockenheit in Mund- und Rachenhöhle und ein unerträgliches Durstgefühl. Das Gesicht wird scharlachrot, die Haut heiß und trocken, und die Temperatur ist erhöht. (Mitunter wird diese Vergiftung bei Kindern für eine beginnende Infektionskrankheit – Scharlach – gehalten.) Gleichzeitig macht sich eine starke Unruhe bemerkbar. Die Vergifteten reden viel, lachen oder weinen oder schreien. In den auftretenden Wahnvorstellungen glauben sie, in Tiere verwandelt zu sein oder mit Geistern zu sprechen. Bei Zunahme der Erregung treten Raserei- und Tobsuchtsanfälle auf, und nach einer gewissen Zeit

folgen Bewußtlosigkeit und narkoseähnlicher Schlaf, die zur Heilung oder bei Zunahme der Atemschädigung zum Tode führen können.
Zeigen sich die ersten Symptome einer solchen Vergiftung, so ist sofort der Arzt zu verständigen oder die Schnelle Medizinische Hilfe (Notruf – DRK – 115) herbeizurufen.

Wirkung und Anwendung in der Heilkunde: In der entsprechenden Dosierung angewendet, wirken Zubereitungen (Extrakte) aus den Blättern und Wurzeln der Tollkirsche oder das daraus isolierte Atropin nicht als Gift, sondern als wertvolles und unentbehrliches Heilmittel. Die Zahl der im Arzneimittelsortiment vorhandenen Präparate und die verschiedenen Anwendungsmöglichkeiten sind der beste Beweis dafür.
Der Arzt verordnet Belladonna- (Tollkirsche-) zubereitungen bei krampfartigen Zuständen des Magens und Darmkanals, der Gallenwege und der Harnblase. Da Atropin auch eine hemmende Wirkung auf die Tätigkeit verschiedener sekretorischer Organe (Speicheldrüsen, Schweißdrüsen, Drüsen der Verdauungsorgane, Schleimdrüsen der Bronchien) ausübt, wird es zur Beseitigung erschöpfender Nachtschweiße sowie bei Patienten mit Magengeschwüren zur Hemmung der Magensaftsekretion (-ausscheidung) und bei solchen mit übermäßiger Speichelsekretion angewendet. Auch für den Augenarzt ist Atropin ein wichtiges Mittel. Er bedient sich der pupillenerweiternden Wirkung dieser Substanz bei Untersuchungen des Auges, wenn eine sehr enge Pupille oder Trübungen im Innern des Auges die Beleuchtung des Augenhintergrundes verhindern und setzt es bei Erkrankungen der Iris ein.
Bei der Verordnung von Belladonna- und Atropinzubereitungen sind die Anweisungen des Arztes genau zu befolgen. Das betrifft auch die Hinweise bezüglich der Beeinflussung der Fahrtauglichkeit durch die einzelnen Präparate, besonders ist das wichtig bei der Anwendung von Atropinaugentropfen, die während der ganzen Wirkungsdauer des Atropins zur Fahruntauglichkeit führen.

Traubenkirsche:

s. u. „Faulbaum“, S. 57

Wacholder, Gemeiner

Junipurus communis L. (Tafel 44)

Zypressengewächse – Cupressaceae BARTL.

Vorkommen: Auf Heiden, in Kiefernwäldern, auf sandigen und steinigen Böden.

Aussehen: Wacholder ist ein bis 8 m hohes, strauchartiges Nadelholz mit eiförmiger Krone. Die Zweige tragen, in 3zähligen Quirlen angeordnet, blaugrüne, 1–2 cm lange, steife, stechende, unterseits stumpf gekielte Nadeln, deren Lebensdauer im allgemeinen 4 Jahre beträgt. Männliche und weibliche Blüten sind meist am gleichen Strauch, manchmal auch auf verschiedene Pflanzen verteilt. Sie werden bereits im Herbst als kurze Seitensprosse in den Achseln der Nadelquirle angelegt. Im April oder Mai des nächsten Jahres stäuben die männlichen eiförmigen Blützenkätzchen mit schildförmigen Staubblättern den gelben Pollen aus. Die weiblichen Blüten bilden etwa 2 mm lange Zapfen aus 3zähligen, abwechselnd stehenden Schuppenquirlen.
Nach der Befruchtung schwillt der gipfelständige Quirl, der 3 Samenanlagen einschließt, an und wächst zu einer zunächst grünen, kugeligen, fleischigen Scheinbeere, auch als Beerenzapfen bezeichnet, heran. Der im 3. Jahre ausgereifte, erbsengroße, schwarze, blaubereifte, charakteristisch duftende Beerenzapfen hat sich unter dem Namen Wacholderbeere (Fruct. Juniperi) eingebürgert.

Verwechslungsmöglichkeiten: Mit dem Sadebaum, dessen Blätter nicht nadel-, sondern meist schuppenförmig sind. Sie besitzen im Gegensatz zum Wacholder Harzdrüsen. Außerdem haben die Früchte des Sadebaumes einen 4strahligen Spalt, die des Wacholders einen 3strahligen.

Gesammelt werden die Beerenzapfen.

Sammelzeit: Oktober bis November. Mit den durch Handschuhe geschützten Händen streift man die Beeren von den Zweigen ab.

Trocknung: Die ausgebreiteten Früchte werden in einem geheizten Raum getrocknet.
Die getrockneten „Früchte“ dürfen nicht zusammengeschrumpft oder verschimmelt sein und müssen einen kräftigen, balsamischen Geruch und einen aromatischen, süßlichen Geschmack haben.

Inhaltsstoffe: Ätherisches Öl (etwa 1%), ferner Gerbstoff, Flavonglykosid, etwa 30% Invertzucker, Harz, Wachs und Gummi.
Im ätherischen Öl sind verschiedene Terpene enthalten, von denen Terpineol medizinisch die größte Bedeutung besitzt.

Allgemeines: Der Name Wacholder leitet sich wahrscheinlich vom Althochdeutschen wehal = wach, lebensfrisch und tra oder tar = Baum ab und bedeutet immergrüner Baum. Wacholder ist in der Tat ein immergrüner Strauch oder Baum, der im Norden als Machangel- oder Machandelbaum, in südlichen Gegenden als Kranevit- oder Krammetsbaum bezeichnet wird. (Die Wacholderdrosseln, die die Wacholderbeeren massenhaft verspeisen, tragen den Namen Krammetsvögel.)
Der Wacholder ist schon früh in die Sagenwelt unserer Vorfahren eingegangen und spielt seit Jahrtausenden in der Heilkunde bei vielen Völkern eine bedeutende Rolle. Seine harntreibenden Eigenschaften wurden schon von antiken Ärzten geschätzt. Durch „Räucherungen" mit Wacholderzweigen versuchte man, wilde Tiere zu vertreiben und in Zeiten der Pest dieser Seuche Einhalt zu gebieten. Desgleichen wurden Wacholderzubereitungen bei ansteckenden Krankheiten gegeben. 1918, zur Zeit der großen Grippeepidemie, wurden Wacholderbeeren als Vorbeugungsmittel gekaut. Eine andere häufig angewendete und bewährte Wacholderzubereitung war der Choleraschnaps, der klare Wacholderbranntwein, der durch Vergärung der Beeren und anschließende Destillation hergestellt wird und unter dem Namen Gin, Steinhäger und Genever in den Handel kommt.
In der Küche finden Wacholderbeeren vor allem bei der Zubereitung bestimmter Fleischgerichte und als Beigabe zum Sauerkraut Anwendung.

Wirkung: Wacholder wirkt diuretisch, d.h. harntreibend. Diese Wirkung wird hauptsächlich durch den Inhaltsstoff Terpineol des ätherischen Öles und z.T. durch das Flavonglykosid ausgelöst. Das Terpineol bewirkt eine Vermehrung der Glomerulusfiltration. Wacholderbeeren und deren Zubereitungen besitzen außerdem blähungstreibende, schwach desinfizierende sowie krampflösende Eigenschaften und regen die Tätigkeit der Bronchien und Verdauungsdrüsen an. Auf Grund der stoffwechselfördernden Eigenschaften sollen Wacholderbeeren, das gleiche gilt für Löwenzahn, erkrankte und entzündete Gelenke geschmeidiger, beweglicher und beschwerdefreier machen.
Bei der Einnahme von Wacholder ist Vorsicht geboten. Wacholder-

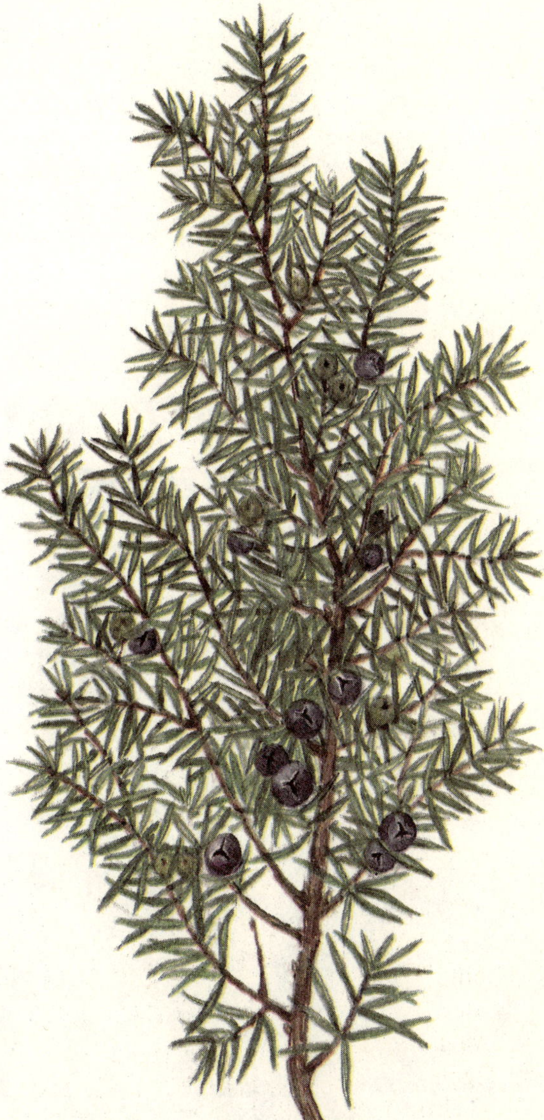

Wacholder, Gemeiner · Junipurus communis L.
Tafel 44

beerkuren sollen nicht länger als 6 Wochen durchgeführt werden, denn über längere Zeit verabreichte Gaben von Wacholderbeeren üben eine starke Reizwirkung auf die Nieren aus, die sich in Schmerzen in der Nierengegend und beim Wasserlassen äußern. Bei Bestehen von Nierenerkrankungen und während der Schwangerschaft sollte die Einnahme von Wacholderbeerzubereitungen unterbleiben.

Anmerkung: Da bei alleiniger Anwendung von Wacholderbeeren als harntreibendes Mittel die Möglichkeit besteht, Nierenreizungen herbeizuführen, gehen die Empfehlungen dahin, künftig Wacholderbeeren nur noch in Mischungen mit anderen Drogen zu verwenden.

Anwendung: Wacholderbeeren in einer Teemischung unter der Bezeichnung „Harntreibender Tee“ (Species diureticae) werden als harntreibende, unterstützende Mittel bei bestimmten Formen von Ödemen, bei Schwellung der Unterschenkel, die im Gefolge von Krampfadern, nach Knöchelbrüchen und beim Senk- und Spreizfuß auftreten können, angewendet. Wacholderbeeren bzw. deren Zubereitungen werden heute vor allem zur Beeinflussung des Stoffwechselgeschehens, zu Frühjahrs- und Herbstkuren sowie zur unterstützenden Behandlung chronischer Formen des Rheumas und bei Abnutzungserscheinungen der Gelenke (Arthrosis deformans) eingesetzt.
Als Gesundheitspflegemittel stehen in Drogerien und Reformhäusern wacholderbeerhaltige Gicht- und Rheumatees zur Verfügung.

Wegerich, Spitz- (Spitz-Wegerich)

Plantago lanceolata L. (Tafel 45)

Wegerichgewächse – Plantaginaceae JUSS.

Vorkommen: An Wegrändern, auf Wiesen und Triften.

Aussehen: 10–30 cm hohes Kraut, grundständige Rosette mit lanzettlichen Blättern; an der Spitze des aufrechten und gefurchten Stengels befinden sich an einer kurzen Ähre kleine und unscheinbare Blüten.

Gesammelt bzw. geerntet werden die Blätter. Der DDR-Bedarf wird aus dem Anbau gedeckt.

Beim Sammeln ist darauf zu achten, daß die Blätter des Spitz-Wegerichs nicht mit denen des Breiten und Mittleren Wegerichs. die zwar auch eine gewisse medizinische Bedeutung haben, verwechselt werden. Der Breite Wegerich, auch Großer Wegerich genannt, unterscheidet sich vom Spitz-Wegerich durch die großen breit-eiförmigen Blätter und die langen, grünen, schwanzartigen Blütenähren. Die Blätter des Mittleren Wegerichs sind breit elliptisch und sehr kurz gestielt und die Blüten von rötlichvioletter Farbe.

Sammelzeit: Juni bis September.

Trocknung: Da die Blätter des Spitz-Wegerichs gegen Druck sehr empfindlich sind, dürfen diese beim Pflücken und Transportieren weder gedrückt werden noch beim Ausbreiten zum Trocknen, das bald nach dem Sammeln erfolgen soll, zu dicht liegen. Unvorschriftsmäßig getrocknete Droge sieht dunkel bis schwarz aus.

Inhaltsstoffe: Glykoside, Aucubin und Catalpol; Flavon (Apigenin-monoglukosid), Ursolsäure, Chlorogensäure, Nikotinsäure, Vitamin C, Gerb- und Schleimstoffe sowie mineralische Bestandteile, vor allem Zink.
Nach Abspaltung des Zuckers wirkt Aucubin antibiotisch.

Allgemeines und Anwendung: Der Spitz-Wegerich ist in der ganzen Welt verbreitet und als Heilpflanze geschätzt. Jahrhundertelang diente er als blutstillendes Mittel bei innerlichen und äußerlichen Blutungen. Häufig wurde Wegerich bei Stichen von Skorpionen, Wespen und Bienen sowie bei Bißwunden wilder Tiere, ja sogar, wie von den Indianern berichtet wird, bei Bissen giftiger Schlangen angewandt. Es ist sicher kein Zufall, daß der Wegerich sowohl in Europa als auch in Amerika etwa die gleichen Anwendungsgebiete hat.
Heute wird Spitz-Wegerich bzw. seine Zubereitung (Tee, Mischtee, Sirup) vorwiegend bei Katarrhen der Atemwege, bei Husten, Heiserkeit, Keuchhusten, Bronchitis und Asthma, vereinzelt auch gegen Durchfall und bei Infektionen der Harnwege angewendet. An der Wirkung dürften dabei in erster Linie die Schleimstoffe und das Aucubin mit seinen antibakteriellen Eigenschaften beteiligt sein.
Gelegentlich finden die frischen gewaschenen Blätter des Spitz-Wegerichs und Breit-Wegerichs durch Auflegen oder in Form eines Preßsaftes zur Wundbehandlung Anwendung. Schlecht heilende Wunden (Unterschenkelgeschwüre) reagieren erstaunlich gut auf

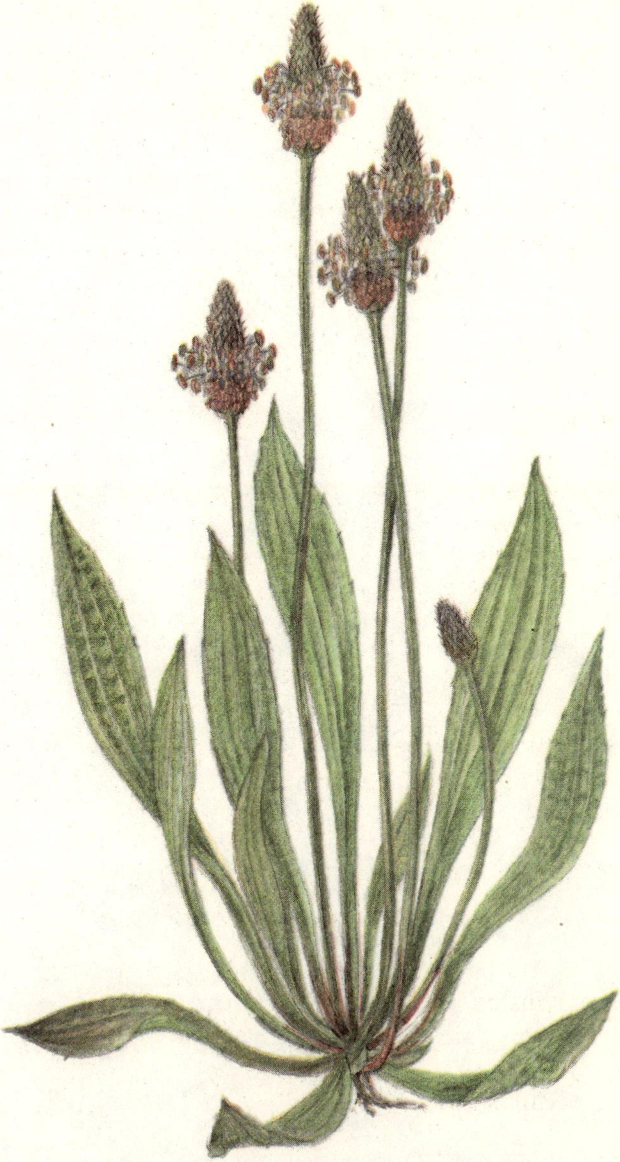

Wegerich, Spitz- · *Plantago lanceolata* L.
Tafel 45

Wegerich. Sicherlich spielen hierbei die Wirkungen der Gerb- und Schleimstoffe sowie des Aucubins bzw. Aucubigenins eine Rolle.

Zubereitung und Dosierung: Von den getrockneten Blättern wird 1 Eßl. mit einer Tasse siedendem Wasser übergossen. Nach 15 Min. wird abgeseiht und mit Zucker oder Honig gesüßt. Dieser Aufguß wird schluckweise getrunken. Es sollen möglichst 3 solcher Portionen im Laufe eines Tages eingenommen werden.
Spitz-Wegerich gehört neben Eibichwurzel, Fenchelfrüchten, Isländisch Moos, Süßholz, Thymian- und Huflattichblättern zu den Bestandteilen des Hustentees (Species tussiculares) des Arzneimittelsortimentes und ist auch in einigen Hustenteemischungen, die als Gesundheitspflegemittel zur Verfügung stehen, enthalten.
In diesem Zusammenhang sei noch ein anderes Rezept, das sich bei Heiserkeit und Halsschmerzen bewährt hat, angegeben. Dazu benötigt man frische Spitzwegerichblätter. Diese wäscht und zerkleinert man. 3 Teel. dieser feinzerschnittenen Blätter werden mit 3 Eßl. Zucker oder Honig verrieben. Von dieser Mischung nimmt man von Zeit zu Zeit 1 Teel. und läßt diesen zuckerhaltigen Brei langsam im Mund zergehen.

Spitz-Wegerichsaft: 3 Eßl. zerschnittene, getrocknete und gewaschene Spitz-Wegerichblätter werden mit 2 Eßl. Rum oder Weinbrand oder Weingeist übergossen, 1 Tasse heißes Wasser hinzugefügt. Dann läßt man diese Mischung unter gelegentlichem Umrühren 1 Std. stehen und seiht durch ein Tuch. Der auf dem Tuch befindliche, noch Flüssigkeit enthaltende Drogenrückstand wird etwas ausgepreßt. Den auf diese Weise erhaltenen Saft kocht man nunmehr mit 200 g Zucker auf. Dann seiht man diesen Sirup evtl. nochmals durch ein Tuch und füllt noch warm in Flaschen ab.
Von diesem Spitzwegerichsaft oder Sirup nehmen Kinder bei Bedarf 2stündlich 1 Teel., Erwachsene 2stündlich 1 Eßl.
Spitz-Wegerichsirup steht jetzt auch als Gesundheitspflegemittel in Reformhäusern zur Verfügung.

Weißdorn, Zweigriffliger

Crataegus laevigata (POIRET) DC. (Tafel 46)

Rosengewächse – Rosaceae JUSS.

Vorkommen: An Waldrändern, in Gebüschen, als Unterholz in lichten Wäldern; in Parkanlagen und Gärten angepflanzt.

Aussehen: Der Zweigrifflige Weißdorn oder Stumpfblätteriger oder Spitzdorniger Weißdorn genannt, ist ein 1,5–6 m hoher dorniger Strauch oder Baum von sperrigem Wuchs. Seine dornigen Zweige tragen wechselständige, gestielte, schwach 3–5lappige, oberseits dunkelgrüne, unterseits hellere Blätter. Die weißen Blüten, in Doldenrispen angeordnet, sitzen auf kahlen Stielen und haben 5 eiförmige Kelchzipfel, 5 Kronenblätter, zahlreiche himbeerrote Staubgefäße und 2–3 hellgrüne, kahle Griffel. Die Früchte, auch Mehlfäßchen, Mehlbeeren oder Wiewecken genannt, sind rot, in der Form kugelig bis elliptisch. Ihr mehliges Fleisch enthält 2–3 kleine harte Steine. Den Blüten entströmt ein starker, unangenehmer, an Heringslake erinnernder Duft, der Aasfliegen, Bienen, Wespen und Hummeln zur Bestäubung heranlockt.
Neben dem Zweigriffligen sieht man häufig auch den Eingriffligen Weißdorn (Crataegus monogyna JAQU), der zum Unterschied vom Zweigriffligen Weißdorn nur einen Griffel in der Blüte und einen Stein in der Frucht trägt. Außerdem sind seine Blätter 3–7-, bisweilen 9lappig. Er blüht (Ende Mai oder Anfang Juni) ungefähr 14 Tage später als der Zweigrifflige Weißdorn.

Gesammelt werden (beide Weißdornarten können in der Heilkunde verwendet werden) die Blüten, die reifen Früchte, die Blätter.

Sammelzeit: Blüten und Blätter: Mai bis Juli, Früchte: September bis Oktober.

Trocknung: Blüten und Blätter: In dünner Schicht zur Trocknung auf einer Papierunterlage oder auf einem Leinentuch ausbreiten. Die Blütenblätter der getrockneten Droge sollen elfenbeinfarbig, nicht bräunlich aussehen. – Früchte: Die reifen, aber nicht fleckigen Früchte (Mehlfäßchen) werden zunächst einige Tage an der Luft getrocknet. Danach müssen diese bei künstlicher Wärme, nicht über 70 °C (für den Hausgebrauch in der Röhre des abkühlenden Ofens), nachgetrocknet werden.

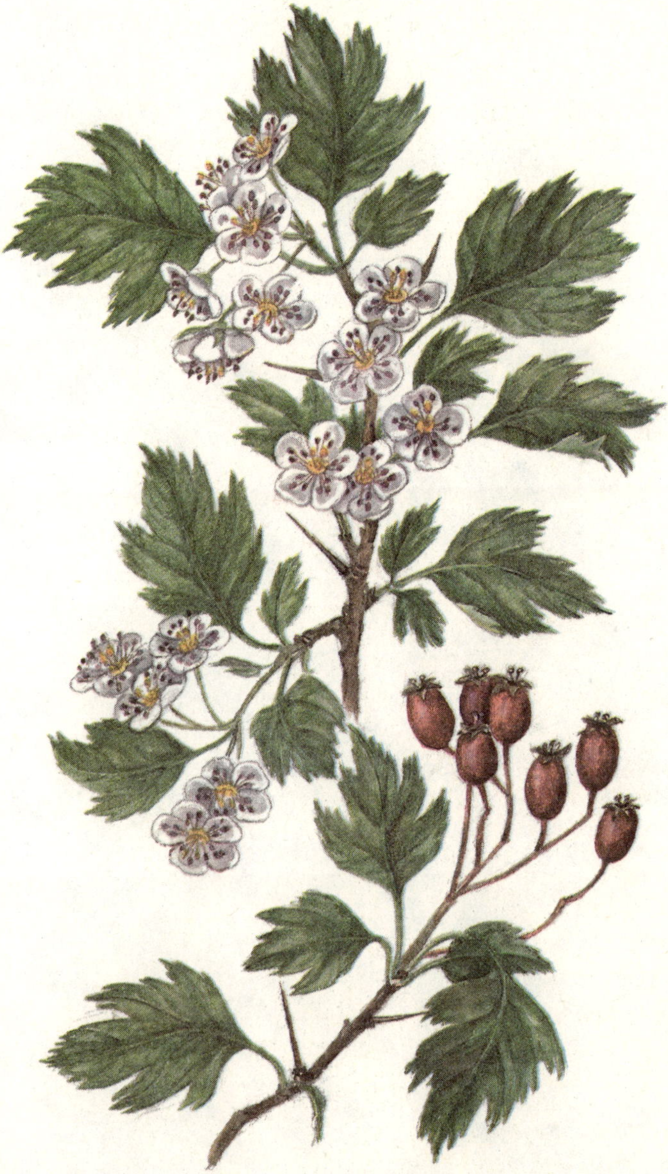

Weißdorn, Zweigriffliger · Crataegus laevigata (POIRET) DC.
Tafel 46

Inhaltsstoffe: Flavonoide (Vitexin, Vitexinrhamnosid, Azetylvitexinrhamnosid, Hyperosid, Rutin), Proanthocyanidine (oligomere Leukoanthocyanidine, Leukoanthocyanidinbioside), Catechine, Triterpensäuren (Oleanol-, Crataegolsäuren), Chlorogensäure, Kaffeesäure, Purine (Adenin, Adenosin, Guanin), Cholin, Azetylcholin, Trimethylamin, Dimethylamin.

Wirkung: Die Wirkstoffe, insbesondere die Proanthocyanidine des Weißdorns, haben herzstärkende Eigenschaften. Sie erweitern die Herzkranzgefäße und bewirken eine Steigerung der Durchblutung der Kranzgefäße und des Herzmuskels. Weißdornzubereitungen verbessern die Herzleistung bei geschwächtem Herzen und wirken blutdruckregulierend. Zu beachten ist, daß Weißdornpräparate erst ihre volle Wirkung erreichen, wenn sie über längere Zeit (Monate) in genügender Menge und regelmäßig eingenommen werden. Die Wirkung, die nach einigen Wochen feststellbar ist, besteht in einer Besserung des Wohlbefindens, einer Erhöhung der Leistungsfähigkeit sowie im Verschwinden des Druckes in der Herzgegend und der Neigung zu Beklemmungsgefühlen. Schädliche Nebenwirkungen sind bei der angegebenen Dosierung der Weißdorn- (Crataegus) zubereitungen nicht zu erwarten.

Anwendung: Weißdorn (Crataegus) wird als Herz- und Kreislaufmittel in Form eines Aufgusses oder in Form von alkoholisch-wäßrigen Auszügen (Crataegutt oder Weißdornsaft) in der vorbeugenden Gesundheitspflege zur Stärkung des alternden Herzens, zur Stärkung des Herzens bei und nach Infektionskrankheiten, bei leichten stenokardischen Beschwerden sowie bei beginnender oder leichter Herzmuskelschwäche, die sich durch Nachlassen der körperlichen und geistigen Spannkraft, erhöhte Reizbarkeit, Schlaflosigkeit, Herzklopfen und Kurzatmigkeit äußern kann, angewandt. Crataegus wird außerdem zur Regulierung des Blutdruckes, zur Beseitigung von zerebralen Durchblutungsstörungen mit Schwindelzuständen und zur Unterstützung bzw. Ergänzung der Digitalistherapie verordnet.

Dosierung: Etwa 3 Eßl. der getrockneten Weißdornblätter, die auch in Apotheken, Dorgerien und Reformhäusern erhältlich sind, oder die entsprechende Menge der getrockneten und zerkleinerten Früchte, übergießt man mit ½ l (entspricht etwa 3–4 Tassen) kochendem Wasser, läßt unter gelegentlichem Umrühren etwa 15 Min. bedeckt stehen und seiht ab. Die so erhaltene Teemenge wird im Laufe des Tages oder früh und abends, am besten unter

Zusatz von Honig oder Traubenzucker, die die Wirkung unterstützen, getrunken.
Das Präparat Crataegutt, welches auch ohne Rezept in der Apotheke erhältlich ist, wird, falls vom Arzt nicht anders verordnet, entsprechend der auf der Verpackung angegebenen Dosierung tropfenweise mit Wasser oder Tee, denen man Honig oder Traubenzukker beimischen kann, eingenommen. Außerdem stehen Weißdornpräparate als Gesundheitspflegemittel in Drogerien und Reformhäusern zur Verfügung.

Wermut

Artemisia absinthium L. (Tafel 47)

Korbblütengewächse – Asteraceae DUM.

Vorkommen: An Wegrändern, auf Schutt, an Zäunen, oft in Gärten angebaut.

Aussehen: Wermut ist eine bis über 1 m Höhe erreichende, ausdauernde, eigenartig aromatisch riechende Pflanze. Die Stengel sind stark verästelt, aufrecht, fast rund, gestreift und seidig-filzig. Die beiderseits seidenartig weißgrau-filzigen Blätter sind 2–3fach fiederteilig; die oberen, einfach fiederteiligen Blätter sitzen am Stengel; alle Blätter haben lineallanzettliche, stumpfe Zipfel und sind durchscheinend punktiert. Die gelben, fast kugeligen, nickenden Blütenköpfchen mit einem Durchmesser von 4 mm setzen sich aus Röhrenblüten zusammen. Der Blütenboden ist zottig.

Verwechslungsmöglichkeiten: Wermut und Gemeiner Beifuß werden gelegentlich miteinander verwechselt. Um Verwechslungen vorzubeugen, achte man auf folgende Merkmale:
1. Die Blätter des Gemeinen Beifußes sind nur unterseits weißfilzig behaart, oberseits dagegen kahl.
2. Die Blütenköpfchen des Gemeinen Beifußes nicken nicht, sondern sind aufrecht.
3. Der Blütenboden vom Gemeinen Beifuß ist kahl, der des Wermuts ist zottig.
4. Der Geschmack des Gemeinen Beifußes ist bei weitem nicht so bitter wie der des Wermuts.

Gesammelt wird das blühende Kraut.

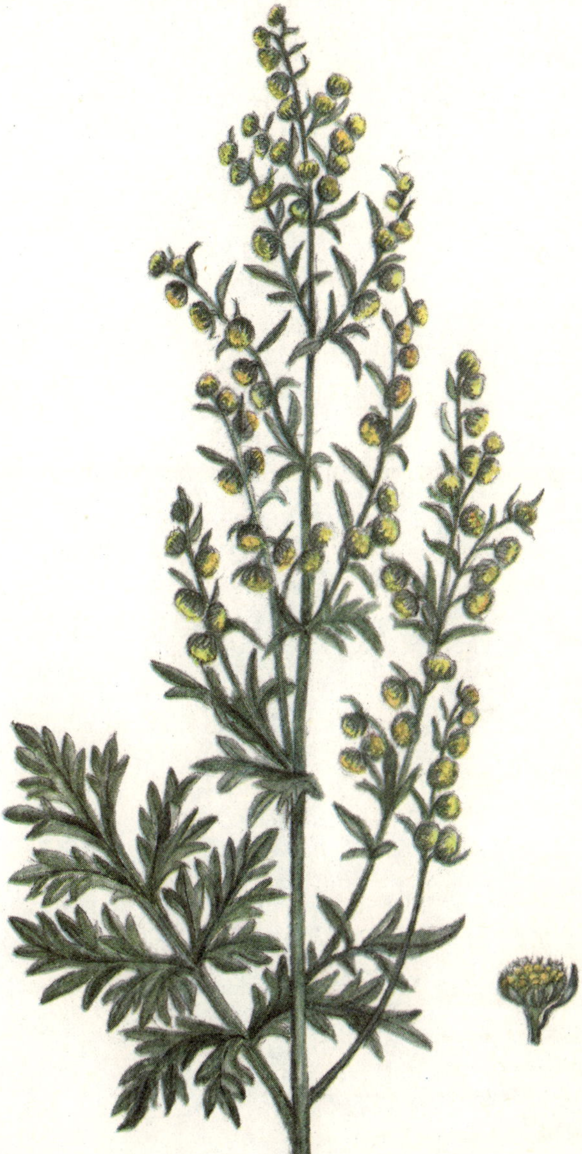

Wermut · Artemisia absinthium L.
Tafel 47

Sammelzeit: Juli bis August.
Zur Blütezeit von Juli bis September werden die beblätterten Blütenstiele in einer Länge von 30 cm abgeschnitten und möglichst gebündelt in einem luftigen, schattigen Raum aufgehängt.

Inhaltsstoffe: Etwa 0,5 % ätherisches Öl, Bitterstoffe (Absinthin, Artabsin, Anabsinthin), Flavonol (Artemisetin), Harz. Das ätherische Öl enthält vor allem Thujon, Thujol frei und verestert, Kadinen, Pinen, Phellandren und Azulene.

Allgemeines: Wermut, für uns das Symbol alles Bitteren, ist eine Pflanze, die schon vor unserer Zeitrechnung im Mittelmeergebiet bei religiösen Bräuchen und in der Heilkunde eine Rolle gespielt hat. PLINIUS berichtet, daß Isispriester Absinthzweige bei Feierlichkeiten umhertrugen, und im alten Rom wurde den Siegern von Wagenrennen, die anläßlich der latinischen Feste stattfanden, ein Wermuttrank gereicht. In einem anderen Zusammenhang erwähnt PLINIUS den Wermut als Mittel gegen Seekrankheit. Interessant ist es auch, daß man schon damals versucht hat, den Wermuttee für Kinder, die ihn offenbar gegen Eingeweidewürmer erhielten, etwas schmackhafter zu machen, indem man den Rand des Trinkgefäßes mit Honig bestrich. Aus den Angaben der Kräuterbücher des Mittelalters geht hervor, daß der Wermut auch bei uns außerordentlich geschätzt war. Er fand vielseitige Anwendung, z. B. bei Epilepsie, Kopfschmerzen, Koliken des Magens und Darmkanals und Appetitlosigkeit.

Wirkung: Die Wirkung des Wermuts wird vor allem durch das ätherische Öl und die Bitterstoffe bestimmt. Die anderen Inhaltsstoffe sind zwar therapeutisch nicht ohne Wirkung, stehen jedoch nicht im Vordergrund. Bei der Anwendung von Wermut ist von Bedeutung, in welcher Zubereitungsart dieser verabreicht wird. Die wäßrigen Drogenauszüge, die wenig ätherisches Öl enthalten, lassen die Wirkung des Wermutöles kaum in Erscheinung treten, die spirituösen Wermutauszüge, die viel ätherisches Öl enthalten, zeigen dagegen diese in ausgeprägter Weise, zumal wenn solche alkoholischen Wermutauszüge in Form von Absinth- oder Wermutlikören, deren Herstellung und Verkauf bei uns seit 1921 verboten ist, über längere Zeit getrunken werden. Das Wermutöl ist ein Gehirngift, welches epilepsieähnliche Krämpfe hervorruft und im Laufe der Zeit zu schweren Degenerationserscheinungen am Zentralnervensystem führt. Der Bitterstoff ist beim Zustandekommen dieser Wirkung nicht beteiligt. Der Wermutwein ebenso wie der Wermuttee

enthalten vor allem die Bitterstoffe des Wermuts und führen nicht zum Absinthismus (chronische Vergiftung durch Absinthbranntwein bzw. -likör).
Das im Wermuttee und im Wermutwein in geringen Mengen vorkommende Wermutöl und die in diesen beiden Zubereitungen in reichem Maße vorkommenden Bitterstoffe sind Träger der Wermutwirkung. Sie steigern die Magen- und Darm- sowie die Gallensekretion und bewirken eine Zunahme des Appetits und haben einen fördernden Einfluß auf die Verdauung.

Anwendung: Die Anwendung von Wermutzubereitungen ist in erster Linie bei Appetitlosigkeit sowie bei Unterfunktionen und Schwächezuständen der Verdauungsorgane angezeigt. Darüber hinaus werden diese bei Magenkatarrhen, Magenkrampf, Blähungen, Brechreiz, Völlegefühl, Leber- und Gallenleiden angewandt. In Form des Weines leistet Wermut Genesenden und Personen, die an Nervosität und Schwermut leiden, gute Dienste.
Wermutzubereitungen sollen jedoch Personen, die zu Nieren-, Blasen- und Darmblutungen neigen, ebenso Schwangeren (wegen der emmenagogen Wirkung) nicht verabreicht werden.

Zubereitung und Dosierung: 1 Teel. des zerschnittenen Krautes übergießt man mit 1 Tasse kochendem Wasser, läßt 15 Minuten stehen und seiht dann ab. Der Tee wird möglichst ungesüßt getrunken. Wenn vom Arzt nicht anders verordnet, werden 2 Tassen Tee am Tage eingenommen. Bei Appetitlosigkeit gibt man den Tee etwa eine halbe Stunde vor den Mahlzeiten.
Von der in der Apotheke erhältlichen Wermuttinktur nimmt man bei Bedarf etwa 20 Tr. (bis zu 3mal täglich).
Vom Wermutwein werden jeweils ½–1 Glas voll vor den Mahlzeiten getrunken.
Im Arzneimittelsortiment stehen u. a. zur Verfügung: ein wermuthaltiger Magentee (Species stomachicae), eine Mischung von Kalmus 30 g, Kamille 10 g, Kümmel 10 g, Pfefferminzblätter 40 g, Wermut 10 g; sowie die Bittertinktur (Tinctura amara), eine Mischung von Wermuttinktur 5 g, Kalmustinktur 20 g, Pomeranzentinktur 25 g und Enziantinktur 50 g.

Wiesen-Salbei:

s. u. „Salbei“, S. 127

Zwiebel (Speisezwiebel)

Allium cepa L.

Liliengewächse – Liliaceae JUSS.

Vorkommen: In Gärten und auf Feldern angebaut.

Aussehen: Aus einer scheibenförmig verdickten Achse entwickeln sich nach unten weiße Faserwurzeln, nach oben fleischig verdickte, weiße Niederblätter, die Zwiebelschuppen, welche von meist rotbraunen, dünnen und vertrockneten Schalen umgeben sind. Aus der Knospenanlage, die sich im Innern der Zwiebel befindet, wachsen im Frühjahr die hohlen, unterhalb der Mitte bauchig aufgeblasenen Blätter und Stengel heran. Der Blütenstand ist eine vielblütige, kuglige Dolde, die vor dem Aufblühen von einer grünlichen Blattscheide umgeben ist. Die Blütenstiele sind etwa 8mal länger als die Blüten.

Gesammelt werden die Zwiebeln.

Erntezeit: August bis September

Trocknung: Die Zwiebeln werden zweckmäßig im Dunkeln aufgehängt und unter Ausschluß direkter Sonnenbestrahlung getrocknet.

Inhaltsstoffe: Ätherisches Öl (Haupbestandteil: Dipropyldisulfid), Flavanol Quercetin, Fermente, Vitamine, besonders reichlich Vitamin C, Zucker, ein Speicherpolysaccharid vom Inulintyp, Pektin. Glukokinine, Rhodanwasserstoffsäure, Phytohormone mit keimdrüsenstimulierender Wirkung.

Wirkung: Einen wesentlichen Anteil an der Wirkung der Zwiebel hat auch hier das ätherische Öl, welches dem Knoblauchöl hinsichtlich Zusammensetzung und Anwendung ähnelt. Bei diesem Lauchgewächs tritt vor allem der harntreibende Effekt hervor. Der Einfluß der Zwiebel auf die Niere ist so erheblich, daß selbst Nierengrieß und -steinchen beseitigt werden. Als auswurfförderndes Mittel kann die Zwiebel auch mit Erfolg bei Husten und Heiserkeit angewandt werden. Ihr Saft, mit Zucker vermischt, verflüssigt in den Bronchien festsitzende Schleimpfröpfe, die das Abhusten erschweren. Zwiebel fördert die Gallenabsonderung und führt am Magen-Darmkanal zur Beschleunigung der Bewegung der Darmzotten und zur Steigerung der Glukoseaufnahme. Die Verdauung

und Auswertung der aufgenommenen Nahrung wird verbessert und der Stau unvollkommen verdauter Stoffe beseitigt.
Heute wissen wir, daß nach einer fettreichen und übermäßigen Kost die Neigung zur Blutgerinnung und damit zur Thrombosebildung zunimmt. Interessant ist die Feststellung, daß die Neigung zur Blutgerinnung geringer ist, wenn die Nahrung reichlich Zwiebeln enthält.
Bestimmte Inhaltsstoffe der Zwiebel sind geeignet, die Widerstandskraft unseres Körpers zu steigern, das ist besonders bei der Anwendung im Winter und Frühjahr wichtig. Dabei spielen die bakteriziden Eigenschaften des ätherischen Öles sowie das in der Zwiebel vorhandene Flavon, im Zusammenwirken mit dem Vitamin C als Vorbeugungsmittel gegen Infektionen, besonders grippalen Infekten, eine wichtige Rolle.
Das Vorhandensein von Glukokininen in der Zwiebel läßt auf einen blutzuckersenkenden Effekt schließen, der nach Geßner/Orzechowski bei leichteren Fällen von Diabetes ausgenutzt werden sollte.

Anwendung: Die Zwiebel findet in erster Linie als Gewürz bei der Zubereitung der Speisen Verwendung. Geschmackliche Gründe sowie die Verbesserung der Bekömmlichkeit dürften dafür vor allem ausschlaggebend sein. Hinzu kommt, daß bei Verwendung der Zwiebel dem Körper gleichzeitig wichtige Wirkstoffe und Vitamine zugeführt werden. Als „Medizin“ kann die Zwiebel etwa wie Knoblauch verwendet werden, allerdings ist die Wirkungsstärke in mancher Beziehung schwächer. Zwiebel ist jedoch bei Husten und Heiserkeit sowie als harntreibendes Mittel angewendet wirksamer als Knoblauch.
Maurice Messegue, ein französischer Arzt, der wegen seiner großen Erfahrungen auf dem Gebiet der Pflanzenheilkunde bekannt ist, empfiehlt Zwiebelkuren, speziell mit Zwiebelwein bei Nierenkoliken, Nieren- und Blasensteinen sowie Ödemen und Harnverhaltung.
Zwiebelwein, dessen Rezeptur im Abschnitt „Zubereitung und Dosierung“ beschrieben ist, wirkt stoffwechselfördernd, harntreibend und tonisierend.

Zubereitung und Dosierung: Zwiebelwein: Zur Herstellung benötigt man 3–4 mittelgroße, einwandfreie, geschälte Zwiebeln (etwa 200 g) etwa 100 g Honig, eine Flasche Weißwein.
In eine Weithalsflasche von etwa 1 Liter Inhalt oder in ein gut verschließbares Glasgefäß gibt man die geriebenen oder feingeschnit-

tenen Zwiebeln und fügt den Honig und den Weißwein hinzu. Diesen Ansatz läßt man 4–5 Tage unter häufigem Umschütteln oder Umrühren stehen. Danach wird der Weinauszug durch ein feines Sieb oder Tuch gegossen. Der Zwiebelrückstand kann leicht ausgepreßt und der auf diese Weise erhaltene Preßsaft noch dem Weinauszug hinzugefügt werden.
Der nunmehr fertige Zwiebelwein, der ein leicht trübes Aussehen hat, wird in eine Flasche abgefüllt. Diese ist vor Einnahme des Weines umzuschütteln.

Gebrauchsanweisung: 3–4mal täglich ein großes Likörglas voll. Der Zwiebelwein ist zum alsbaldigen Verbrauch bestimmt und sollte kühl und vor Sonne geschützt aufbewahrt werden.
Für eine kurmäßige Anwendung sind 4–6 Flaschen erforderlich.
Zur Verwendung der Zwiebel bei Verschleimung, Husten und Heiserkeit reibt man 1–2 Zwiebeln, vermengt den erhaltenen Brei mit etwa der dreifachen Menge Zucker oder Honig, läßt diese Mischung 20 Min. stehen und verabreicht sie teelöffelweise mehrmals täglich.

Gewürzpflanzen

Im folgenden wird auf einige Gewürzpflanzen hingewiesen, die – wie die Gewürze im allgemeinen – mehr Beachtung verdienen, weil sie zu unserem Wohlbefinden beitragen können. Sie verleihen Speisen und Getränken nicht nur eine besondere geschmackliche Note, sondern wirken gleichzeitig reflektorisch auf die Funktion bestimmter Organe, vor allem der Verdauungsorgane. Sie fördern vorwiegend die Speichel-, Magen- und Darmsaftausscheidung sowie die Gallensaftproduktion. Appetit und Verdauung werden dadurch günstig beeinflußt. Die Gewürze vermögen auch unangenehme Nebenwirkungen, wie z. B. Blähungen, Aufstoßen, Gärungserscheinungen, die im Magen und Darmkanal bei der Einnahme bestimmter Speisen auftreten, zu verhindern. Außerdem führen sie unserem Körper lebensnotwendige Stoffe, sogenannte Vitalstoffe, wie Vitamine, Mineralien, Spurenelemente und Aromastoffe, zu. Die Anwendung solcher Kräuter, entweder im frischen oder getrockneten Zustand, macht unsere Ernährung vollkommener. Im übrigen kann durch den vermehrten Gebrauch von einheimischen Kräutern einer Speicherung von unnötigen Mengen Wasser im Körper begegnet werden, da Gewürze im Gegensatz zum Salz, von dem meist zuviel verwendet wird, kein Wasser binden, sondern es ausscheiden helfen. Dies ist besonders von Bedeutung für Herz-, Nieren- und Blutdruckkranke.
Auf Grund neuer Untersuchungen werden die Gerinnungsverhältnisse des Blutes durch die Gewürze günstig beeinflußt. Erfahrungsgemäß ist durch eine fettreiche Kost, besonders durch reichliche Abendmahlzeiten die Neigung zur Blutgerinnung größer. Dadurch besteht die Gefahr des Verschlusses kleinster Gefäße im Herzmuskel, der zum gefürchteten Herzinfarkt führen kann.
Zu den bekanntesten einheimischen Gewürzpflanzen, von denen einige auch als Arzneipflanzen Anwendung finden, gehören Petersilie, Liebstöckel, Dill, Kümmel, Thymian, Majoran, Bohnenkraut, Sellerie, Wacholderbeeren, Zwiebeln, Anis, Boretsch, Melisse, Salbei. Hinzu kommen noch einige Wildkräuter, wie Brunnenkresse, Löwenzahn, Schafgarbe, Brennessel und Kerbel.

Bohnenkraut

Satureja hortensis L.

Lippenblütengewächse – Lamiaceae LINDL.

Wie auch die für Bohnenkraut gebrauchten Volksnamen, z.B. Pfefferkraut, Wurstkraut, Aalkraut und Weinkraut, besagen, wird diese Droge in erster Linie als Gewürz verwendet. In der Heilkunde spielt sie keine große Rolle, obgleich das Bohnenkraut auf Grund seiner Inhaltsstoffe durchaus geeignet wäre, als Magenmittel, als blähungstreibendes Mittel, als Stopfmittel und als Hustenmittel angewandt zu werden. Die magenstärkende und blähungstreibende, schwach desinfizierende Wirkung kommt selbstverständlich auch bei der Anwendung als Gewürz zur Geltung. Träger dieser Wirkung sind vor allem das ätherische Öl und der Gerbstoff.
Zur Teebereitung überbrüht man 1 Eßl. der zerkleinerten Krautdroge mit 1 Tasse kochendem Wasser, läßt einige Minuten stehen und seiht ab. Diese Menge wird im Laufe eines Tages getrunken.

Dill

Anethum graveolens L.

Doldenblütengewächse – Apiaceae LINDL.

Allgemeines: Es ist verständlich, daß in den Zeiten, da eine Einfuhr ausländischer Gewürze noch nicht bestand oder nur in beschränktem Maße möglich war, die Bedeutung der heimischen Gewürze größer war als heute. Jeder baute sich damals diese Pflanzen selbst an. Und noch heute ist es speziell auf dem Lande oder auch bei den Gartenbesitzern in der Stadt Brauch, sich die wichtigsten Gewürzpflanzen selbst zu ziehen. Zu ihnen gehört auch der Dill, der wie die meisten unserer heimisch gewordenen Gewürzpflanzen von den Mönchen, die ihn von jenseits der Alpen mitbrachten, im frühen Mittelalter erstmals in Deutschland angebaut wurde. Daß der Dill früher allgemein geschätzt war, wissen wir. Es geht auch aus dem Projektierungsplan für das Kloster von St. Gallen aus dem Jahre 820 hervor. Im Klostergarten war ein Platz für den Anbau von Dill vorgesehen. Interessant ist, daß fast 1200 Jahre später Dill als Vitamin-C- und Provitamin-A-haltige Pflanze in Vorbereitung längerer Weltraumflüge erfolgreich unter kosmischen Bedingungen kultiviert wurde.

Wirkung: Im Aussehen ähnelt der Dill im blühenden Zustand dem Fenchel. In der Wirkung sind die Dillfrüchte etwa denen des Kümmels gleich. Ausschlaggebend für das Aroma und die Wirkung der Dillfrüchte (Dillkörner) ist das ätherische Öl, das als Hauptbestandteil ebenfalls wie der Kümmel Carvon enthält. Die Früchte besitzen ferner fettes Öl, Kalium, Kalzium und Kieselsäure. Das ätherische Öl des Dills hat antibakterielle und fungizide (pilzabtötende) Eigenschaften. Es wirkt blähungswidrig und verdauungsfördernd. Außerdem vermag es Schluckbeschwerden zu beseitigen oder etwa vorhandenen Brechreiz herabzusetzen und wie das ätherische Öl des Fenchels und des Kümmels die Milchsekretion (Ausscheidung) zu steigern. Wegen der verdauungsfördernden blähungswidrigen Wirkung werden Dillfrüchte schwerverdaulichen und Beschwerden hervorrufenden Speisen, wie beispielsweise Kohlgerichten, aber auch Käse und Brot zugesetzt.

Anwendung: In Form eines Aufgusses werden die Dillfrüchte als krampflösendes Mittel bei Krampfzuständen im Magen-Darm-Kanal sowie der Gallenwege und als blähungstreibendes Mittel bei Gärungserscheinungen und Gasansammlungen in den Verdauungsorganen, als appetit- und verdauungsanregendes Mittel bei Appetitlosigkeit und Verdauungsbeschwerden angewandt. Ferner wird Dill zur Förderung der Milchausscheidung gebraucht.

Zubereitung und Dosierung: 1 Eßl. der getrockneten und zerquetschten Früchte wird mit etwa 3 Tassen siedendem Wasser überbrüht. Nachdem dieser Aufguß ungefähr 10 Min. gestanden hat, seiht man ab und trinkt diese Menge im Laufe eines Tages.
Als Gewürz werden die Früchte wie die des Kümmels verwendet.
Das frische Kraut wird wegen seines Aromas und seines Vitamingehaltes (Provitamin A und Vitamin C) als Salatwürze, als Zusatz zu Quark und Kräuterbutter, zum Anrichten von Suppen und Tunken sowie gemeinsam mit Boretsch zum Einlegen von Salz-, Gewürz- und Senfgurken gebraucht.
In der UdSSR, wo Dill als Gewürz sehr geschätzt ist, zieht man ihn auch unter häuslichen Bedingungen in Blumenkästen oder Töpfen während des ganzen Jahres.

Majoran

Majorana hortensis MOENCH.

Lippenblütengewächse – Lamiaceae LINDL.

Majoran ist im Orient beheimatet gewesen. Heute wird dieses Kraut in fast allen Ländern der gemäßigten Zone und der nördlichen Halbkugel in Gärten oder auf Feldern angebaut. Das in der Blüte gesammelte und getrocknete, stark aromatisch riechende und schmeckende Kraut bildet ein beliebtes Gewürz in Küche und Fleischerei. Arzneilich verwendete man früher Majoran zur Herstellung von Majoransalbe, auch Majoranbutter genannt. Diese Salbe leistete gute Dienste bei Stockschnupfen. Sie wurde wegen ihrer milden Wirkung in erster Linie für Säuglinge und Kinder gebraucht. Gelegentlich findet Majoran wegen seiner verdauungsfördernden, blähungstreibenden und beruhigenden Eigenschaften als Magenmittel in Form eines Aufgusses Verwendung.
Äußerlich wird Majoran für Kräuterkissen und Bäder benutzt. Zur Teebereitung übergießt man 1 Eßl. der zerschnittenen Droge mit 2 Tassen kochendem Wasser oder auch mit salz- und fettarmer Fleischbrühe, läßt einige Minuten stehen und seiht ab. Dieser Auszug wird im Laufe eines Tages getrunken.

Meerrettich

Armoracia rusticana G. M. SCH.

Kreuzblütengewächse – Brassicaceae BURNETT.

Der Name Meerrettich, den dieses beliebte Küchengewürz trägt, hat eigentlich nichts mit Meer zu tun, sondern sollte besser Mährrettich = Pferderettich (engl. Horse radish) lauten.
Wenn wir die Meerrettichwurzel reiben, so steigt uns ein scharfer Geruch in die Nase, reizt deren Schleimhäute und ruft Tränenfluß hervor. Diese Reizerscheinungen entstehen durch das Allylsenföl, das in der Wurzel enthalten ist. Bei dem Genuß von Meerrettich, den wir gewöhnlich als Beilage zu Tunke oder, mit Sahne angerichtet, zu kurz gebratenem Fleisch oder zu Fischgerichten verwenden, kommt dieses Öl auch zur Wirkung, indem es unseren Appetit anregt, die Tätigkeit der Verdauungsdrüsen steigert sowie die Auswer-

tung der Speisen fördert und dabei gleichzeitig bakterizid (bakterienabtötend) wirkt. Meerrettich wird auch zur Herstellung des Speisesenfs verwendet. Dieser besteht aus einer Mischung der gepulverten Samen des Weißen und Schwarzen Senfs, Zucker, Pfeffer, Meerettich, Kurkurmawurzel, Mehl und Essig.

Petersilie

Petroselinum crispum (MILL.) A. W. HILL

Doldenblütengewächse – Apiaceae LINDL.

Inhaltsstoffe: In allen Teilen der Pflanze, besonders reichlich im Samen, ätherisches Öl (Hauptbestandteil: Apiol), ferner Flavone, (Apigenin, Luteolin), Provitamin A und Vitamin C.

Wirkung: An der Wirkung der Petersilie ist in erster Linie das ätherische Öl beteiligt. Es ist stark harntreibend und führt zu einer kräftigen Durchblutung der Organe des kleinen Beckens. In der uteruserregenden Wirkung liegt die Begründung für den früher häufigen Gebrauch des Petersilienkrautes als Mittel zur Förderung der Menstruation. Gefährlich ist die Anwendung des ätherischen Öles der Petersilie, ebenso der Gebrauch größerer Mengen der Früchte (Samen), die dieses in erheblichen Mengen enthalten.

Anwendung: Heute vorwiegend als Würzkraut und als billige Provitamin A- und Vitamin-C-Quelle.
In der Heilkunde findet die Petersilienwurzel als solche oder als Bestandteil einer Teemischung, die unter der Bezeichnung „Harntreibender Tee“ (Species diureticae) zur Verfügung steht, zur Förderung der Harnausscheidung Anwendung.

Als Gesundheitspflegemittel wird außerdem in Reformhäusern ein äthanolisch-wäßriger Extrakt aus der Petersilienwurzel als harntreibendes Mittel angeboten.
In der Schwangerschaft sollte die Anwendung von Petersilienzubereitungen unterbleiben.

Zubereitung und Dosierung: 3 Eßl. der getrockneten Wurzeln oder der Teemischung werden mit ½ l kochendem Wasser übergossen. Man läßt 10 Min. ziehen und seiht ab. Diese Menge wird im Laufe eines Tages getrunken.

Rettich

Raphanus sativus L.

Kreuzblütengewächse – Brassicaceae BURNETT.

Diesen Namen führen verschiedene Pflanzen aus der Familie der Kreuzblütler. Die bekanntesten sind der Schwarz- oder Winterrettich (var. nigra), der Garten- oder weiße Rettich (var. alba) sowie das Radieschen (var. radicula).
Als Mittel zur Gesundheitspflege werden der schwarze und der weiße Rettich verwendet. In der als „Rettich" genossenen Wurzel sind als Inhaltsstoffe besonders ein schwefelhaltiges ätherisches Öl mit Allyl- und Butylsenföl, Raphanol, Vitamin C, B_1 und B_2 hervorzuheben.
Rettich hat auf den gesamten Stoffwechsel einen günstigen Einfluß. Der Genuß von Rettich in Form von Salat oder Preßsaft fördert die Gallenausscheidung, regt den Appetit an und verbessert die Verdauung. Den mit Kandiszucker versetzten Rettichsaft wendet man als altes Volksmittel gegen Husten und Verschleimung (Bronchialkatarrh) an. Um diesen Sirup herzustellen, höhlt man einen Rettich in der Mitte aus und streut Zucker hinein, wobei sich Rettichsaft und Zucker nach einer gewissen Zeit vermischen. Man kann auch Rettichscheiben mit Zucker oder Kandiszucker bestreuen und einnehmen. Dem Rettichsaft wird außerdem bei Leber- und Gallenleiden, sowie bei Verstopfung eine günstige Wirkung zugeschrieben. Darüber hinaus ist er auf Grund seines stoffwechselfördernden Einflusses zur Durchführung von Frühjahrskuren geeignet.
Eine Rettichkur wird im allgemeinen während einiger Wochen durchgeführt, wobei im Laufe einer Woche etwa 3–4 Rettiche, am zweckmäßigsten fein geraspelt, als Salat oder als Preßsaft eingenommen werden. Zur Gewinnung des Preßsaftes zerkleinert man den Rettich, preßt den Saft ab und versetzt ihn mit etwas Zucker.
Ein äthanolisch-wäßriger Frischauszug aus Schwarzrettich ist als Gesundheitspflegemittel unter dem Namen Cholosan in Apotheken, Drogerien und Reformhäusern zu erhalten.

Sellerie

Apium graveolens L.

Doldenblütengewächse – Apiaceae LINDL.

Der schon den alten Griechen und Römern bekannte Sellerie fand, obgleich seit dem frühen Mittelalter in Deutschland angebaut, erst im 18. Jahrhundert als Gewürz- und Gemüsepflanze Anerkennung. In der frühen Heilkunde galt er als harntreibendes Mittel, als Mittel gegen Harngrieß, Blasen- und Nierensteine. Außerdem schrieb man dem Sellerie eine menstruations- und geschlechtstriebfördernde Wirkung zu. Wenn auch der Sellerie heute in der Heilkunde praktisch nicht mehr angewendet wird, so ist er trotzdem eine hochwertige Gewürz- und Gemüsepflanze, die größere Beachtung verdient.

In der Wurzel sind reichlich Stärke, Schleimstoffe, Mineralsalze, Cholin, Asparagin sowie ätherisches Öl (Methyl-aethylhexan, Ocimen, Cymen u. a.), Mannit und Inosit vorhanden.

In den Blättern und Blattstielen sind ebenfalls das Flavonglykosid Apigenin und ätherisches Öl (Myrcen, Ocimen), ferner Zucker, Eiweiß, Mineralien und Vitamine enthalten. Die Früchte besitzen reichlich ätherisches Öl (Hauptbestandteil Limonen).

Sellerie wirkt harntreibend, appetitanregend und verdauungsfördernd. Auf Grund seines günstigen Einflusses auf den gesamten Stoffwechsel wird er zu „Blutreinigungskuren“ und bei Gicht und Rheuma verwendet. Sellerie, speziell die Wurzel (Knolle), kann als billiges, aber trotzdem wirksames Stärkungsmittel bei Abnutzungserscheinungen (Alterserscheinungen), Erschöpfungszuständen sowie zur Hebung der körperlichen und geistigen Leistungsfähigkeit angewandt werden. Zu diesem Zweck kann der Sellerie in den verschiedensten Zubereitungsformen als Salat mit Essig und Öl oder als Selleriebratlinge, die sich außerordentlich schmackhaft herstellen lassen, verwendet werden.

Auch die Sellerieblätter haben ihren Wert; sie verleihen nicht nur Suppen und Fleischbrühen einen pikanten Geschmack, sondern können auch in Form von Kräutermischungen (z. B. mit Petersilie und Schnittlauch vermengt) dem Quark oder der Butter zugesetzt werden und als Brotaufstrich dienen.

Vorschläge zur Frühjahrskur

Früher, als bei vielen Völkern noch der Brauch regelmäßiger Fastenzeiten, Perioden der Nahrungseinschränkung oder gänzlicher Nahrungsenthaltung bestand, erübrigten sich Frühjahrskuren.
Das Fasten, ebenso wie die Frühjahrskur, führen zur Entlastung des Stoffwechsels und zu einer beschleunigten Regeneration des Körpers. Gesundheit und Wohlbefinden werden dadurch gefördert.
Eine gewisse Nahrungseinschränkung ist auch während der Durchführung einer Frühjahrskur mit Kräutern oder Pflanzensäften oder Frischpflanzen geboten. Das Maß der Nahrungsbeschränkung wird je nach körperlicher Verfassung und beruflicher Tätigkeit unterschiedlich sein. Es empfiehlt sich dazu den Rat des Haus- oder Betriebsarztes einzuholen. Auf jeden Fall sollte die Aufnahme fettreicher und süßer Speisen reduziert und gelegentlich einige Obsttage eingeschaltet werden. Man kann diese Obsttage in der Regel ohne Unterbrechung der Berufstätigkeit in Abständen von 10–14 Tagen einlegen; bei Personen mit hohem Übergewicht, die eine leichte bis mittelschwere Berufsarbeit ausüben, kann jede Woche ein Obsttag eingeschaltet werden. An diesem Tage werden an Stelle der üblichen Mahlzeiten Früchte eingenommen. Am besten eignen sich Äpfel, die in einer Menge von 750–1500 g je Tag, entweder gerieben oder geraspelt, gegessen werden.
Manche Italiener führen ihre Frühjahrskur in sehr einfacher Weise durch. Sie nehmen an einem Tag in den Monaten Februar bis April Rizinusöl (etwa 30 g). Auf diese Art wird in erster Linie der Darm gereinigt.
Eine andere Möglichkeit, eine Frühjahrskur oder auch „Blutreinigungskur“ durchzuführen, besteht darin, die Tätigkeit des Darmes, der Niere, der Leber und der Haut anzuregen, indem man dem Körper solche Mittel zukommen läßt, die diese Funktion unterstützen. Zu diesem Zweck können Einzeldrogen, Teemischungen, Pflanzensäfte (-Extrakte) und Frischpflanzen verwendet werden.
Als Einzeldrogen eignen sich Löwenzahn, Birkenblätter, Feldstiefmütterchen, Schafgarbe und Holunderblüten.
Als Teemischungen kommen in Frage: Harntreibender Tee = Spe-

cies diureticae, der größtenteils Drogen enthält, die den Stoffwechsel beeinflussen.
Stoffwechseltees (für Frühjahrs- und Herbstkuren) erhalten wir aus dem Sortiment der Gesundheitspflegemittel.
Wenn es gilt, die Stoffwechseltätigkeit der Haut durch Erregung der Schweißdrüsen zu steigern, dann ist der Schweißtreibende Tee = Species diaphoreticae, oder eine Mischung aus gleichen Teilen Holunder-, Linden- und Kamillenblüten zu empfehlen.
Als Gesundheitspflegemittel stehen auch Pflanzensäfte (Extrakte) von Löwenzahn, Birke, Brennessel, Schafgarbe, Brunnenkresse, Schachtelhalm und Rettich sowie ein äthanolisch-wäßriger Auszug aus verschiedenen Pflanzen, als „Pflanzenkonzentrat" bezeichnet, zur Verfügung. Als Frischpflanzen werden Löwenzahn, Schafgarbe, junge Brennesseln, Brunnenkresse, Birkenblätter, Zwiebeln und Rettich verwendet. Für einzelne der genannten Pflanzen bzw. Drogen seien noch einige Hinweise gegeben.

Birke

s. auch S. 41

Brennessel

s. auch S. 46

Von den Brennesselblättern, die reich an Vitamin C, Provitamin A, Eisen, Chlorophyll und Mineralien sind, sollten nur die Blätter der jungen Pflanze, die das Nesselgift noch nicht enthalten, als Beigabe zu Salaten, Gemüse oder Suppen verwendet werden.

Brunnenkresse

Nasturtium officinale R.BR.

Kreuzblütengewächse – Brassicaceae BURNETT.

Die Brunnenkresse, die häufig in Bächen, in Flüssen und Gräben mit reinem Wasser vorkommt, enthält ein Senfölglykosid, Vitamin A und C sowie Jod, relativ viel Eisen (5–7 mg/100 g) und geringe Mengen Arsen, ferner ein ätherisches Öl mit örtlich stark reizender Wirkung.
Zur Anregung des Stoffwechels (Appetit, Verdauung und Diurese) und als „Blutreinigungsmittel“ wird in der Frühlingszeit etwa 1 Monat lang täglich 1 Kompottschüssel voll entweder als Salat mit Essig, Öl, Zucker und Zwiebel angerichtet oder als Brotbelag gegessen.
Spürt man im Laufe dieser Kur ein leichtes Brennen in der Harnröhre (Wirkung des obengenannten ätherischen Öles), so ist die Kur zu unterbrechen oder die Menge an Brunnenkresse zu verringern. Um dieser Erscheinung von vornherein zu begegnen, kann man dem Salat Löwenzahnblätter, Brennesselblätter und Rapünzchen zumischen.
Ein äthanolisch-wäßriger Extrakt aus Brunnenkressenkraut steht als Gesundheitspflegemittel in Reformhäusern zur Verfügung.

Feldstiefmütterchen (Stiefmütterchen, Wildes)

s. auch S. 139

Löwenzahn

s. auch S. 103

Der in großen Mengen auf Wiesen wachsende Löwenzahn sollte bei uns nicht nur als Kaninchenfutter verwendet, sondern mehr in die menschliche Ernährung einbezogen werden. Die jungen zarten Löwenzahnblätter ergeben einen vitaminreichen, leicht bitter schmeckenden Salat, der den gesamten Stoffwechsel günstig beeinflußt. Die gut gewaschenen, jungen Löwenzahnblätter werden entweder allein oder mit Staudensalat oder Rapünzchen gemischt, mit Essig, Öl, Zucker, Salz und Zwiebel als Salat hergerichtet. Tagesmenge: Etwa 1 Kompottschüssel voll, am besten vor den Mahlzeiten.

Rettich

s. auch S. 165

Schachtelhalm

s. auch S. 130

Scharfgarbe

s. auch S. 131

Schafgarbe darf nicht über längere Zeit und in größeren Mengen genommen werden, da Unverträglichkeitserscheinungen auftreten können. Es empfiehlt sich daher, die Schafgarbe nur in kleineren Anteilen (einige Blätter auf eine Kompottschüssel Kräutersalat oder als Brotbelag) zu verabreichen.

Zwiebel (Speisezwiebel)

s. auch S. 157

Die Speisezwiebel sollte auf Grund ihrer Inhalts- und Wirkstoffe sowie ihres Gehaltes an Vitaminen, besonders Vitamin C, in der gemüsearmen Zeit häufiger und in größeren Mengen verwendet werden, entweder roh, gedünstet oder gekocht.
In allen Zwiebelzubereitungen kommt, wenn auch in unterschiedlichem Maße, ihre harntreibende Eigenschaft, ihre sekretionsfördernde Wirkung auf die Galle sowie ihre verdauungsfördernde Wirkung im allgemeinen zur Entfaltung. Die Zwiebel vermag den

Darm zu reinigen und den Stau unvollkommen verdauter Stoffe zu beseitigen.
Diejenigen, die rohe Zwiebel nicht vertragen, sollten diese, zumal ihre Wirkung weitgehend erhalten bleibt, gekocht verwenden, z. B. als Zwiebelsuppe. Sie ist wohlschmeckend, nahrhaft, wirkt krankheitsverhütend und kann bei Schwächezustanden, Erkältungen und als Vorbeugungsmittel gegen Erkältungen empfohlen werden.
Kurmäßig kann die Zwiebel in Form des stoffwechselfördernden und tonisierenden Zwiebelweines (s. S. 158) verwendet werden. Man erreicht damit eine intensivere und nachhaltigere Wirkung als bei einer kurzfristigen Anwendung.
Obwohl die kurmäßige Anwendung der Zwiebel nicht an eine bestimmte Jahreszeit gebunden ist, sollte sie wenigstens einmal im Jahr, vorzugsweise im Frühjahr erfolgen.
Eine gewisse Nahrungseinschränkung während der Durchführung der Kur ist geboten und besonders denen zu empfehlen, die während des Winters ihren Körper durch Überernährung und Bewegungsarmut geschwächt haben.

Empfehlungen für den Haustee

(Welche Drogen und Früchte eignen sich zur Herstellung eines Getränkes für den täglichen Bedarf).

Wenn auch in Reformhäusern, Drogerien und Kaufhallen eine reiche Auswahl an Hausteemischungen, darunter sehr wohlschmekkende, zur Verfügung steht, so sollen für diejenigen, die sich ihren Tee selbst zusammenstellen wollen, einige Hinweise gegeben werden.

Zur Bereitung eines Hausgetränkes, das täglich verabreicht wird, benötigt man Kräuter oder Früchte, die einen möglichst schmackhaften Tee ergeben und die hinsichtlich ihrer Wirkung indifferent sind; d. h., die verwendeten Drogen dürfen keine ausgeprägte arzneiliche Wirkung haben. Die Pfefferminze würde sich, als reine Droge angewendet, nicht zum Dauergebrauch und damit zum Haustee eignen. Die Pfefferminze ist in erster Linie Heilpflanze und als solche zu gebrauchen und auch nur so lange, wie es erforderlich ist. Bei längerem Gebrauch stellt sich außerdem ein Widerwillen ein.

Teemischungen, die Pfefferminzblätter in kleinen Mengen aus geschmacklichen Gründen enthalten, können auch mal über längere Zeit angewendet werden.

Zur Bereitung eines Haustees eignen sich u. a. folgende Drogen: Hagebutten, Apfelschalen, Brombeer-, Erdbeer-, Himbeerblätter, Heidekraut.

Zur Herstellung eines Mischtees seien einige Rezepte angeführt. Diese Teemischungen können nach Belieben hinsichtlich Zusammensetzung und Menge verändert werden.

Rezept Nr. 1:

Brombeerblätter	20 g
Erdbeerblätter	20 g
Himbeerblätter	20 g
Heidekraut	20 g
Hagebuttenfrüchte	20 g

Rezept Nr. 2:

Apfelschalen	50 g
Lindenblüten	20 g
Hagebutten	30 g

Rezept Nr. 3:		*Rezept Nr. 4:*	
Hagebutten	70 g	Brombeerblätter	30 g
Brombeerblätter		Hagebutten	30 g
oder Himbeerblätter		Heidekraut oder	
oder Erdbeerblätter		Heidekrautblüten	20 g
oder Heidekraut	30 g	Holunderblüten	20 g

Zur Teebereitung werden von den vorliegenden Teemischungen jeweils 2–3 Eßl. mit $\frac{1}{2}$ l kochendem Wasser übergossen. Man läßt diesen Aufguß einige Minuten ziehen und seiht durch ein Perlonsieb ab.
Dem fertigen Tee noch etwas Zitronensaft zugesetzt, erhöht den Wohlgeschmack.

Hagebuttentee
(s. auch S. 123)

Von den oben genannten Drogen wird im allgemeinen der Hagebutte der Vorzug gegeben. Die getrockneten und zerkleinerten Hagebuttenfrüchte oder die Hagebuttenschalen ergeben auch ohne Zumischung anderer Drogen einen schmackhaften Tee.
Zur Teebereitung setzt man 3 Eßl. der Hagebutten mit 3 Tassen Wasser an, läßt etwa 12 Stunden bedeckt stehen; dann wird der Ansatz bis zum Sieden erhitzt, abgeseiht, mit oder ohne Zucker, heiß oder kalt getrunken.

Apfelgetränk

Zur Herstellung eines Apfelgetränkes eignen sich Äpfel, die reich an Fruchtsäuren sind und ein gutes Aroma haben, wie Boskoop, Reinette, Goldparmäne, Cox Orange u. a. sowie Äpfel, die als Fallobst zur Verfügung stehen.
Diese Äpfel werden gut gewaschen, ungeschält in kleine Stücke geschnitten und mit 2 Teilen Wasser (Beispiel: etwa 500 g Äpfel und 1 l Wasser) angesetzt und etwa 15 Min. gekocht und dann durch ein Sieb (kein Metallsieb) abgeseiht. Der auf diese Weise erhaltene Apfelsaft ist durch seinen Gehalt an Pektinen getrübt, aber deshalb bekömmlicher und wertvoller. Diese Apfelgetränke werden besser vertragen als die pektinfreien klaren Apfelsäfte.
Das Apfelgetränk kalt getrunken, wirkt durststillend und erfrischend, heiß getrunken, leistet es gute Dienste bei Erkältungskrankheiten. Ebenso ist es als Hausgetränk für Gicht und Rheumakranke sowie für solche, die an chronischen Hautkrankheiten leiden, zu empfehlen.

Das aus den Apfelschalen oder aus den Rückständen der Apfel- und Fruchtsaftproduktion gewonnene Pektin wird in der Heilkunde vielseitig verwendet. In Form von Pektinpräparaten oder auch als geriebener Apfel (s. weiter unten) wird es als stopfendes Mittel bei Durchfällen eingesetzt; das Pektin hat, durch sein Quellvermögen bedingt, die Fähigkeit, im Darm befindliche Gärungserreger und Bakterien zu binden und einen Schutzfilm zu bilden.

Pektine fördern auch die Blutgerinnung. Aufgrund dieser Wirkung wurden Pektinpräparate entwickelt, die als blutungsstillende Mittel innerlich verabreicht oder lokal zur Tamponade bei Zahnextraktionen angewendet werden.

Zur Behandlung von Durchfallerkrankungen (Sommerdiarrhoen) verabreicht man frische, geriebene Äpfel. Davon sollen Kleinkinder 5mal täglich 100 g, Erwachsene die doppelte bis 3fache Menge erhalten. Andere Nahrungs- und Flüssigkeitszufuhr hat während dieser Zeit zu unterbleiben. Nach 1–2 Tagen ist meistens der Durchfall beseitigt. Am 2. bzw. 3. Tag gibt man leichte und danach normale Kost.

Volumen- und Gewichtsangaben

Blüten-, Blatt- und Krautdrogen

1 gehäufter Teelöffel	= etwa 1,5 g
1 gehäufter Eßlöffel	= etwa 4 g

Wurzel-, Holz- und Rindendrogen, auch Bärentraubenblätter und Leinsamen

1 gehäufter Teelöffel	= etwa 3 g
1 gehäufter Eßlöffel	= etwa 7 g

Flüssigkeiten

1 Tasse = 10 Eßlöffel = 150 m*l*
1 Eßlöffel = 15m*l*
1 Tee- oder Kaffeelöffel = 5 m*l*
1 Teeglas = 200–250 m*l*
1 Liter = 1 *l* = 1000 m*l*
1 Milliliter = 1 m*l* = $^1/_{1000}$ *l*
1 m*l* Wasser von 20°C = 1 g
20 Tropfen Wasser = etwa 1 g = etwa 1 m*l*
45–50 Tropfen alkoholische Arzneizubereitung, bezogen auf 70 Vol.-% Äthanol = etwa 1 g

Sammelkalender für Arzneipflanzen

(alphabetisch nach Pflanzen)

Pflanze	Sammelzeit	Verwendete Pflanzenteile
Anis	Juli bis August	Früchte
Baldrian	Oktober	Wurzelstock
Bären-Lauch	April bis Mai	Kraut
Bärentraube	August bis September	Blätter
Beifuß	Juli bis September	Blütentriebe
Benediktenkraut	Juli	Kraut
Birke (Hänge-Birke)	Mai bis Juli	Blätter
Bitterklee (Fieberklee)	Mai bis Juli	Blätter
Blutwurz	September bis Oktober	Wurzelstock
Bohnenkraut	Juli	Kraut
Brennessel	April bis Mai	junge, zarte Pflanzen (bis zu 20 cm Höhe)
Dill	Juni bis Juli	Früchte
Eibisch	Mai bis Juni	Blätter
	Juni bis August	Blüten
	Oktober bis November	Wurzeln
Eiche	April bis Mai	Rinde (nur Spiegelglanzrinde)
Erdbeere	Mai bis August	Blätter (Kraut)
Faulbaum	Mai bis Juli	Rinde
Feld-Thymian (Quendel)	Mai bis September	blühendes Kraut
Fenchel	September bis Oktober	Früchte
Gänse-Fingerkraut	Mai bis September	Kraut
Hagebutte	Oktober	Früchte
Hauhechel	September bis Oktober	Wurzeln

Pflanze	Sammelzeit	Verwendete Pflanzenteile
Heidekraut	August bis September	blühendes Kraut
Heidelbeere	Juli bis August	Früchte
Holunder	Juni bis Juli	Blüten
	September bis Oktober	Beeren
Hopfen	August bis September	Hopfenzapfen (weiblicher Blütenstand)
Huflattich	März bis April	Blütenköpfe
Johanniskraut	Juli bis August	blühendes Kraut
Kalmus	Spätherbst	Wurzelstöcke
Kamille	Mai bis September	Blüten
Knoblauch	September bis Oktober	Zwiebeln
Königskerze	Juli bis August	Blüten
Kümmel	Juni bis Juli	Früchte
Lavendel	Juli	Blüten
Liebstöckel	Mai bis September	Blätter
	September bis Oktober	Wurzeln
Linde	Juni bis Juli	Blüten
Löwenzahn	April bis Mai	gesamte Pflanze ohne Blüten
	April bis August	Blätter
Lungenkraut	Mai bis Juli	Blätter
Majoran	Juli	Kraut
Melisse (Zitronen-Melisse)	Juni bis Juli	Blätter
Mistel	Wintermonate	gesamte Pflanze
Odermennig	Mai bis Juli	blühendes Kraut
Pappel	März bis April	Knospen
Petersilie	Mai bis November	Blätter
	Oktober	Wurzeln und Samen
Pfefferminze	Juni bis Juli	Blätter
Ringelblume (Garten-Ringelblume)	Juni bis August	Zungenblüten
Römische Kamille	Juni	Blüten
Saat-Lein (Flachs)	Juli bis September	Früchte (Samen)
Salbei (Gartensalbei)	Mai bis Juni	Blätter
Schachtelhalm (Ackerschachtelhalm	Juni bis September	Kraut
Schafgarbe	Juni bis September	blühendes Kraut

Pflanze	Sammelzeit	Verwendete Pflanzenteile
Spitzwegerich	Juni bis September	Blätter
Stiefmütterchen, Wildes	Mai bis August	blühendes Kraut
Tausendgüldenkraut	Juli bis September	blühendes Kraut
Thymian, Echter	Mai bis September	blühendes Kraut
Wacholder	Oktober bis November	Beeren
Weißdorn	Mai bis Juli	Blüten und Blätter
	Sept. bis Oktober	Früchte
Wermut	Juli bis August	blühendes Kraut
Wiesenknöterich	Mai bis Juli	
	oder Spätherbst	Wurzelstock

Sammelkalender für Arzneipflanzen

(nach Sammelzeiten)

Sammelzeit	Pflanze	Verwendete Pflanzenteile
März bis April	Huflattich	Blütenköpfe
März bis April	Pappel	Knospen
April bis Mai	Eiche	Rinde (nur Spiegelglanzrinde)
April bis Mai	Bären-Lauch	Kraut
April bis Mai	Brennessel	junge, zarte Pflanzen (bis zu 20 cm Höhe)
April bis Mai	Löwenzahn	gesamte Pflanze ohne Blüten
Juni bis September	Schafgarbe	blühendes Kraut
April bis August	Löwenzahn	Blätter
Mai bis August	Erdbeere	Blätter (Kraut)
Mai bis Juni	Eibisch	Blätter
Mai bis Juni	Salbei (Gartensalbei)	Blätter
Mai bis Juli	Weißdorn	Blüten und Blätter
Mai bis Juli	Faulbaum	Rinde
Mai bis Juli	Birke (Hänge-Birke)	Blätter
Mai bis Juli	Bitterklee (Fieberklee)	Blätter
Mai bis Juli	Lungenkraut	Blätter
Mai bis Juli	Odermennig	blühendes Kraut
Mai bis Juli oder Spätherbst	Wiesen-Knöterich	Wurzelstock
Mai bis August	Stiefmütterchen, Wildes	blühendes Kraut
Mai bis September	Kamille	Blüten
Mai bis September	Feld-Thymian (Quendel)	blühendes Kraut
Mai bis September	Gänse-Fingerkraut	Kraut
Mai bis September	Liebstöckel	Blätter

Sammelzeit	Pflanze	Verwendete Pflanzenteile
Mai bis September	Thymian (Garten-)	blühendes Kraut
Mai bis November	Petersilie	Blätter
Juni	Römische Kamille	Blüten
Juni bis Juli	Dill	Früchte
Juni bis Juli	Holunder	Blüten
Juni bis Juli	Kümmel	Früchte
Juni bis Juli	Linde	Blüten
Juni bis Juli	Melisse (Zitronen-Melisse)	Blätter
Juni bis Juli	Pfefferminze	Blätter
Juni bis August	Eibisch	Blüten
Juni bis August	Garten-Ringelblume	Zungenblüten
Juni bis September	Schachtelhalm (Ackerschachtelhalm)	Kraut
Juni bis September	Schafgarbe	blühendes Kraut
Juni bis September	Spitz-Wegerich	Blätter
Juli	Benediktenkraut	Kraut
Juli	Bohnenkraut	Kraut
Juli	Lavendel	Blüten
Juli	Majoran	Kraut
Juli bis August	Anis	Früchte
Juli bis August	Heidelbeere	Früchte
Juli bis August	Königskerze	Blüten
Juli bis August	Wermut	blühendes Kraut
Juli bis September	Beifuß	Blütentriebe
Juli bis September	Saat-Lein (Flachs)	Früchte (Samen)
Juli bis September	Tausendgüldenkraut	blühendes Kraut
August bis September	Bärentraube	Blätter
August bis September	Heidekraut	blühendes Kraut
August bis September	Hopfen	Hopfenzapfen (weiblicher Blütenstand)
September bis Oktober	Blutwurz	Wurzelstock
September bis Oktober	Fenchel	Früchte
September bis Oktober	Hauhechel	Wurzeln

Sammelzeit	Pflanze	Verwendete Pflanzenteile
September bis Oktober	Holunder	Beeren
September bis Oktober	Knoblauch	Zwiebeln
September bis Oktober	Liebstöckel	Wurzeln
September bis Oktober	Weißdorn	Früchte
Oktober	Baldrian	Wurzelstock
Oktober	Hagebutte	Früchte
Oktober	Petersilie	Wurzeln und Samen
Oktober bis November	Eibisch	Wurzeln
Oktober bis November	Wacholder	Beeren
Spätherbst	Kalmus	Wurzelstöcke
Spätherbst oder Mai bis Juli	Wiesenknöterich	Wurzelstock
Wintermonate	Mistel	gesamte Pflanze

Verwendbarkeitsdauer abgefüllter Einzeldrogen

(lt. Arzneimittelverzeichnis – Ausgabe 1980 – Teil I)

Droge	Verwendbarkeitsdauer (in Monaten)	Droge	Verwendbarkeitsdauer (in Monaten)
Baldrianwurzel	36	Kamillenblüten	18
Bärentraubenblätter	60	Königskerzenblüten	18
Birkenblätter	60	Leinsamen	36
Bohnenschalen	60	Lindenblüten	36
Brennesselkraut	60	Löwenzahn	36
Eichenrinde	18	Malvenblüten	36
Faulbaumrinde	36	Melissenblätter	18
Feldstiefmütterchen	36	Mistelkraut	60
Fenchelfrüchte	18	Pfefferminzblätter	18
Hagebutten	18	Salbeiblätter	18
Heidelbeerblätter	60	Schachtelhalmkraut	60
Holunderblüten	36	Schafgarbenkraut	18
Hopfenfrüchte	18	Sennesblätter	36
Huflattichblätter	36	Wacholderbeeren	18
Huflattichblüten	36	Weißdornblätter	36
Johanniskraut	36	Wemutkraut	18

Literaturverzeichnis

(Auswahl)

Braun: Heilpflanzenlexikon für Ärzte und Apotheker, Gustav Fischer Verlag, Stuttgart 1978

Brüschke: Die Therapie mit Eisen, Med. akt. 9 (1983) 493

Ennet: Institut für Arzneimittelwesen der DDR, Gebrauchsanweisungen für Drogenaufgüsse, Zbl. Pharm. 111 (1972) Heft 6, S. 603

Ennet: Pflanzliche Drogen als Arzneimittel – Hopfen – Med. akt. 11 (1985) 117

Feller/Hüller: Spezielle Klinische Pharmakologie, VEB Verlag Volk und Gesundheit, Berlin 1978

Gerecke: Institut für Arzneimittelwesen der DDR, Arzneimittelverzeichnis 1980, Teil I und II, VEB Verlag Volk und Gesundheit, Berlin 1980

Geßner: Die Gift- und Arzneipflanzen von Mitteleuropa, 3. Aufl., Winter-Verlag, Heidelberg 1974

Hauschild: Pharmakologie u. Grundlagen der Toxikologie, 4. Aufl., VEB Georg Thieme, Leipzig

Hoppe: Drogenkunde Band I u. II, Verlag Walter de Gruyter, Berlin-New York, 1977

Isaac u. Mitarbeiter: Pharmakologische Untersuchungen von Kamilleninhaltsstoffen, Planta medica 1979 Vol. 35, 118–140 u. 218–227; Vol. 37, 115–123

Ketz: Die Ernährung des gesunden Menschen, 4. Aufl., VEB Verlag Volk und Gesundheit, Berlin 1980

Kommentar zum Deutschen Arzneibuch, 7. Ausgabe – DDR, Akademie-Verlag, Berlin

Luckner/Diettrich: Herzglykoside-Struktur, Gewinnung, Verwendung in der Therapie, Pharmazie 34, 477 (1979)

Ludewig/Lohs: Akute Vergiftungen, 5. Aufl., VEB Gustav Fischer Verlag, Jena 1975

Lutomski: Die Bedeutung von Knoblauch u. Knoblauchpräparaten in der Phytotherapie, Pharmazie in unserer Zeit, 9. 45 (1980)

Markwardt: Allgemeine und spezielle Pharmakologie, 3. Aufl., VEB Verlag Volk und Gesundheit, Berlin 1978

Mességué: Das Mességué-Heilkräuter-Lexikon, München Molwig 1980

Oehme/Göres: Entwicklungstendenzen der Arzneimittelforschung, Pharmazie 34. 270 (1979)

Onken/Onken: Zur Rohstoffproblematik der Steroidhormonsynthese, Pharmazie 35. 193 (1980)

Pochljobkin: Alles über die Gewürze. Verlag MIR, Moskau, VEB Fachbuchverlag Leipzig, 1977

Rothmaler: Exkursionsflora Bd. 2, Gefäßpflanzen, 10. Auflage, Volk u. Wissen-Verl., Berlin 1981

Teuscher: Pharmakognosie, Teil I, II u. III, Akademie-Verlag, Berlin 1978, 1979

Thieme/Kitze: Über das Vorkommen von Flavonoiden in Melissa officinalis, Pharmazie, 28. 69 (1973)

Weiß: Moderne Pflanzenheilkunde, 5. erweit. Aufl., Kneipp-Verlag, Bad Wörishofen 1976

Weiß: Lehrbuch der Phytotherapie, 3. Aufl., Hippokrates-Verlag, Stuttgart 1974

Zander: Handwörterbuch der Pflanzennamen, 12. Auflage, Deutscher Landwirtschaftsverlag, Berlin 1980.

Fremdwörterverzeichnis

adstringierend: zusammenziehend

ätherische Öle: ölartige Flüssigkeiten, die aus vielen pflanzlichen Geweben gewonnen werden können

Alkaloid: alkaliähnliche, stickstoffhaltige Verbindung, Heilmittel

amara: bitter

Angina: Mandelentzündung, entzündliche Schwellung des Rachenringes und der Gaumenmandeln

Angina pectoris: Engbrüstigkeit, anfallsweise auftretende, gürtelförmige Schmerzen um die Brust, die über das linke Schultergelenk bis in den linken Arm ausstrahlen

animalisch: tierisch

Anthocyane (Anthocyanine): Farbstoffe vieler roter und aller blauen Blüten; auch in den Früchten der Heidel- und Holunderbeeren vorkommend

antibiotische Stoffe: Stoffe, die zur Entwicklungshemmung oder Abtötung von Bakterien führen; z. B. Penizillin, Terramyzin

antipeptische Wirkung: die eiweißaufspaltende Wirkung des Pepsins hemmend

Antipneumoniefaktor: ein Faktor, der bei der Bekämpfung der Lungenentzündung eine Rolle spielt, wie z. B. das Vitamin J

antiseptische Mittel: chemische Mittel gegen Wundinfektionen

Aphrodisiacum: Geschlechtstrieb förderndes Mittel

Arteriosklerose: wichtigste, häufigste, krankhafte Veränderung der Arterien, ausgeprägt erst im hohen Alter, herdförmige, bindegewebige Verdickungen der Gefäßinnenhaut, häufig auch mit Verkalkungen einhergehend

Arthrosen: chronische Gelenkleiden, bei denen degenerative Prozesse (Knorpelschäden) an Gelenken im Vordergrund stehen

bakteriostatisch: bakterienhemmend

bakterizid: bakterienabtötend

Bindegewebe: Gewebsform, die verschiedene Organe und Organteile umhüllt und miteinander verbindet und Gefäße und Nerven heranzuführen hat

Bronchitis: Bronchialkatarrh, Entzündung der Bronchialschleimhaut

Cerebrum: Großhirn

Coli-Vegetation: Wachstum der Kolibakterien (Kolibakterien sind normale Darmbewohner, vor allem des Dickdarms; sie verhindern Darmfäulnis und bauen Eiweiße und Zucker ab)

Darmflora: Bakterienwelt des Darmes

Depression: gedrückte Stimmung, Traurigkeit

Dermatitis: Hautentzündung
desinfizierend: keimtötend
Diabetes mellitus: Zuckerharnruhr, Zuckerkrankheit
diuretisch: harntreibend
Drogen: getrocknete Pflanzen oder deren Teile, auch tierische (evtl. chemische) Stoffe, die meist arzneilich verwendet werden
Effekt: Wirkung
emmenagog: menstruationsfördernd
Epilepsie: Fallsucht, Erkrankung, die durch gelegentliche Krampfanfälle zum Ausdruck kommt
Ester: Verbindungen aus Alkohol und Säure unter Wasserabspaltung
Ferment: in lebenden Zellen vorkommender, Stoffwechselvorgänge bewirkender Stoff
Flavonoide (Flavone, Flavanole, Flavanone): Pflanzeninhaltsstoffe; als Blütenfarbstoffe kommen vorwiegend gelb gefärbte Flavone und Flavanole vor
flavus, flava, flavum: gelb
Flimmerepithel: einschichtiges oder mehrschichtiges hochprismatisches Epithel (Zylinderepithel), an dessen freier Oberfläche Flimmerhärchen ausgebildet sind. Vorkommen z. B. Atemwege
Flora: Pflanzenwelt
Fraktur: Knochenbruch
fungizid: Pilze tötend; gegen Hauterkrankungen wirksam, die durch Pilze hervorgerufen werden
Gargarisma: Gurgelmittel
Gastroenteritis: Entzündung des Magens und Darms
Genitalien: Geschlechtsorgane
Glukose: Traubenzucker, Dextrose
Hämatom: Bluterguß
Herzinsuffizienz: Herzschwäche
Humanmedizin: Heilkunde, die sich mit den Menschen befaßt
indifferent: wirkungslos
Infektion: Ansteckung, Eindringen eines vermehrungsfähigen Krankheitserregers in den Körper, der durch seine Lebenstätigkeit bestimmte, örtlich begrenzte oder allgemeine Störungen, sogenannte Infektionskrankheiten, hervorruft
infektiös: ansteckend
Influenza: Grippe
Inhalation: Einatmung von Dämpfen
intensiv: verstärkt, vermehrt, erhöht
isoliert: herausgelöst
Kapillaren: Kapillargefäße = Haargefäße = kleinste arterien- und venenverbindende Blutgefäße
kardiotonisch: herzstärkend
Kataplasma: Breiumschlag
Katarrh: Entzündung; z. B. Schleimhautkatarrh = Schleimhautentzündung
Klimakterium: Wechseljahre

Kolik: krampfartige Leibschmerzen
Kollaps: plötzlich einsetzender Anfall allgemeiner Körperschwäche
Kontakt: Berührung
Kontraktion: Zusammenziehung
Koronargefäße: Herzkranzgefäße
Laktagogum: Mittel, das die Milchausscheidung bei stillenden Müttern fördert
Lectine: Phytohämoagglutinine; Proteine, die die Fähigkeit haben, Erythrozyten zu agglutinieren
lokalanästhetisch: örtlich betäubend
Milchsekretion: Milchausscheidung
Mixtur: Mischung verschiedener Flüssigkeiten oder Lösungen
Myokard: muskulärer Anteil des Herzens
Neuralgie: anfallsweise auftretende Nervenschmerzen
Ödeme: Wasseranreicherung im Gewebe
östrogene Wirkung: follikelstimulierende Wirkung (Wirkung auf die Tätigkeit der Eierstöcke)
offizinelle Drogen: Drogen, die im Deutschen Arzneibuch angeführt sind
optimal: vorzüglich, den höchsten Anforderungen entsprechend
Passage: Durchgang
pathogene Keime: krankheitserregende Keime
peripher: am Rande liegend, peripheres Nervensystem: Nerven außerhalb von Gehirn und Rückenmark
Peristaltik: wurmförmige, fortschreitende Bewegung des Magens oder Darms
Permeabilität: Durchlässigkeit von Scheidewänden, insbesondere von Membranen
Pfortader: große in die Leberpforte eintretende Vene, die das Blut aus dem Magen-Darm-Kanal, der Milz und der Bauchspeicheldrüse sammelt und von den im Darm aufgenommenen Nahrungsstoffen Eiweiße und Kohlenhydrate abtransportiert
pharmazeutische Industrie: Industrie, die Arzneimittel herstellt
Proanthocyanidine: Pflanzeninhaltsstoffe, enthalten in den Blättern und Blüten des Weißdorns, des Teestrauches sowie in Früchten und Samen, z. B. in den Preiselbeeren, den Weißdornbeeren, den Weintrauben, den Kakaobohnen und den Kolanüssen; *Wirkung:* kapillarabdichtend, koronardilatorisch, peripher gefäßerweiternd
Prophylaxe: vorbeugende Maßnahme, Krankheitsverhütung
Provitamine: Substanzen, die vom Körper nicht produziert, aber von ihm in Vitamine umgewandelt werden können
Prozeß: bedeutet in der Medizin Krankheitsvorgang
psychomotorisch: durch psychische (geistig-seelische) Vorgänge beeinflußte Bewegungsabläufe
Quaddel: beetartige, rote oder blasse, dann mit einem Hof umgebene, linsen- bis zweimarkstückgroße Erhebungen der Haut; sie entstehen als kurz dauerndes Reizödem der Kapillargefäße
Regeneration: Heilung, Erneuerung, Wiederauffrischung

regularisieren: regelmäßiger werden
Rekonvaleszenz: Genesung
resorbieren: aufnehmen
Resorption: Aufnahme von gelösten Stoffen, z. B. aus dem Darmkanal, in die Blut- und Lymphbahnen
sedativ: beruhigend
Sekret: Ausscheidung
sezernieren: absondern
Signaturenlehre: mittelalterliche Irrlehre, die besagt, daß jede Pflanze von der Natur aus äußerliche Zeichen mitbekommen habe, damit die Menschen gleich erkennen können, wozu sie zu gebrauchen ist. Besitzt also eine Pflanze gelbe Blüten, dann wäre sie gegen Gelbsucht wirksam oder hat eine Pflanze nierenförmige Blätter, dann sei sie gegen Nierenleiden anzuwenden
spasmolytische Wirkung: krampflösende Wirkung
Stenocardie (identisch mit Angina pectoris s. d.): eigentlich Herzenge; Herzbeklemmung, Herzangst
Synthese: Aufbau, Zusammensetzung, Herstellung, z. B. Synthese einer Arznei auf chemischem Wege
Tamponade: ausstopfen von Körper- und Wundhöhlen mit Tampons. (Bausch aus Watte und Gaze oder dgl.)
therapeutisch: leitet sich von Therapie = Heilverfahren ab
Tinktur: alkoholisch-wäßrige Auszüge aus einer Pflanze. Beispiel Arnikatinktur – alkoholisch-wäßriger Auszug aus Arnikablüten
Tonika: Kräftigungsmittel
tonisierend: kräftigend, stärkend
Toxin: giftiges Stoffwechselprodukt der Bakterien
Trigeminusneuralgie: Gesichtsschmerz, Neuralgie des Trigeminusnervs
Uterus: Gebärmutter
Xanthophyll: Blattgelb

Sachwortverzeichnis